O Caminho Para a Vida

Rüdiger Dahlke
Margit Dahlke
Volker Zahn

O Caminho Para a Vida

Gravidez e Parto Levando em Conta o
Ser Humano como um Todo

Tradução
ZILDA HUTCHINSON SCHILD SILVA

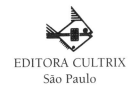

EDITORA CULTRIX
São Paulo

Título original: *Der Weg ins Leben.*

Copyright © 2001 Rüdiger Dahlke.

Copyright © 2001 C. Bertelsmann Verlag, Munique, da Der Verlagsgruppe Random House GmbH.

Publicado primeiramente em 1999 por C. Bertelsmann Verlag, uma divisão da Verlagsgruppe Random House, Munique, Alemanha.

Todos os direitos reservados. Nenhuma parte deste livro pode ser reproduzida ou usada de qualquer forma ou por qualquer meio, eletrônico ou mecânico, inclusive fotocópias, gravações ou sistema de armazenamento em banco de dados, sem permissão por escrito, exceto nos casos de trechos curtos citados em resenhas críticas ou artigos de revistas.

Dados Internacionais de Catalogação na Publicação (CIP)
(Câmara Brasileira do Livro, SP, Brasil)

Zahn, Volker
   O caminho para a vida : gravidez e parto levando em conta o ser humano como um todo / Rüdiger Dahlke, Margit Dahlke, Volker Zahn ; tradução Zilda Hutchinson Schild Silva. — São Paulo : Cultrix, 2005.

   Título original: Der Weg ins Leben.
   Bibliografia.
   ISBN 85-316-0869-4

   1. Gravidez 2. Medicina holística 3. Parto (Obstetrícia) 4. Puerpério 5. Saúde — Promoção 6. Sistemas terapêuticos I. Dahlke, Margit. II. Zahn, Volker. III. Título. IV. Título: Gravidez e parto levando em conta o ser humano como um todo.

	CDD-618.2
05-0424	NLM-QW-100

Índices para catálogo sistemático:

1. Gravidez e parto : Obstetrícia : Ciências médicas 618.2

O primeiro número à esquerda indica a edição, ou reedição, desta obra. A primeira dezena à direita indica o ano em que esta edição, ou reedição, foi publicada.

Edição	Ano
1-2-3-4-5-6-7-8-9-10-11	05-06-07-08-09-10-11-12

Direitos de tradução para o Brasil
adquiridos com exclusividade pela
EDITORA PENSAMENTO-CULTRIX LTDA.
Rua Dr. Mário Vicente, 368 — 04270-000 — São Paulo, SP
Fone: 6166-9000 — Fax: 6166-9008
E-mail: pensamento@cultrix.com.br
http://www.pensamento-cultrix.com.br
que se reserva a propriedade literária desta tradução.

Impresso em nossas oficinas gráficas.

Sumário

Parte I: O bom caminho para a vida

Em todo início existe algo de mágico   17

A concepção   21

Alma e materialização   21
O início da vida do ponto de vista espiritual   22
O mundo de percepção do nascituro   27
Experiências da unidade — o desenvolvimento da confiança primordial   31

A gravidez e os pais   36

Visões de uma preparação ideal da gravidez   36
O que caracteriza uma médica ideal e sua prática?   38
A saudação da nova vida   39
A preparação ideal para o parto   41
A técnica da respiração associada   43
Como entrar em contato com o nascituro   45
Tempo para imagens interiores   46
Dicas práticas para meditações dirigidas   48

O primeiro terço da gravidez   49

Surge uma criança   49
Quando algo se desenvolve?   52
Modificações na futura mãe   53
Primeiro sinal externo da gravidez   55

Modificações emocionais e dos sentidos   59
  Receitas para oscilações de humor   60
Apoio por meio da homeopatia   62
  Sobre a ingestão de remédios homeopáticos   63
  Acompanhamento da gravidez para corpo e alma   63
Medicamentos   68
Animais domésticos   69
Atividade profissional   70
Sonhos, meditação e sono   72
  Interpretação dos sonhos durante a gravidez   75
Os exames no primeiro trimestre   78

O segundo terço da gravidez   82

O desenvolvimento infantil   82
Modificações na mãe   83
Sexualidade   85
Os exames no segundo trimestre   88
Temas típicos desse período   89

O último terço da gravidez   91

O desenvolvimento da mãe   91
O desenvolvimento da criança   92
Sintomas típicos do último trimestre   94
O que a *mulher* ainda pode fazer?   96
Esperando gêmeos   98
Os lados belos e as vantagens da gravidez   101

O parto   104

A situação anímica antes do parto   104
Preparação clássica para o parto   106
Preparação homeopática para o parto   108
Teorias e escolas da obstetrícia   109
Sintonização com o parto e o pós-parto   112
A escolha do local e do tipo de parto   113
  A maternidade   115
  O parto em casa   117
  O parto ambulante   119
  A casa de partos   120
  O plano do parto   121

O pai durante o parto   122
  O papel do acompanhante   126
A iniciação do parto   128
  Meios naturais e alternativos para facilitar o parto   130
  Truques para a indução do parto   131
  Obrigações superadas   132
Posições do parto   134
  A posição de costas   134
  A posição de cócoras   136
  O parto na posição sentada e na cadeira de parto   137
  A (estável) posição de lado   138
  O parto em pé   138
  A roda-de-roma e as camas de parto especiais   138
  O parto na água   139
Um processo ideal de parto no exemplo de um parto clínico   140
Remédios naturais de apoio ao parto   148
Marte, o princípio primordial do parto   149
O significado das circunstâncias do parto   152

Depois do parto   156

Desenvolvimento na polaridade   156
Momentos marcantes imediatamente depois do parto   157
A primeira inspiração, a primeira mamada   158
As necessidades do recém-nascido   159
Medidas médicas superadas e necessárias   160
As necessidades anímicas da mãe, do filho e do pai   161
Rooming-in ou onde colocar a criança?   162
O puerpério   164
  Remédios naturais depois do parto   167

A alimentação do bebê   169

Refeições da primeira infância   169
  Cuidados com os seios   170
Amamentar e alimentar a criança pequena   171
  Encontrar o ritmo   174
  Dedicação e amor   175
  Prevenção da gravidez durante a amamentação   176
O desmame   176
A recuperação   178
O sono infantil e o sono materno   179

Parte II: Complicações no caminho para a vida

Aceitar as tarefas de aprendizado como oportunidades   183

A gravidez no decurso da história da humanidade   186

Temas básicos da gravidez   186
Gravidez e paternidade no reflexo dos tempos   187
Lembranças do poder da (Grande) Mãe   189
A supressão do pólo feminino   192
  Obstetrícia — um negócio "sujo"   194
A conquista da obstetrícia por médicos homens   196
A evolução do parto em casa para o parto em clínicas   199

Temas importantes para os pais durante a gravidez   201

O relacionamento com os médicos e suas possibilidades   201
Afirmações dos especialistas que devem ser analisadas criticamente   205
Como lidar com os problemas médicos   207
Meios de prazer e de vício   210

O diagnóstico da gravidez e as suas conseqüências   213

Problemas do diagnóstico precoce   213
Análise dos cromossomos do sangue materno   214
Exame de ultra-som   214
Exame do líquido amniótico   218
Biópsia do córion   220
Punção do cordão umbilical   221
Fetoscopia   221
Terapia intra-uterina e métodos de cirurgia   221
Pensamentos sobre a vida com crianças deficientes   222
  A morte infantil planejada por medo da doença   224
  Responsabilidade   226
  O aborto e suas conseqüências   227

Problemas e doenças da mãe durante a gravidez   231

A gravidez de risco   231
Os sintomas durante a gravidez   233
  Sensações de tontura   233
  Náusea e vômito   234
  Estrias da gravidez   239

Mudanças na pigmentação   241
Edemas   242
Varizes   244
Varizes na vagina   245
Quadros mórbidos gerais   246
Hipertensão condicionada pela gravidez, gestose, eclâmpsia   246
Síndrome de HELLP   251
Hemorragias   252
Ferimentos no colo do útero   253
Placenta prévia   253
Hidrâmnio   254
Infecções das vias urinárias   255
Gravidez psicológica   257

Os quadros mórbidos que atingem a criança   258

Incompatibilidade do fator Rh   258
Infecções   259
Infecções viróticas   259
Infecções por microorganismos   263
Infecções bacterianas   266

O parto   267

Volta à naturalidade provada   267
As matrizes do parto segundo Grof   269
Primeira matriz: a fase intra-uterina (concepção e gravidez)   269
Segunda matriz: a fase da abertura   271
Terceira matriz: a luta do parto   272
Quarta matriz: o nascimento, a libertação   274

O parto problemático   275

Gravidez nas tubas uterinas ou na cavidade abdominal   275
Flacidez da Placenta   278
Placenta não-provedora   278
Aborto   279
Parto com morte   282
Elaboração da morte infantil   283
Parto prematuro   284
Parto depois do prazo   288

Problemas de posição da criança   292

Posição sentada   293
Posição transversal   296
Prolapso umbilical   298
Distocia dos ombros   300

O rasgar da cortina   302

Ruptura do útero   302
Rompimento do colo do útero   303
Ruptura da vagina   303
Ruptura do períneo   304
Expulsão prematura da placenta   305
Ruptura prematura da bolsa amniótica   305

Problemas de relacionamento ou o parceiro difícil na sala de parto   308

O pai da criança na hora do parto   309

A luta contra a dor durante o parto   312

Analgésicos   312
O parto "sem dor"   313
Bloqueio do *pudendus*   315
Infiltração no períneo   315
Procedimentos ultrapassados   315

Intervenções médicas no parto   316

Perfuração da bolsa amniótica   316
Corte do períneo   317
Tubo de sucção e fórceps   319
Cesariana   320
   Uma breve história da cesariana   320
   Garantia de um número seguro de cesarianas!   321
   A cirurgia cesariana "suave"   323
   Situações que exigem uma cesariana   324
   A cesariana do ponto de vista da mãe   324
   A cesariana do ponto de vista da criança   326
   Cesariana por encomenda   328
   Conseqüências anímicas tardias das cesarianas   329
Novas e antigas tendências em torno do parto   330

Depois do parto   334

Problemas do puerpério   334
Problemas de amamentação   334
  Falta de leite materno   334
  Não poder amamentar   336
  O bebê não mama, embora haja leite   337
  Conselhos para a amamentação   338
  Remédios homeopáticos para problemas de amamentação   339
  Anomalias dos mamilos   340
  Ferimentos nos mamilos   341
  Inflamação dos seios   342
  O que impede a amamentação   347
  Psicose da amamentação   348
Outros problemas maternos depois do parto   350
  Babyblues e a depressão do puerpério   350
  Febre puerperal   351
  Lesões nas sínfises   352
A sexualidade depois do parto   353

A criança depois do parto   355

Uma breve história sobre os cuidados com o recém-nascido   355
  A alimentação do recém-nascido   357
A primeira consulta   361
Inchaços da cabeça   362
Icterícia   363
A cólica dos três meses   364
A morte súbita do bebê   367

Perspectiva futura de uma nova obstetrícia   371

Notas   377
Bibliografia   381

Agradecimentos

Pelas correções e observações agradecemos às ginecologistas da Clínica S. Elisabeth, em Straubing, Dra. Gabriele Zeis e Dra. Ute Fuchs, à primeira parteira Birgit Griesbauer, bem como ao médico diretor Gerd Eilers.

Além disso, nosso agradecimento vai para os colegas Dra. Cornelia Fischer (Leipzig), Dr. Winfried Pfaff (Schweinfurt) e Dr. Werner Schuler (Wiesbaden), bem como às parteiras autônomas Margit Raithmayer e Josefine Schlosser, que comemoraram o seu jubileu profissional de cinqüenta anos de profissão (ambas de Starnberg).

Agradecemos também aos nossos colegas do Heil-Kunde — Zentrunn, Christa Maleri, bem como à Brigitte Zahn; além disso, a Christine Stecher pela leitura valiosa.

As sugestões de tratamento apresentadas neste livro correspondem às experiências dos autores e foram comprovadas na prática. Mas elas não podem e nem devem substituir o tratamento individual pela parteira e/ou médica. Elas devem ainda ser ajustadas a cada "caso", a cada situação e às necessidades da mãe e da criança.

PARTE I

O Bom Caminho Para a Vida

É a mulher, a deusa, que conhece o segredo
da criação — o segredo da vida, da morte e
do renascimento.

MIRCEA ELIADE

Em Todo Início Existe Algo de Mágico

"O essencial está no início", diz a filosofia espiritual. Isso transforma o parto no ponto central ao redor do qual gira toda a Medicina. Interessante é o fato de que, na Alemanha, a partir de 2003, toda a nova ordem de ajustes válidos em todos os procedimentos médicos se refere ao parto. Talvez esse ato puramente administrativo também possa modificar um pouco o conteúdo das coisas e colocar a gravidez e o parto como pontos centrais do interesse geral, bem como chamar à consciência o significado da concepção. Atuar nessa direção é o objetivo deste livro. Ele abrange duas partes basicamente diferentes e, na verdade, trata-se de dois livros num só:

um *primeiro livro*, que apresenta as vantagens e aspectos maravilhosos da gravidez e do parto e pode ajudar a usufruir as possibilidades desse tempo especial e intensificar o sentimento de vida da mãe e da criança. Ele contribuirá para esgotar as grandes possibilidades de crescimento que existem em todo início. Trata-se de um estímulo para seguir as palavras de Hermann Hesse, que diz que em todo início existe algo de mágico.

No pólo oposto, sabemos também que todo início é difícil. A esse conhecimento dedica-se o *segundo livro*, que trata de apresentar e interpretar as dificuldades e complicações possíveis em relação à gravidez e ao parto. O objetivo é perceber nesses desafios do início da vida as vantagens existentes em aceitá-los e crescer com eles.

Mesmo que os problemas sejam o verdadeiro adubo do crescimento humano, ainda assim, por assim dizer, faz pouco sentido buscá-los e lidar com eles justo no tempo da gravidez. Do mesmo modo que é pouco hábil ignorar e reprimir as dificuldades, é impróprio buscá-las para nossa vida quando o destino, ou como queiramos chamar a instância correspondente, não exige isso no momento. Quem se ocupa com os problemas por vontade própria, na verdade se armará para lidar com eles, mas também criará ressonância com eles. Quase todo médico homeopata conhece o fenômeno de que, a partir do momento em que eles lidam intensamente com um remédio, os pacientes também recebem o que precisam. E quase todos conhecem a experiência de que aqueles nos quais pensamos intensamente, em breve se anunciam.

Existem alguns temas relativos à gravidez e ao parto que podem ser de interesse geral e também caberiam na primeira parte, mas, devido aos quadros negativos que vibram com eles, estão melhor posicionados na segunda. Aqui devemos mencionar principalmente a visão retrospectiva da maternidade e da obstetrícia, mas também o capítulo sobre como lidar com as médicas e suas possibilidades, sobre a freqüência dos problemas durante a gravidez, sobre as possibilidades de um diagnóstico precoce, talvez com a ajuda da amniocentese e do ultra-som, sobre como lidar com coisas em geral inofensivas, como o contágio, ou sobre as matrizes de parto segundo Stanislav Grof.

Com o nosso modo de viver e pensar nós criamos campos de consciência,[1] e estes devem satisfazer a todas as exigências do milagre do desenvolvimento de uma nova vida nos diversos âmbitos da gravidez. É preciso corresponder ao que é especial nesse tempo precioso, e é nisso que a primeira parte do livro quer colaborar. Perturbar essa magia do novo começo com uma excessiva consciência dos problemas não se justifica, e, portanto, recomendamos à futura mamãe a leitura da primeira parte do livro. Quanto à leitura da segunda parte, ela deve ser orientada no tocante ao que expusemos acima. O que desejamos a ela e a seu filho é que nem precise consultar a segunda parte — ou, quando muito, a respeito de alguns pontos problemáticos específicos, que podem ser consultados seletivamente. Quando os temas problemáticos levemente abordados na primeira parte são exaustivamente apresentados na segunda, eles estão assinalados com um asterisco *.

A gravidez e o parto — mesmo que mais raramente do que a Medicina admite — correm de modo diferente do que nós desejamos. A tendência da medicina arquetípica masculina de realizar cada vez mais intervenções — que não só são pouco apropriadas à obstetrícia, mas perturbam o desenvolvimento natural da gravidez e do parto e determinam a tendência de toda a Medicina moderna — faz com que se considerem as complicações quase como normais, motivo pelo qual os partos foram transferidos para os hospitais. No que diz respeito principalmente a essa questão, é necessário, antes de mais nada, verificar que essa tendência é contrária aos interesses da mãe e do bebê. Mas onde aparecem complicações, naturalmente é importante entendê-las, analisá-las e enfrentá-las honesta e corajosamente. Para isso, a segunda parte do livro oferece ajuda, podendo também ser usada para encontrarmos a coragem e a motivação para enfrentar ofensivamente todas as possíveis exigências do destino e lidar com elas de forma prática.

Conforme a natureza, nem sempre é possível separar os lados belos dos lados da sombra de modo objetivo. Luz e sombra estão sempre e em toda parte muito unidas, e muitas vezes nos vemos diante de alternativas que não incluem todas as possibilidades. As vantagens do parto em casa contra o parto num hospital trazem, ao mesmo tempo, a desvantagem de menor segurança em ocasionais casos de urgência médica. Sempre que possível, tentaremos deixar clara essa ambivalência, visto que não conseguimos viver sem ela. Mas o principal é que a primeira parte do livro é dedicada às vantagens de uma gravidez e parto naturais sem complicações e às grandiosas possibilidades que se abrem com isso.

Em muitos livros apresenta-se, hoje em dia, a desculpa de que no texto liberal sempre é escolhida a forma de tratamento masculina, caso em que a variante feminina sempre está inclusa. Aqui procederemos ao contrário. Num tema tão fortemente relativo ao feminino escolhemos sempre a forma gramatical feminina, sempre incluindo naturalmente ou implicando o masculino. A palavra *médica* ou *ginecologista* sempre se refere também ao homem médico ou ginecologista. Talvez isso seja um pouco inusitado, mas diante desta temática é não só defensável, mas justificada e obrigatoriamente necessário.

Conseqüentemente, escrevemos também *médica-chefe*, sabendo muito bem que na Alemanha apenas no final do século XX uma mulher foi pela primeira vez nomeada professora de ginecologia e médica-chefe. No final do século XIX, houve a primeira graduação de uma mulher, e, no início do século XXI, já há a primeira catedrática e diretora de uma clínica para mulheres na Universidade Técnica de Munique. Quando à guisa de brincadeira imaginamos a mudança — que há vários séculos não surge um único catedrático de Urologia, por exemplo — compreendemos em que ponto estamos. Tendo isso em conta, talvez algumas desigualdades de linguagem sejam mais facilmente aceitas.

Cada autora ou autor colore o tema ao apresentar sua postura abertamente conhecida, porém muito mais ao apresentar a inconfessada, e cada pessoa tem sua marca — naturalmente também nós, que apresentamos esta interpretação. Da mesma forma, todos têm seu padrão de parto. Para lhe dar a coragem de pesquisar melhor o seu próprio, queremos aqui mencionar brevemente o nosso padrão de parto. Num outro plano, essa apresentação também pode contribuir para descobrirmos a nossa própria motivação para escrever um livro como este.

Margit Dahlke, como típica aquariana, veio ao mundo depressa, num salto de cabeça um pouco prematuro (quatro semanas antes do tempo calculado) — naturalmente num hospital, que se tornou um dos seus locais pre-diletos, porque ali podia ver seu pai exercendo a Medicina. Também diante da vida, ela esteve a postos muito cedo e bastante à frente do seu tempo. Assim como ela se lançou para a vida, no parto, como mulher ela saiu de casa cedo e com decisão para viver por conta própria. Ela defendeu assuntos como astrologia, doutrina dos princípios primordiais e espiritualidade em geral, muito antes que o público estivesse preparado para isso, o que a ajudou a se sustentar. Mas ela também mostrou a tendência de sempre se aprontar antes da hora e de chegar cedo, por exemplo, a festas e cerimônias. Mereci-damente, foi-lhe concedido por esse motivo o primeiro lugar no nosso trio.

Rüdiger Dahlke, ao contrário, precisou de muito mais tempo para nas-cer, ultrapassando em três semanas o tempo calculado para permanecer no ventre materno. Em conseqüência disso, ficou muito grande e pesado, e só pôde vir ao mundo com muito esforço e em casa. Até hoje ele tem dificul-dade com recomeços e novos temas, preferindo ficar mais tempo e, por exemplo, prolongar palestras e seminários. Seu começo com um atraso tam-bém se reflete no fato de tender a usar e gozar *amplamente* as situações que lhe são oferecidas. Ele foi amamentado por muito tempo e também nas tran-sições posteriores, como a puberdade, ele precisou de muito tempo. Foi as-sim que se tornou um especialista em transições existenciais. Como escre-veu a parte maior deste livro, também ele — como muitos dos seus livros — tornou-se longo e denso.

Volker Zahn escolheu a época da guerra para sua primeira aparição. Com a ajuda de uma parteira ele viu a luz do mundo numa casa de saúde. A alimentação, à época, era extremamente escassa, devido à guerra, e ele não pôde ser amamentado. Agora, como chefe de clínica, ele sempre deu um va-lor superlativo à amamentação — mesmo em épocas em que ela ainda era bastante impopular. Como seu pai não pôde estar presente ao parto por cau-sa da guerra, ele defende que os pais devem assistir ao parto. Ao cuidar das mães, ele se preocupa em cuidar também dos futuros pais. Foi um dos pio-neiros a defender um parto o mais natural possível, sob direção feminina, sem renunciar às possibilidades seguras de uma clínica, como retaguarda. Como veio ao mundo numa época em que as circunstâncias de alimentação eram difíceis, ele hoje é também especialista em nutrição integral e em me-dicina ambiental.

A Concepção

Alma e materialização

Ao tentarmos nos posicionar quanto à concepção do ponto de vista da alma, chegamos a resultados diferentes daqueles a que estamos acostumados com a nossa observação técnica, tão comum hoje em dia. Esta limita-se ao modo como impedimos a gravidez ou logramos consegui-la e, às vezes, até pretendemos impô-la com ajuda ginecológica. Do ponto de vista anímico, a observação se tornou amplamente estranha para nós. No tocante a esse ponto de vista diferente — se vemos a gravidez puramente a partir da razão, o que corresponde à visão moderna, mais mecânica, ou com o coração, com a qual nos aproximamos da visão da perspectiva anímica da criança —, a sociedade atual está dividida. Neste livro, nós queremos nos aproximar principalmente da perspectiva anímica da criança.

A partir das experiências das grandes tradições religiosas, especialmente as do Oriente, sabemos que a alma dispõe de uma consciência que transcende este mundo. Tanto antes da concepção como depois da morte física a alma vive, ainda que sem base corpórea. A pesquisa moderna da morte e também o diagnóstico pré-natal, que se esforça por pesquisar muito tempo antes do parto o mundo intra-uterino do nascituro, tateiam, por sua vez, chegando cada vez mais perto desses âmbitos de transição da vida para o além.

Por mais que a ciência avance — ela sempre tem de se render ao fato de que as antigas doutrinas de sabedoria e seus livros sagrados têm razão.[2] Até onde pudemos constatar, sempre nos deparamos com a consciência. Com isso sempre existe a suspeita de que a sabedoria transmitida também deve ter razão naqueles âmbitos que hoje, mesmo com técnicas modernas, ainda não pudemos pesquisar. Mas isso significa que a alma sempre está presente e que os assim chamados pontos iniciais e finais da concepção/parto e morte, na verdade marcam zonas de transição, que possibilitam a troca entre nosso mundo de opostos e aquele outro lado da unidade. A pesquisa moderna e naturalmente também os ensinamentos de todas as grandes religiões defendem que a alma experimenta essas transições com consciência, e nada, além de alguns preconceitos, até agora contraria essa idéia. Seja como for, esses preconceitos são nutridos pelos cientistas — o que confere a eles uma grande ressonância numa sociedade que acredita estritamente na ciência.

Na visão da terapia da reencarnação, uma forma de terapia que nas duas últimas décadas tornou-se cada vez mais popular também nos países de língua alemã, porque une as vantagens das orientações terapêuticas tradicionais com as tradições espirituais, a questão da concepção se apresenta exatamente como as grandes religiões sempre a descreveram. A alma busca conscientemente sua nova tarefa para a vida vindoura — correspondente às tarefas e temas não elaborados nas vidas passadas. Essa forma de evolução da consciência, em que a alma faz suas experiências de vida para vida, ou seja, de um corpo para outro, tornando-se cada vez mais consciente, é natural tanto para o Budismo como para o Hinduísmo. Mas também no Cristianismo parte-se do princípio de que uma alma imortal entra no corpo no início da vida, ou seja, se encarna. Os apóstolos perguntaram a Jesus, por certo não sem motivo, se ele seria Elias, vindo de novo. Ao que ele respondeu que este já havia retornado na pessoa de João Batista. A condição prévia para esse diálogo só pode ser que a idéia da viagem da alma já era natural na época de Jesus Cristo e da sua ideologia. Também os patriarcas mais antigos da Igreja, como Agostinho, partiam bem claramente da assim chamada preexistência da alma, o que nada mais significa senão que a alma se encarna no corpo. Somente séculos após o nascimento de Cristo foi estabelecida, em concílio, a negação da crença na reencarnação. No entanto, mesmo num país cristão como a Alemanha, segundo as pesquisas, 16% das pessoas estão convencidas de já terem vivido uma vez, e mais de 60% podem ao menos imaginar isso.

O início da vida do ponto de vista espiritual

Temos de partir do fato de que na criação tudo acontece ritmicamente. A ciência pode até mesmo comprovar isso no tocante ao mundo material, visto que nele se pode provar que tudo é energia, a qual se move ritmicamente ao redor dos minúsculos átomos, que por sua vez vibram em movimentos rítmicos.

Ao observarmos o mundo dos vivos, tampouco encontramos propriamente um início ou um fim. Também aqui se desenvolve de um vale de ondas uma montanha de ondas, e assim por diante. Na filosofia hermética isso, por exemplo, é representado pelo símbolo da décima carta do Tarô, a Roda da Fortuna. Ela gira incessantemente e, assim, a cada subida segue-se uma descida e vice-versa. Se projetarmos esse movimento sobre uma linha, o resultado é uma onda infinita de ascensões e quedas — sem início nem fim. Assim como a linha ondular no seu caminho de baixo para cima e de cima para baixo sempre cruza uma linha central imaginária, o que poderíamos contemplar como um ponto inicial e final, isso pode também ser imaginariamente transposto para a vida humana, que entra na polaridade com a concepção e a abandona outra vez com a morte física. A Física nos ensina que a energia (= vida, espírito) não pode ser concebida ou destruída; somente a forma aparente da energia pode ser modificada.

Apesar disso, para a vida da alma, que como uma vibração energética não conhece começo nem fim, naturalmente é preciso iniciar a observação em algum ponto. Como, segundo a interpretação da filosofia espiritual, tudo o que é essencial está no início e, conseqüentemente, aí pode ser encontrada a chave para uma compreensão mais profunda da vida, vamos estabelecer, intencional e inusitadamente cedo, este ponto como a concepção — e não somente como o parto.

Da perspectiva descrita, a consciência da alma imortal já está presente de início, quando a célula do óvulo e o espermatozóide se encontram na fecundação. As modernas possibilidades terapêuticas da experiência da terapia da reencarnação, que retrocedem até bem antes do momento da fecundação, possibilitam que se empurre o verdadeiro início da vida individual cada vez mais para trás, no passado. A terapia da reencarnação segue essa idéia, quando rastreia as condições prévias de uma existência atual e as origens dos padrões do comportamento atual até épocas bem remotas.

Para os nossos fins, convém escolhermos como início da nossa viagem o ponto em que o espermatozóide em forma de dardo se junta ao óvulo, que corresponde a uma perfeita mandala, e que é considerado pela maioria como a concepção. Mas devemos mencionar aqui que também o retrocesso ao início de uma vida individual tem suas vantagens. Por exemplo, uma pessoa que reconhece, nessa terapia, que ela mesma escolheu esta vida em especial, com todas as suas tarefas, já antes de sua concepção, poderá aceitá-la com mais facilidade com todos os seus altos e baixos. Essa pessoa também terá menos tendência a projetar a responsabilidade sobre os outros (circunstâncias ou vidas passadas). Com isso, por sua vez, ela estará muito cedo em condições de controlar a própria vida.

Onde o círculo (célula da semente) e o dardo (esperma) se juntam, surge o modelo primordial de uma espiral, que é um movimento circular para cima ou para baixo. Esse modelo primordial também é vivido sensualmente pela alma na maioria das vezes, quando ela cai no corpo materno na forma de uma sucção. Com a união de óvulo e de sêmen surge uma forma comum, e o correspondente conteúdo, a alma, se une a ela. A alma se encarna via de regra com a fecundação e se liga cada vez mais ao corpo físico durante os próximos três meses de gestação.

Interessante é que o dardo, arquetipicamente masculino, depois de perfurar a pele do óvulo nele se abre, por assim dizer, com o ato da concepção. Ele perde sua forma masculina de dardo e se torna uma coisa só com o óvulo, a imagem primordial da mandala.[3] O mesmo simbolismo encontramos de novo em muitos âmbitos, quando o homem se perde na mulher durante o orgasmo e nela se abre. O falo vive o mesmo quando, depois de completada a ejaculação, perde também sua forma e se rende à suavidade do colo protetor.

A vida na polaridade, o mundo dos opostos, pode então começar, depois que o dardo masculino *atingiu* o óvulo feminino. A tentativa muito disseminada de atingir com dardos fálicos masculinos o centro redondo de um alvo, uma mandala, mostra a profundidade com que esse simbolismo primordial toca outros âmbitos, até mesmo banais. Tipicamente, esse jogo é "jogado" quase que exclusivamente pelos homens. Com as mulheres não é possível fazer guerra. A partir do seu padrão primordial, elas não têm nenhuma grande necessidade de enviar tiros fálicos para o mundo, a fim de atingir o centro feminino. Até mesmo no jogo de golfe elas estão menos predispostas a encaixar a bola no buraco. A partir do seu padrão arquetípico primordial elas dariam preferência a segurar a bola, a atirá-la ou jogá-la longe.

A partir do momento da fecundação, a célula-ovo parte-se constantemente, e do primeiro amontoado de células, a mórula, logo surge o embrião, que aos poucos abandona exteriormente a forma da mandala, enquanto interiormente a mantém em cada célula e em cada átomo — e não menos no formato da cabeça.

A alma várias vezes vive no momento em que ela chega ao centro da célula do óvulo através do dardo de sêmen, e finalmente, no interior do útero. Subjetivamente, na terapia da reencarnação a concepção é sentida, na maioria das vezes, como uma suave sucção em forma de espiral, o que está ligado à perda da sensação da amplidão infinita do universo ilimitado. A espiral, cujos círculos se tornam cada vez mais estreitos como um funil, e assim correspondem perfeitamente ao modelo primordial do redemoinho, leva finalmente ao corpo materno — a vida começa no centro da mandala.

Na descida, a união entre a alma e o novo corpo ainda é relaxada, assim como à noite, durante o sono e o sonho. Mas com cada dia de vida ela aumenta, e firma com isso a vontade da nova moradora da Terra de se encarnar. Em geral, no terceiro mês a decisão de ficar é definitiva, o que não significa que a criança não tenha mais de lutar desesperadamente pelo seu lugar.

Antigamente nós só tínhamos idéia do comportamento da alma diante do seu corpo por meio das imagens simbólicas dos mitos e da religião; hoje, elas são totalizadas pelo rico material, que as psicoterapias espirituais têm a nos oferecer. No contexto da forma da terapia da reencarnação praticada por nós, há mais de vinte anos mantém-se a prática de reviver intensivamente a época da concepção, a fim de termos uma imagem clara do próprio início no mundo polarizado. A imensa vantagem dessa observação está — como já dissemos — no fato de que aqui a alma tem acesso ainda ao conhecimento de que ela escolheu com toda a responsabilidade esta vida neste corpo e neste ambiente, e que, portanto, a mereceu. Eventuais projeções posteriores de culpa e respectivas queixas sobre condições injustas e desvantagens ficam sem razão de ser e muitas vezes essas projeções, que tanto impedem a vida, podem ser vistas em favor da total tomada de responsabilidade pelo próprio destino.

Ao lado dessas experiências, de certa forma cada vez mais subjetivas, hoje temos ainda muitas outras possibilidades, que dão a impressão de serem mais objetivas, de gerar impressões do mundo antigo do ser humano em crescimento. Por meio do ultra-som as médicas já podem vê-lo desde cedo. Com a ajuda de exames laboratoriais escolhidos, já podemos ver a qualidade bioquímica de vida do embrião no contexto do diagnóstico pré-natal. Esses exames constatam, por exemplo, que no máximo a partir do terceiro mês de gravidez o embrião já pode sentir dores; e as ondas cerebrais revelam que o embrião começa a sonhar nesse mesmo tempo e desenvolve um ritmo entre o sono e o estado desperto.

Para os leigos deve ser no mínimo espetacular as fotografias intra-uterinas do sueco Lennart Nilsson,[4] que nos permite ter uma imagem da primeira fase do mundo da criança no ventre materno. Mesmo que essas imagens despertem hoje reações ambivalentes, simplesmente porque o embrião nesse primeiro tempo está ameaçado pelas mais diferentes intervenções médicas (muitas vezes com o objetivo do aborto), elas ainda são muito comoventes e, sem dúvida, mostram antes de tudo que um pequeno ser amadurece ali. Ao que parece, agradecemos a essa fotografia do mundo interior, muito mais do que queremos admitir, o sentimento crescente de responsabilidade pela futura vida, como as fotografias da Mãe Terra feitas pelos astronautas deram uma base sensível à consciência de Gaia.

Do estado de independência e amplidão, liberdade e ausência de peso de que a alma goza antes da concepção, liberta-a a descrita sucção espiral que a faz mergulhar cada vez mais depressa na matéria (latim: *mater* = mãe). Segundo o conceito oriental, nasce do assim chamado karma o desejo da reencarnação. Na terapia da reencarnação, vemos como as tarefas de vida e as experiências ainda em aberto atraem igualmente a alma na forma de uma nova chance de viver num novo corpo. Na prática, os ensinamentos ou experiências orientais e ocidentais visam o mesmo, pois o karma é algo como um histórico prévio da alma com todas as suas conseqüências e desafios. Além do mais, a alma entra neste mundo polarizado a fim de lidar com as tarefas não cumpridas em tempos anteriores, mas também para continuar a aprender e cometer novos erros, para então integrar o que ainda falta. Seu objetivo é a perfeição, a totalidade ou libertação — sinônimos para uma e a mesma vivência da unidade. Em última análise, todas as religiões e tradições concordam quanto a este último objetivo do caminho de desenvolvimento, mesmo que o transcrevam com suas próprias palavras e imagens e exteriormente indiquem caminhos bem diferentes para atingi-lo.

A alma que desce ao corpo pode reconhecer nitidamente, e na maioria das vezes lá de cima, os que serão os seus futuros pais, que se unem fisicamente e que, no caso ideal, se unem também animicamente. Mesmo em circunstâncias menos ideais, na concepção ainda não existem problemas provocados por valorizações do lado da alma, visto que ela ainda não está muito envolvida pela visão da necessidade de suas futuras tarefas de aprendizado.

A concepção propriamente dita, o mergulho no ventre materno, em geral é vivido como uma queda na matéria, que a alma paga com uma perda de seu sentimento de liberdade e da sua independência. Muitas vezes a concepção é vivida também pelo corpo paterno, quando a alma se dirige como uma bala com o sêmen na direção do óvulo. O que subjetivamente é sentido como uma pressão e às vezes até mesmo como cair na prisão do corpo, deixa à minúscula criatura, na realidade, mais espaço do que o necessário. Pura e simplesmente subjetiva e avaliada pela amplidão e ausência de limites da vivência transcendental anterior, o ventre materno pode ser sentido como uma pressão e limitação.

Em si, o "ninho" está preparado da forma ideal, quando se trata de aninhar-se. A palavra concepção implica acolhimento; e, de fato, no útero tudo está preparado para uma boa acolhida. A mucosa está preparada de modo maravilhoso para tornar-se um ninho protetor para o óvulo fecundado. O aninhamento acontece — uma vez que não é tomada nenhuma medida anticoncepcional e existe uma disposição anímica para conceber — num ato muito mais suave, se comparado com a fecundação fálica raivosa. O óvulo fecundado é movido lentamente para o seu objetivo e pode instalar-se num local que lhe seja conveniente. A recepção pela mucosa acontece de modo

A Concepção

muito ativo e, depois de um curto espaço de tempo, o óvulo fecundado cresceu nas paredes do útero e está rodeado de células protetoras.

O mundo de percepção do nascituro

Quando, depois de um curto período de tempo, a alma se acostumou ao novo espaço de vida, ele é sentido como um ambiente quente e acolhedor. Por muito tempo ainda ele será grande e apropriadamente vasto para o organismo minúsculo, mas que cresce rapidamente. Desenvolve-se o reino aquático da bolsa amniótica — o verdadeiro pequeno universo do nascituro.

Da mandala perfeita da célula do óvulo fecundado surge primeiro o pequeno aglomerado de células da mórula, que ainda representa uma mandala perfeita. Então o nascituro se diferencia cada vez mais e desenvolve, já no curso das primeiras semanas da gravidez, suas formas humanas. Logo reconhecemos o prematuro tubo neural, de onde depois se desenvolverá a medula espinhal. Muito tempo antes de o coração se formar corretamente, surge um centro pulsante como estrutura inicial. Ele abrange uma única grande câmara, que durante toda a gravidez é atravessada por um grande fluxo de sangue. Isso evidencia também como a criança não-nascida ainda está perto da unidade. Somente com a primeira respiração, depois do nascimento, o coração se divide funcionalmente nas metades esquerda e direita. Só então a criança passa a ser parte, definitivamente, do nosso mundo polar bipartido.

Com bastante rapidez também se desenvolvem os rebentos das extremidades, os superiores nitidamente diferentes dos inferiores, e mostram estruturas delicadas e ainda transparentes de dedos e artelhos. Nessa fase precoce de desenvolvimento, a cabeça já atua de forma dominante e, em comparação com o corpo, nunca será tão grande como agora, no início da vida. Nessa fase e forma, o embrião lembra muito o espermatozóide. Há muito, o nascituro cresceu para fora da perfeita forma de mandala da célula-ovo e conquistou, pedaço por pedaço, a polaridade.

O cérebro, dividido numa metade esquerda e numa metade direita, desenvolve-se, como também os órgãos duplos dos pulmões com suas duas asas. Os rins, os ovários ou os testículos são então formados, e também o fígado encontra seu pólo oposto no pâncreas. Todos os órgãos dos sentidos expressam a dualidade, e o germe dos primeiros ossos aponta na direção do crescente endurecimento e, com isso, também para a materialização, indispensável para poder enfrentar um mundo determinado de cima para baixo pelos opostos. Durante toda essa diferenciação o nascituro fica protegido até pouco antes do seu nascimento na bolsa amniótica em forma de mandala, resguardado no quente líquido amniótico.

Enquanto o corpo cresce e forma progressivamente suas estruturas, a alma percorre seu próprio processo de desenvolvimento, que mais se parece com um desenvolvimento invertido. A alma se integra cada vez mais ao mundo materno da matéria e perde aos poucos suas lembranças das vidas passadas — principalmente seus antecedentes e, com isso, também a consciência de que escolheu exatamente esses pais e essa determinada situação. Enquanto a estrutura do corpo ainda é transparente e até mesmo os ossos ainda são translúcidos, como os quadros de Lennart Nilsson mostram de modo empolgante, a visão do mundo transcendental do além ainda está amplamente aberta ao nascituro. Com a fixação crescente, também a percepção fica cada vez mais forte e material, e a visão dos inter-relacionamentos transcendentes se perde gradativa e irreversivelmente. Só nos raros casos de pessoas hipersensitivas essas capacidades se mantêm, as quais significam não só vantagens, mas podem levar a incômodos consideráveis no mundo polarizado dos opostos. Finalmente, o véu do esquecimento cobre a consciência da criança até no máximo os seis, sete anos de idade, quando ao entrar na escola ela dá o primeiro passo significativo para fora da primeira infância.

A alma do nascituro percebe praticamente tudo ao seu redor através do mundo dos sentimentos da mãe. Estes atuam como um filtro para aquele que ainda não nasceu. O que a mãe aprecia atinge diretamente a vivência da criança. Quando, ao contrário, algo é indiferente à mãe, atinge a criança correspondentemente com menos intensidade ou às vezes nem é percebido. Assim, conclui-se que o lado emocional em geral penetra com muito mais profundidade na bolsa amniótica e no mundo da alma infantil do que o lado intelectual. Por exemplo, enquanto a mãe, firme como uma rocha, defende o filho, as ocasionais reflexões econômicas do pai contra o aumento da família são de menor importância para a vivência da criança.

O que é sentimentalmente importante para a mãe, também o é predominantemente para o filho que ainda não nasceu. Assim, por exemplo, ele sente com consciência quando a mãe percebe pela primeira vez que está grávida e como ela reage ao fato. Se essa descoberta causou alegria ou susto, pode depreender-se nitidamente do posterior relacionamento entre mãe e filho, do mesmo modo que se depreende de como essa pessoa se sente aceita pelo mundo. Sentimentos como alegria e antipatia são transmitidos diretamente. No sentido mais verdadeiro da palavra, o feto se banha no mundo anímico da mãe.

Praticamente todos os estados emocionais que a mãe vive durante a gravidez são percebidos — quase como se fossem os próprios. As tentativas de aborto, ou a mera possibilidade de fazê-lo, são captadas e podem colocar em risco o já existente sentimento de proteção e de calor humano ou, em

A Concepção

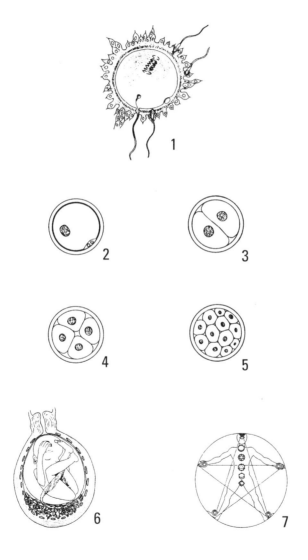

(1) Célula do ovo, (2-5) Mórula, (6) A criança no ventre materno,
(7) Ser humano-estrela de cinco pontas
(*fonte*: Rüdiger Dahlke, *Arbeitsbuch zur Mandala-Therapie*)

casos extremos, destruí-lo. Por exemplo, a alma percebe diretamente as expectativas dos pais quanto ao sexo do bebê. Apenas o desejo intenso dos pais por um determinado sexo pode ser extremamente perturbador. Como os pais, especialmente a mãe, ainda hoje dão preferência a um menino e o esperam com ansiedade, em muitos casos a menina que está crescendo saberá que na hora do parto haverá uma decepção. Isso, naturalmente, não é nenhum bom começo de vida. Sobretudo a certeza de que não é desejada com esse sexo, pode atuar de modo perturbador sobre o desenvolvimento da confiança primordial e possivelmente — como a autoconfiança só pode se fundamentar na confiança primordial — ser motivo também para a freqüente autoconfiança reduzida de muitas meninas e mulheres.

Esses exemplos devem deixar claro o grau de influência que supostas ninharias podem exercer nesse primeiro período. De fato, mostra-se aqui somente o modelo de vida que a própria alma implicada escolheu; por isso não se pode tratar posteriormente de distribuir a culpa. De resto, isso não melhoraria nem um pouco os danos causados. Mas é importante conhecer estes inter-relacionamentos para o presente e o futuro.

Como a medicina convencional surpreendentemente possui pouco conhecimento desses inter-relacionamentos anímicos, muitas vezes deixa-se de ver as implicações entre os posteriores problemas e as situações que os criaram. É por esse motivo, por sua vez, que as circunstâncias se modificam ainda tão devagar. Embora cada vez mais mães sensíveis sintam esses inter-relacionamentos, eles na maioria das vezes não são levados a sério pelos que praticam a medicina convencional.

A decepção dos pais com um sexo indesejável é muito menos grave do ponto de vista anímico do que os problemas gerados para a criança. As dificuldades com o próprio papel sexual não raro têm suas raízes nessa época precoce. A determinação muito prematura do sexo por meio dos modernos exames com ultra-som ou da amniocentese, em que pesem suas muitas desvantagens, que serão analisadas na segunda parte deste livro, pode ter, no âmbito anímico, a vantagem de dar aos pais a chance de se reconciliarem mais cedo com o sexo "não desejado" do bebê.

Os efeitos consideráveis que partem desses desejos e pensamentos dos pais — em geral, classificados como inofensivos — deixam pressupor, no seu lado oposto, as grandes vantagens que resultam de os pais estarem conscientes do seu enorme alcance e começarem a usar essa situação especial.

Quando os pais aceitam o fato de que o filho nascituro tem consciência constante, logo lhes ocorrerá espontaneamente a renúncia à escolha do seu sexo. Afinal, os pais só devem pensar em ter filhos quando estiverem interiormente preparados para aceitar cada filho que se sinta atraído por eles ou que lhes seja presenteado. Um outro nem se apresentará; ao menos, em mais de duas décadas de psicoterapia, não passamos por nenhuma situação em que, por assim dizer, a alma fosse "violentada", obrigada a aceitar contra a vontade uma vida difícil. Violações são um problema do mundo polarizado. No plano transcendental, o ponto seria o impulso aceito e conhecido voluntariamente pela alma, de presenciar e viver o que ela preparou no passado (para si mesma).

Algo semelhante vale para os pais. Assim como na filosofia espiritual se parte do fato de que cada pessoa escolhe inconscientemente as circunstâncias da sua vida (lei de ressonância), o mesmo acontece com os filhos. Trata-se aqui de um acontecimento sincronizado, em cuja interpretação nenhuma causalidade deve ser incluída. Do mesmo modo como uma alma busca um casal de pais, o casal atrai a alma. No entanto, isso não deve impedi-los de cultivar desejos bem diferentes no plano intelectual. A discrepância entre os desejos conscientes e as ressonâncias inconscientes não só com relação aos filhos, mas em geral, é uma fonte de grande sofrimento. Por outro lado, na construção de uma ponte para atravessar a brecha entre o inconsciente e o consciente está a grande oportunidade de transformar o sofrimento em alegria de viver. Quem reconhece que num sentido tão profundo forja a própria (in)felicidade, terá mais facilidade em aceitar as tarefas e em realizá-las do modo como estas lhe forem apresentadas. E como sabe que constrói seu destino por meio da própria ressonância, ele deixará de valorizá-lo. E então, seja qual for o sexo do bebê, este logo será aceito e será maravilhoso. Assim se atingiria a verdadeira *indiferença* que é tão importante para o Budismo e que está a milhas de distância daquele sentimento do tanto faz, que muitas vezes nós, no Ocidente, confundimos com a indiferença. Naturalmente, essa postura interior da indiferença, que no Budismo é chamada *Uppekha*, não é tão fácil nem rápida de concretizar, mas pode indicar a direção e impedir os pais de se fixarem demasiado num desejo.

Tão logo o amor pelo filho se desenvolve durante a gravidez, torna-se também mais fácil desistir de desejos e exigências concretas. De resto, a afirmação "eu amo você, se você..." será mais tarde um método seguro de impedir o amor, isso quando não o eliminar por completo.

Experiências da unidade — o desenvolvimento da confiança primordial

No caso ideal, quando a alma não precisou forçar sua entrada, mas seguiu um desejo sincero do pai e da mãe, os primeiros meses no ventre materno em geral são vividos como maravilhosos; muitas vezes estão repletos de experiências magníficas. O bebê é tão amplamente um com a mãe, que viverá a vida dela como se fosse a sua. Em seu universo na bolsa amniótica, as experiências de unidade podem assumir medidas embriagadoras; e experiências oceânicas de amplidão ilimitada e um flutuar livre num mundo aquático de sonhos enchem o bebê não raro de alegria extática. Lembranças da falta de limites no universo transcendental, a verdadeira origem da alma imortal, são então revividas no ventre materno, e no caso ideal modelam o primeiro período. O crescimento paulatino é apoiado, assim, pelas sensações de unidade e confiança. Isso acontece num ambiente caloroso, que na verdade representa o primeiro ninho da infância e é muito mais importante que o ninho exterior que virá mais tarde, preparado no quarto infantil e ao qual damos muito mais atenção.

Como a maioria das mães vive em grande ressonância com o filho, elas também sentem o mesmo forte anseio por dedicação, proteção, suavidade e confiança. Quanto mais puderem e se entregarem a essas sensações, e nisso forem aceitas e entendidas pela família e pelo parceiro, tanto mais cedo a criança terá acesso a esse mundo. No entanto, num mundo em que as sensações maternas não são aceitas nem compreendidas, as mulheres grávidas são obrigadas a reprimir a extrema emotividade. Como o ambiente se vê desamparado diante destas oscilações emocionais e profundidades sentimentais, elas são facilmente definidas como histeria e, com isso, cria-se um distanciamento emocional. E desse modo mãe e filho perdem a tão necessária segurança. O filho terá grande dificuldade em desenvolver a desejada confiança primordial. Para não colocar em risco este último resto de segurança, a criança aprende, já no ventre materno, por meio da sua mãe, a se ajustar e a ouvir conselhos estranhos em vez de ouvir a própria voz interior.

Como no país da Utopia, no início flui para a pequena criatura tudo o que é necessário à vida, espontânea e suficientemente — ela não precisa pedir nada, ainda menos fazer algo para isso. Do ponto de vista espiritual, quem nessa fase importante não receber o suficiente desse sentimento (paradisíaco), não raro ficará ansiando por ele depois e terá sonhos irreais com o país da Utopia, ou seja, sonhará principalmente com uma vida abundante sem trabalho. O país em que jorram leite e mel e pombos assados voam diretamente para a boca, sem que se precise ao menos mexer um dedo para isso — realmente existe, mas só no início da vida e no ventre materno, porque este ainda está tão perto da unidade.

Como imagem e sensação de unidade, a experiência intra-uterina do país da Utopia é um estímulo importante e provavelmente decisivo para mais tarde esforçar-se para sair da polaridade e voltar conscientemente à unidade. Quem fez uma vez a experiência da unidade, jamais se esquecerá totalmente dela, mas sempre a acalentará como uma saudade em seu coração. O que sabemos com certeza sobre a experiência da unidade em meditações ou também em experiências de quase morte, também deve valer para o início da vida. Um ser humano que ainda antes de nascer se banhou em experiências de unidade e viveu o êxtase, durante toda a sua vida posterior, na vida polarizada dos opostos, sentirá sempre esse anseio pela volta. Isso se evidenciará na forma de busca espiritual ou de anseio místico religioso ou talvez também em outras tentativas de chegar à essência da existência. Enquanto isso acontece em sentido figurado, talvez na forma de busca pelo sentido, frutificará a vida e lhe dará profundidade. Mas onde é projetado para os planos mundanos, começam os problemas, talvez como o vício das drogas, em que também — de modo macabro — se trata de experiências de unidade e de êxtase.

Experiências de unidade posteriormente só podem ser vividas no caminho anímico. Todas as tentativas de criá-las concreta e materialmente estão destinadas ao fracasso. Quanto mais nós nos mimamos, por mais maravilhoso que seja o nosso ninho, por mais que tenhamos o dormitório dos nossos sonhos ou por mais bem instalada que esteja a própria mansão e por mais magnífica que seja a piscina da casa, a verdadeira sensação de unidade, como tantos conhecem durante a gravidez, não pode ser concretizada no mundo polarizado dos opostos de modo duradouro. Nem mesmo o tanque-Samadhi, um pequeno tanque construído especialmente pelo pesquisador de golfinhos, John Lilly, com o objetivo de alcançar experiências de unidade num mundo semelhante ao do útero, pode mudar algo nisso a longo prazo. Da mesma forma, tampouco as drogas conseguem satisfazer de modo duradouro o anseio pelo êxtase; assim, o vício das drogas pode ter raízes no início da vida.

A vida na bolsa amniótica, de início muito espaçosa, é a que mais se aproxima da vida na unidade e inconscientemente faz lembrar dela: em nenhum lugar o nascituro se defronta com limites rígidos ou mesmo dolorosos, tudo é macio; e assim o sentimento de liberdade se desenvolve ao mesmo tempo que o sentimento de segurança. Nesse tempo inicial, levada pela suave vibração e embalada pelo ritmo da respiração da mãe, no caso ideal a criança faz a experiência da unidade com o todo essencial principalmente com a mãe, sustentada pelo batimento cardíaco constante desta. A alma de quem passou imperturbável por essa fase e pôde gozá-la despreocupadamente terá facilidade em sentir-se uma com a Mãe Terra e de encontrar-se franca e amorosamente com o mundo.

A sintonia amorosa entre mãe e filho reflete a harmonia entre o interior e o exterior, que permanece como o sonho eterno da maioria dos seres humanos. O que quer que façamos depois, na maioria das vezes se destinará a adaptarmo-nos ao meio ambiente exterior, de modo que corresponda a nós da melhor forma e nos lembre a situação do país utópico do início da vida.

As cores no interior da bolsa amniótica são terrosas e opacas, porque toda a luz que vem de fora é filtrada através da barriga da mãe e das paredes do útero e transformada por isso em tons escuros. Os suaves limites desse mundo primitivo cedem suave e elasticamente a qualquer movimento. Os sentidos infantis são pouco necessários e ainda estão muito longe de ser envolvidos pela irritação. Provavelmente é por isso que são tão receptivos e despertos. A partir do terceiro mês, o feto fecha os olhos já bem desenvolvidos e fica sonhando (atualmente, isso pode até ser medido). Isso quer dizer que ele vai passear por seu mundo interior de imagens, que pura e logicamente só pode ser uma reprodução de (mundos de) imagens que já foram vividas.

Mesmo onde a harmonia dessa primeira fase não for tão tranqüila, uma mãe bem consciente de toda a situação pode proteger amplamente seu filho contra situações aflitivas exteriores, como problemas de relacionamento ou problemas materiais, à medida que o defende afetiva e incondicionalmente. Pois a criança capta o mundo essencialmente por meio dos seus sentimentos e emoções; dúvidas intelectuais pouco a atingem, enquanto a mãe a sustentar com dedicação.

O estímulo ativo do desenvolvimento da confiança primordial no nascituro pode causar uma grande alegria, pois leva a mãe, e talvez também o pai, a experiências de unidade ou ao menos a algo muito próximo. Para isso se prestam todos os métodos de compensar um déficit de confiança primordial, por exemplo, a respiração controlada, experiências de flutuação em água à temperatura do corpo ou meditações (veja também as páginas 43 e seguintes, 72 e seguintes). Como o nascituro vive tudo muito intensamente através da mãe, ela pode estimular o desenvolvimento da confiança primordial infantil, por exemplo, gozando as belezas da natureza ou da cultura, deixando-as atuar sobre ela. Isso pode incluir vivências comoventes com os quatro elementos ou um estímulo da alma da mãe e do nascituro por meio da música e de imagens interiores e exteriores. Uma oportunidade especial oferecem as viagens para o mundo das imagens interiores, porque por meio delas é possível resgatar praticamente toda situação exterior. Quando a mãe (e, ocasionalmente, também o pai) tem êxito em alcançar a voz interior do filho através da sua própria, as chances de um posterior desenvolvimento positivo são muito boas.

No início da gravidez é especialmente importante comportar-se e cuidar da própria vida de modo a dar vontade ao nascituro de conhecer o mundo aqui fora. Isso dá mais certo quando a mãe vive como se ela mesma gostasse da sua vida e tivesse alegria com ela. Uma sintonização franca e o preparo anímico (de ambos os pais) para a gravidez e a vida durante nove meses com o filho no próprio corpo, estimularão também o desenvolvimento da confiança primordial da criança. O lema deste período poderia ser: aproximar o filho dos aspectos elevados e maravilhosos do seu futuro mundo.

A Gravidez e os Pais

Visões de uma preparação ideal da gravidez

Quando ambos os parceiros estão interiormente decididos a ter um filho, é muito bonito e íntimo prepararem-se para dar juntos os passos de desenvolvimento necessários para fazer justiça a essa grande tarefa. As respostas à pergunta feita a si mesmos — talvez numa viagem ao mundo das imagens interiores — "por que queremos um filho?" poderiam ser: "Porque estamos dispostos a fazer profundas mudanças em nossa vida" ou "Porque nossa parceria está madura; madura para um novo passo de desenvolvimento, madura para uma nova vida" ou "Porque vamos renunciar a muitas coisas importantes da nossa vida atual por um filho". As respostas também podem ir na direção de os pais desejarem dar espaço a uma nova vida. Ou revelar-se simplesmente num sentimento indescritível de bem-estar, um profundo anseio por um filho comum. É impossível pensar em algo que crie mais laços entre homem e mulher, mas também mais obrigações, do que um filho.

Num terreno anímico assim preparado, toda criança pode crescer e sentir a disposição íntima de ambos os pais. Isso, por sua vez, seria uma boa sintonização para atrair uma alma que "mereceu" o direito a toda uma vida maravilhosa.

Agora também está na hora de dar os passos concretos para uma orientação de vida saudável, por exemplo, renunciando aos produtos nocivos. Em primeiro lugar está a renúncia à nicotina. O objetivo não deve estar simplesmente em renunciar a ela, mas trata-se muito mais de esclarecer o que está no fundo dessas necessidades venenosas e banir as correspondentes energias para trilhar um caminho mais saudável.[5] A mudança para uma alimentação saudável com base em víveres integrais é adequada; afinal, a criança em crescimento vai formar o seu corpo a partir do material que a mãe coloca à sua disposição por meio do sangue. E isso depende do que ela come.[6]

Um grande passo da mãe, que não deve ser desvalorizado, é a explicação do trauma do próprio parto, ao qual voltaremos mais tarde, exaustivamente, ao falarmos sobre os preparativos do parto. Naturalmente, o homem também deve ser exortado a esclarecer o trauma do próprio parto, pois assim poderá aproveitar e acompanhar melhor o nascimento do seu filho. Mas, antes de mais nada, com isso se impediria que velhos medos não elaborados do nascimento fossem transpostos para a experiência do parto vindouro. Além disso, muitas vezes isso se torna uma boa e necessária possibilidade de dar um passo a mais no próprio amadurecimento. Para atingir esse objetivo, vale a pena encontrar um bom acompanhamento terapêutico.[7] O melhor tempo para dar esse importante passo seria ainda antes da concepção, mas o início da gravidez também é um tempo apropriado para reconciliar-se com o trauma do próprio nascimento. Em fases posteriores da gravidez, esse importante passo, que é realizado com a ajuda do método da respiração associada, só entra em questão de forma limitada e com acompanhamento terapêutico experiente.

Já no início da gravidez será útil assegurar o apoio de uma parteira experiente, que esteja disposta a dar apoio no sentido abrangente. Assim, naturalmente, estabelece-se a condição para muitas decisões e desenvolvimentos futuros. Na maioria das vezes é possível fazer um trabalho conjunto precoce com parteiras que cuidam dos partos realizados em casa. Mas há cada vez mais hospitais que colocam desde cedo suas parteiras à disposição das pacientes. Num parto intencionalmente feito numa maternidade, a mulher tenderá a escolher a médica em detrimento da parteira, o que já é uma decisão prévia. A verdadeira ajuda no parto normal precisa depois ser da parteira, pois as médicas só são mais importantes nos casos em que forem absolutamente necessárias. Assim sendo, muitas maternidades voltaram a oferecer uma ajuda obstétrica orientada por parteiras.

Em sua decisão relativa à parteira ou à médica, os pais já devem saber o que os aguarda e o que os espera em segredo. Naturalmente, aqui não há nenhum inter-relacionamento causal, mas a ressonância com um parto normal natural ou com uma intervenção médica pode ser muitas vezes reconhecida prematuramente. Mas, em todo caso, seria ideal não excluir totalmente o outro lado. Também no parto natural em casa deve-se ter algumas preocupações sobre ocasionais casos de necessidade e a correspondente determinação de providências, e, no caso do parto em hospital, não custa esclarecer mais uma vez, que um nascimento é a coisa mais natural do mundo e não se trata de nenhuma doença e, conseqüentemente, na verdade, não requer um hospital.

A parteira ou médica então continuará a ajudar e aconselhará programas especiais de exercícios como preparativo para o parto. Uma mulher que já aprendeu a relaxar há tempos, por meio de meditações dirigidas, por exemplo, e que consegue respirar livremente porque resolveu seu trauma de parto através da respiração associada, está mais bem preparada, sob muitos pontos de vista, do que realizando os usuais preparativos para o parto.

A ginástica para a gravidez pode ser executada sob diversas variantes. Uma mãe que já praticou antes yoga ou Qi gong, terá naturalmente muito mais facilidade. Mas o mais importante aqui é que os exercícios não se transformem num peso, mas sejam um divertimento. Um programa de exercícios de uma das antigas tradições orientais seguido com dedicação é muito mais útil do que uma ginástica especial para gravidez praticada com muita seriedade e cujo único objetivo é o parto.

Ideal para o tempo da gravidez e a preparação para o parto pode ser também o trabalho com as mandalas. Elas têm a maravilhosa característica de equilibrar e levar ao seu centro as pessoas que as pintam ou apenas as observam contemplativamente. E isso é ao mesmo tempo bonito e importante na gravidez. Toda a postura da mulher grávida fala dessa centralização, e dessa postura provém sua força, muitas vezes estupenda. Por mais surpreendente que possa parecer à primeira vista, as mandalas podem apoiar e principalmente indicar esse passo para o próprio centro de forma muito agradável.

O que caracteriza uma médica ideal e sua prática?

- O primeiro encontro com a ginecologista consistirá de uma conversa minuciosa destinada ao conhecimento, possivelmente sem nenhum exame.
- Todas as conversas acontecem numa atmosfera tranqüila; antes de tudo a grávida está vestida e não é examinada.
- A médica precisa ouvir e deve ter tempo para fazer isso. Ela responde às perguntas com sensibilidade.
- A mulher grávida sente-se aceita como pessoa e que seus medos e pensamentos são levados a sério.
- A médica (competente e segura de si) inspira confiança e é bem instruída, isto é, conhece os procedimentos e possibilidades mais recentes.
- A médica dispõe de uma franqueza básica no que se refere aos procedimentos alternativos e é cuidadosa e cética quanto às novas terapias farmacológicas.
- No campo da marcação de consulta mantém-se a privacidade.
- O tempo de espera é inferior a meia hora, o que revela uma boa organização. O pequeno tempo de espera mostra o respeito da médica pelas suas pacientes.
- As portas dos consultórios são opacas e mantêm a esfera de privacidade.
- Os exames e formas de tratamento são combinados com antecedência e é explicada também a inclusão de alternativas.

- Conversas e principalmente exames devem acontecer sem perturbação de telefonemas ou outras influências externas.
- Os exames são completos e ao mesmo tempo cuidadosos; os instrumentos usados para o exame são aquecidos previamente.
- Especialmente em constelações problemáticas a médica poupará à paciente períodos de espera perturbadores, carregados de tensão, sempre que isso for possível.
- Nos tratamentos necessários, especialmente quando incluem algum risco, a médica manterá o fator de *stress* no menor nível possível, pois esgotará todo o conhecimento psicossomático, uma vez que ela sabe e pode transmitir que todo perigo (por exemplo, a expectativa de um bebê deficiente) também inclui uma oportunidade de desenvolvimento e crescimento.

A saudação da nova vida

Para os pais que se prepararam conscientemente para uma gravidez, o fato de que ela realmente se concretizou e uma alma achou seu caminho despertará uma alegria espontânea. A mais bela saudação para a alma é por certo essa alegria proveniente do coração. Quando a alma se fez esperar durante um longo tempo e com relação a isso os pais já deixaram as dificuldades para trás, essa alegria muitas vezes virá junto com o alívio. Chama a atenção o fato de o bebê muitas vezes só vir depois que o casal fez várias tentativas — com freqüência usando um grande aparato técnico — e já desistiu da esperança, pois então a pressão foi eliminada e instalou-se a necessária abertura para a concepção.

As mulheres das sociedades arcaicas, que ainda vivem muito perto da natureza e com isso também estão próximas da sua própria natureza, na maioria das vezes sentem o momento da concepção já durante a cópula. Então, no caso ideal, a saudação seria um ato de êxtase e de prazer erótico. A alma, por assim dizer, receberia uma espécie de batismo no fogo do amor sexual e anímico de ambos os pais. Na época do matriarcado essa concepção consciente certamente desempenhou um papel essencial. O ato de amor entre mulher e homem era vivido como uma exultação extática da Grande Mãe (natureza) e era muitas vezes festejado ritualisticamente. Muitas festas, como talvez a fogueira de Beltane, em que a fertilidade e o gozo do prazer extático ocupavam o ponto central, culminavam com o que hoje denominaríamos depreciativamente de "amor livre".

Muito embora na maioria das vezes não percebamos o momento da chegada de uma alma devido ao decréscimo do sentimento do próprio corpo e do relacionamento também mais débil com as forças anímicas, ainda poderíamos — ainda que por amor a nós mesmos — tentar transformar o ato da concepção numa festa de amor, pois na realidade sempre se trata da primeira saudação para a alma recém-chegada, quer o percebamos quer não. O interessante é que também entre nós existem algumas poucas mães que podem dizer exatamente quando sua gravidez começou. É provável que também nós sejamos muito mais intuitivos do que imaginamos, e deveríamos apenas desenvolver mais autoconfiança, a fim de termos outra vez acesso a essas capacidades anímicas. Certamente elas não desapareceram, mas estão apenas encobertas por muitos outros interesses e importâncias num tempo bem diferente, com outras prioridades.

Entretanto, é o ato sexual que leva à concepção, ao momento da saudação. Isso poderia deixar o ato de amor dos parceiros que esperam ter um filho aparecer sob uma luz bem diferente. Aqui estaria mais um motivo para garantir que o amor entre os dois continue no centro do acontecimento e o ato de amor não se transforme numa obrigação, em que o filho se torne mais importante como objetivo do que o caminho. Além disso, enquanto o caminho é o objetivo, alcançar esse objetivo se torna mais provável. Diante da dificuldade cada vez maior de engravidar,[8] essa focalização se transfere mais intensamente para a consciência.

Quanto mais o ato sexual é objetivado com vistas à concepção, tanto menos atraente ele deve parecer à alma — e tanto menos entusiasmada é a saudação para ela, até que finalmente se chega à total esterilidade de uma recepção em condições médicas tecnológicas no laboratório de especialistas profissionais da fertilização. Talvez seja possível refletir se a estes últimos casos macabros de saudação não deva ser atribuído um significado decisivo ao ato do mergulho do óvulo artificialmente fecundado no útero. Mas também esse mergulho, segundo a natureza, não é nenhuma festa de amor e êxtase, mas uma ação médica técnica sem inclusão de emoção e sentimento, principalmente quando já se trata da enésima tentativa. Do lado da mulher, que nesse momento se encontra numa situação física receptiva, e no entanto profundamente desagradável, ela será impregnada por um mistura de esperança e medo; do lado da médica, existe antes um profissionalismo isento de emoção.

A voz popular não fala à toa de um *filho do amor*. Um filho assim também receberá as boas-vindas numa festa de amor. Seu primeiro batismo acontece no ritual de amor entre seus pais que se unem no êxtase. A voz popular também sabe que no caso desses filhos do amor, que não são tão freqüentes, trata-se de pessoas muito especiais, que posteriormente têm boas chances de serem felizes. Depois disso, os pais não precisam se preocupar com outras saudações; eles já prepararam o mais belo presente imaginável para receber o filho.

Mas onde a saudação não deu certo, diz a experiência, é difícil apagar a primeira impressão. Isso não acontece somente nesse caso, mas é um fato conhecido também em muitas situações do cotidiano. Segundo o dito popular, a primeira impressão é a que fica, e fala também do amor à primeira vista. Onde o começo deu certo, não deve haver muitas complicações. Mas onde ele fracassa é mais difícil, quando não impossível, preparar a felicidade ou o caminho.

Apesar da forte ênfase dada ao primeiro contato, existe também o momento em que a mãe percebe que uma alma buscou abrigo nela e o achou, e ela não está mais só no seu corpo, o que tem grande significado para ambas e, naturalmente, também para o pai. Certamente, nessa seqüência da saudação também já se torna clara para o filho a seqüência natural das pessoas envolvidas. Nesse trio, ao contrário da posição patriarcal cristã, o pai ocupa indubitavelmente a terceira posição.

Para o filho, segundo a experiência, a reação da mãe à sua chegada é importante e pode cunhar seu posterior relacionamento. Na terapia da reencarnação isso se torna muito claro. Também a primeira reação do pai à gravidez recém-iniciada é uma boa medida para os futuros relacionamentos dos dois, muito mais do que pais ajuizados em geral possam sonhar. Essencialmente menos importante para a alma são, ao contrário, as circunstâncias e atividades exteriores. Mas não há nada contra fazer uma grande festa nessa oportunidade ou talvez, ainda melhor — do ponto de vista da alma recémchegada —, uma pequena festa íntima, apenas para as três pessoas a quem ela interessa essencialmente.

A preparação ideal para o parto

Pode parecer que o tema da preparação para o parto no caminho que leva quem ainda não nasceu à vida está sendo mencionado cedo demais. No entanto, uma preparação ideal para o parto, no seu sentido mais profundo, começa antes da concepção. O ideal seria que a mãe em perspectiva se reconciliasse já antes da gravidez com o tempo que ela mesma passou no ventre materno e, especialmente, com o próprio nascimento.

Se os problemas pessoais não fossem transmitidos para a geração seguinte, muitos círculos viciosos poderiam ser interrompidos. Hoje, infelizmente, ignoramos completamente a possibilidade de transmitir um padrão de experiência de uma geração para a próxima. As possibilidades positivas não são usadas numa tal "herança anímica" nem as negativas são evitadas. Por mais que se pesquise a transferência genética de padrões hereditários, muito pouco acontece para esclarecer a transmissão de padrões anímicos como os do trauma do parto.

Quando a mãe não aproveita a oportunidade de uma elaboração da problemática do próprio parto, o que pelos motivos citados acima ainda é a regra, no máximo durante o parto, quando não antes, o trauma do próprio parto não elaborado é atualizado. Então existe o risco de que o grande medo não controlado do parto, da própria entrada no mundo polarizado, obscureça tudo e, desse modo, todas as técnicas de respiração e ajuda diante do *stress* sufocante sejam esquecidas no contexto do enquadramento da preparação clássica para o parto. Então a consciência pode — sufocada pelo velho pânico — bloquear todas as outras considerações e os novos padrões de comportamento recém-treinados. Assim, a velha história (do parto) não só inutiliza a costumeira preparação para o parto, mas também perturba a nova vida. Numa situação determinada pelo medo incontrolável, a criança já recebe no berço uma grande parte do pânico materno.

Mas a preparação clássica do parto em geral ainda é melhor do que o resultado obtido com sua ajuda. O fracasso freqüente, sobretudo do padrão respiratório aprendido, está na energia avassaladora que existe num trauma de parto não elaborado e que é mobilizada repentinamente diante do nascimento. Um adulto só poderá imaginar a medida dessa força revivendo o próprio nascimento. Isso seria de desejar não só para as futuras mães, mas também para os futuros pais e, afinal, para todas as pessoas, pois um trauma de parto controlado pode proporcionar uma grande libertação do medo, que também influencia todas as outras situações possíveis da vida.

Essa influência pode ser comparada a uma experiência no pólo oposto ao parto, a morte. De modo semelhante ao de pessoas que já viveram sua morte uma vez — talvez ao serem ressuscitadas por meio da moderna medicina de emergência — e depois disso não sentem mais nenhum medo da morte, as pessoas que passaram pelo pânico da pressão do parto com consciência, depois disso podem se libertar do medo da morte em todo tipo de pressão. Na realidade, a fase extrema do parto tem semelhanças com a morte. Trata-se de uma daquelas situações em que a criança, retida por um obstáculo aparentemente intransponível — situação de fato sem esperança em que é pressionada para fora pela força (das dores) — pode sentir um medo mortal e achar que está sendo impulsionada para a morte. Nessa desesperança sem a menor chance de fuga a criança pode — principalmente quando essa fase *opressiva* demora um tempo excessivo — chegar a ponto de fugir da situação. Ou seja, a consciência dela se retrai desse local de extrema pressão e opressão; a criança, por assim dizer, fica inconsciente.

Assim sendo, a criança não pode mais viver e elaborar conscientemente o trauma do parto, pois não sente como a estreita passagem é finalmente ultrapassada. Em vez disso, o seu pequeno corpo é igualmente deixado só e abandonado pela alma, e sob a influência de forças violentas é empurrado para fora através do canal de parto. No futuro, essa pessoa terá medo das situações de aperto tanto concretas quanto simbólicas, o que pode ser um obstáculo para sua vida não só nas situações extremas. A maioria dos medos que determinam a vida de muitas pessoas tem suas raízes e tira sua energia desse primeiro momento. Os problemas em diferentes estágios do parto não raro provocam sintomas tardios, como examinaremos em detalhe na segunda parte do livro.

No contexto das psicoterapias, como a terapia da reencarnação ou a terapia da respiração associada, é possível que um adulto reviva seu parto a fim de, com a repetição, suportar a pressão atual. Se todo o drama for revivido nos seus mínimos detalhes, o medo arrefecerá, e a mulher envolvida poderá respirar livremente outra vez, e, mais que isso, respirar livremente durante o parto do filho. Ela poderá renunciar então a refrear sua respiração durante as contrações, como muitas parteiras e médicas ainda pedem que ela faça. Uma mulher que aprendeu a confiar em sua respiração não corre nenhum risco de ter convulsões, mas está na situação de, com a mais profunda força física e anímica, presentear seu filho com a vida. Além disso, esse procedimento tem a vantagem bastante considerável de a criança ser envolvida em oxigênio a cada respiração associada e, com isso, aumentada da mãe; e assim, a tão temida falta de oxigenação não só é evitada, mas até mesmo revertida. A vida começa com um presente de verdadeira inundação de energia. Um começo com fartura de energia vital não só é o melhor do ponto de vista da medicina, mas é ideal também no sentido simbólico.

De resto, os perigos conhecidos são muito menos um empecilho e um perigo do que os desconhecidos, que têm a tendência de aglutinar mais energia ao seu redor. A experiência de que os problemas aumentam se forem adiados, é conhecida também em outros âmbitos. No caso dos problemas de parto não elaborados causa grande impressão o fato de eles se estenderem por toda a vida e, em geral, serem ainda transmitidos às gerações seguintes.

A técnica da respiração associada

A melhor terapia de respiração para a gravidez e a preparação do parto é a respiração associada. Trata-se de uma técnica respiratória muito antiga, cujos vestígios remontam a séculos atrás, no Tibete. Nós ficamos atentos a esse processo de respiração no contexto da terapia da reencarnação.[9] Exercícios de respiração semelhantes se tornaram conhecidos com nomes como respiração holotrópica (Stanislav Grof), *Rebirthing* (Leonard Orr) ou também respiração psicoenergética (Robert Dorsch).

Ao contrário da clássica preparação para o parto, em que as mulheres são treinadas a respirar controladamente por medo de uma tetania de hiperventilação, na respiração associada recomenda-se *passar antes* pela hiperventilação e libertar-se, pela respiração, dos medos conscientes e sobretudo dos inconscientes, relativos ao próprio parto.

Tecnicamente, na respiração associada, como o nome já diz, a inspiração e a expiração são associadas uma à outra sob orientação e acompanhamento de especialistas. A respiração deve ser o mais redonda e fluente possível e trazer para dentro muito oxigênio, isto é, energia vital ou prana. Que o corpo com isso perca muita acidez e chegue num curto prazo a um processo metabólico alcalino é até uma vantagem, pois tendemos muito mais ao excesso de acidez, principalmente o bebê que está por nascer.

No caso de uma tetania de hiperventilação, em que o corpo reage no terreno do aumento da exalação de gás carbônico com sintomas musculares espasmódicos, a medicina convencional defende medidas de urgência como as injeções de cálcio, as doses de tranqüilizantes ou a respiração num saco plástico a fim de terminar imediatamente esse estado definido como uma ameaça. Na respiração associada é permitido à pessoa nesse estado continuar respirando normalmente, ou ela é ativamente estimulada a respirar apesar da pressão. Em vez de também bloquear bioquimicamente o medo, a pessoa envolvida sai devagar do estado de pressão, de *stress*, mais uma vez com a ajuda da técnica da respiração associada. As convulsões diminuem passo a passo ou até são eliminadas no sentido de uma assim chamada liberdade de respiração; e ela vive interior e exteriormente uma libertação num tipo de processo de parto. Se esse processo for repetido algumas vezes seguidas ou se a pessoa envolvida já acompanhar o processo logo de início com consciência, juntamente com as convulsões desaparece o trauma do parto, e a energia, até então bloqueada, fica livre e também estará à sua disposição no futuro.

A vantagem que não pode ser menosprezada nesta preparação para o parto do seu filho está no fato de que, assim que o trauma é superado, ela não tende mais às convulsões, mas consegue respirar com toda a força sem desenvolver os sinais de uma tetania. Com isso, ela não precisa continuar a tentar controlar sua respiração durante o parto, mas pode respirar plena e livremente, o que lhe confere grande força e, além disso, traz a já mencionada vantagem de a criança ser nutrida durante todo o tempo com bastante oxigênio. Assim, é possível controlar ao mesmo tempo a mais perigosa e freqüente complicação do parto: a falta de oxigênio por parte da criança em ocasionais adiamentos do parto. A terapia natural e também a medicina convencional já aprenderam a valorizar a inundação com oxigênio nos últimos tempos. Comparado com os métodos da medicina convencional, a respiração associada proporciona a certeza de um enriquecimento comparavelmente grande de oxigênio no sangue.

A energia liberada pela solução do trauma do próprio parto pode contribuir de maneira maravilhosa durante a gravidez tanto para a mulher mesma como para a vida que está crescendo. Só a ausência de medo enriquecerá bastante a gravidez. Além disso, com o método da respiração associada, não raro são possíveis experiências da unidade, que fortalecem adicionalmente a confiança primordial da mãe.

Como entrar em contato com o nascituro

Como já foi enfatizado, a alma sente a gravidez de modo muito diferente do que a maioria das pessoas da nossa sociedade pode imaginar. Assim, a criança que ainda não nasceu não se importa com grandes ações demonstrativas e valoriza totalmente os sentimentos e emoções verdadeiros. Podemos observar até no final da infância o quão pouco a criança se deixa impressionar ou subornar por presentes materiais. De início, ela só quer dedicação e calor humano.

Não levando em conta essa corajosa correlação com os sentimentos que consideramos infantis, podemos partir do fato de que a alma da criança em certas circunstâncias já é muito antiga, às vezes até muito mais velha e madura do que a dos pais. Naturalmente, essa contemplação pressupõe uma concepção do Universo que reconhece a imortalidade da alma. Em todo caso, seria útil não excluir essa possibilidade numa gravidez e, durante a leitura deste livro — por assim dizer como hipótese de trabalho —, mantê-la no occipício. Ela pode poupar muitas dificuldades de compreensão a ambos os pais durante a futura vida do seu filho.

Quem leva essas idéias a sério pode ver a criança desde o início como um ser humano de igual valor, mesmo que ela ainda esteja às voltas com seus problemas de desenvolvimento infantil. Na verdade, o reconhecimento da possibilidade de ter diante de si uma alma (muito) antiga não tiraria dos pais a responsabilidade de ajudar seu filho no atual plano de desenvolvimento com a postura adequada a cada situação. Portanto, não se pode tratar de exigir demais da alma ou de transformar a criança num pequeno "adulto" intrometido.

Mesmo quando a alma — em vista de sua visão do Universo — ainda reage essencialmente de modo "infantil", isso não deve ser entendido como um salvo-conduto para encará-la infantilmente; ao contrário, é preciso levar suas necessidades e capacidades a sério. Do que dissemos acima se conclui, por exemplo, que ela não se deixa enganar por nada. Todas as tentativas de lhe impingir algo são ineficazes e, com isso, automaticamente sem sentido. A intenção de enganar uma alma corresponde mais ou menos à tentativa de enganar a Deus. De fato, a alma ainda está próxima da unidade e, com isso, próxima do divino. Tolamente, a maioria dos seres humanos das sociedades modernas vive com a idéia inconsciente de poder enganar a Deus representando um teatro. É por isso que imaginam poder, tanto mais, enganar o nascituro. Experiências com a terapia da reencarnação mostram de forma clara que isso não é possível. A alma não se deixa enganar em nenhum relacionamento, mas sempre sabe as verdadeiras intenções e sensações dos pais.

Um outro passo, que a longo prazo facilita bastante a experiência da gravidez e que desde o início é um grande lucro para a vivência da mãe e do filho, consiste na descoberta da própria voz interior. Paracelso denominou essa instância de Arqueu ou médico interior e confiou nela muito mais do que em seus próprios colegas médicos. Quando uma mãe faz contato com sua voz interior, é-lhe possível, de modo maravilhoso, entrar em contato com o filho antes do nascimento. Assim, o plano dos sentimentos pode ser completado e aprofundado com felicidade — isso sem levar em conta que aqui se abre também o acesso simples à voz do próprio coração, que no tempo vindouro da gravidez se torna cada vez mais importante.

Disso resulta um dos planos mais importantes da posterior preparação para o parto. Pois, quando o filho está de tal modo envolvido com as decisões da mãe e as acompanha desde o início, o parto fica mais fácil, como mostram as sociedades arcaicas. Estas nem sequer podem usar posições transversais*, visto que não têm possibilidades de solucioná-las medicamente. O fato de comparativamente elas terem complicações mínimas desse tipo, pode, antes de tudo, dever-se ao fato de existir um vínculo mais profundo entre mãe e filho e na melhor *sintonização* do filho com o parto. Mesmo que essas pessoas arcaicas ou originais não falem da voz interior, elas a usam constantemente.

Tempo para imagens interiores

No reino das imagens interiores também está a chave para a maravilhosa experiência de a mãe saudar o filho mostrando-lhe o mundo, mesmo enquanto ele ainda não está totalmente no mundo. O importante sentimento de pertencerem um ao outro, o vínculo que se criará entre mãe e filho começa idealmente a crescer agora, quando gozam juntos a natureza ou a arte — belas imagens, música, filmes. A maioria das mães sente o desejo espontâneo de mostrar ao filho o que o espera, antes mesmo de ele nascer. Externamente, isso fica visível nos braços que envolvem amorosamente a barriga, que não só protegem o bebê, mas também o incluem, com esse gesto, em tudo o que está visível.

A mulher grávida que ouve sua voz interior recebe espontaneamente o que interioriza do mundo exterior e compartilha experiências e impressões com o filho. Quando se deixa orientar pela voz interior, por exemplo, dando preferência a Mozart em vez de à música *heavy metal*, ela influencia as impressões especiais do filho.

E quando empresta ao filho sua voz interior, a mãe pode entender-se com ele desde já por meio de um misto de palavras e pensamentos. Muitos problemas, como os pontapés inexplicáveis e inquietos do filho ou os puxões no cordão umbilical que a mãe acha muito dolorosos, podem assim ser evitados. A criança, através da voz interior da mãe, pode transmitir o que ela precisa para crescer e amadurecer, e principalmente para sentir-se bem. Há mães que levam esse diálogo tão a sério que juntamente com o filho escolhem a música que irão ouvir juntos num dado momento ou o que desejam comer. O livro *Reisen nach Innen* [Viagens ao interior] traz uma breve introdução ao tema da voz interior e do médico interior — que naturalmente seriam os melhores conselheiros durante a gravidez — e ao diálogo com o nascituro. Na idéia de um anjo da guarda, que hoje está voltando a ser popular, mescla-se em parte a idéia do médico interior, e nada existe em contrário a dar-se a essa instância interior uma forma feminina, mais adequada à gravidez, ou então a forma sexualmente neutra de um anjo. No reino das imagens, idéias, fantasias e sonhos interiores a própria intuição não é limitada de nenhum modo.

Sem dúvida, uma mãe pode usar todos esses recursos quando tem muito tempo para si mesma e para seu filho nascituro. Isso seria o ideal; no entanto, isso é cada vez mais raro. Mas também quando os deveres profissionais e/ou outros filhos exigem seus direitos existem boas possibilidades de assumir-se um compromisso e, em última análise, trata-se naturalmente muito mais da qualidade da dedicação do que da quantidade.

A maioria das mães transfere automaticamente para esse tempo todas as suas férias acumuladas. Muitas vezes, durante a gravidez a profissão é classificada como um trabalho. Da perspectiva da mãe isso é mais do que adequado, mesmo que naturalmente seja um dos motivos de os empregadores de pouca visão se posicionarem contra as mulheres no campo profissional. Nas férias e nas noites de folga, nos intervalos para o almoço e até mesmo durante as atividades, o diálogo entre mãe e filho pode construir aquele vínculo que muitas vezes dura toda a vida, sem amarrá-lo ou aprisioná-lo no sentido negativo. Quanto mais cedo ele se formar e quanto mais conscientemente o filho viver o seu desenvolvimento e for estimulado, tanto mais confiante será depois, e com tanto mais certeza se poderá impedir que ele no futuro seja pressionado ou cerceado. Quando a criança é respeitada desde o início de sua vida no ventre materno como um ser independente, ela pode ser expulsa no parto com mais facilidade, e também se desapegará da mãe com mais facilidade. E mesmo muito depois, na puberdade e na adolescência, os efeitos positivos dessa precoce sintonização se tornam perceptíveis e permitem soltar a criança com mais facilidade para o plano seguinte. Pode causar espanto à primeira vista que as crianças que *entenderam* desde muito cedo que podem confiar em sua mãe, soltem-se dela com mais facilidade mais tarde, mas é um fato que pode ser comprovado.

A já mencionada necessidade de desenvolvimento da confiança primordial como base posterior da autoconfiança acontece igualmente nesse tempo e pode ser estimulada de modo descontraído pelas imagens interiores. As vivências extáticas na união dos pais que se amam como saudação direta na concepção, no caso ideal, continuam com embriagadoras e felizes experiências de unidade. Por meio da rememoração do diálogo interior, essas sensações próximas da unidade podem fluir de volta para a mãe e são provavelmente co-responsáveis pela força impressionante e pela irradiação comovente de muitas mulheres grávidas.

Experiências conjuntas de unidade são o principal fator de união: o que pode acontecer entre mãe e filho nessa época precoce constitui uma oportunidade única para essa união. O constante mergulho no mundo das imagens interiores e a tomada de contato por meio delas seria um início maravilhoso para a viagem comum através da circulação da vida.

Dicas práticas para meditações dirigidas

Quem ainda não tem experiências com essa forma mais fácil de meditação, pode fazê-la de modo simples com meditações prontas, disponíveis em CD ou fita cassete. Aos iniciantes indicamos o livro *Reisen nach Innen. Geführte Meditationen auf dem Weg zu sich selbst* [Viagens para o interior. Meditações dirigidas no caminho para o eu mesmo]. Sobre o tema da gravidez também recomendamos *Elemente-Rituale* [Rituais dos elementos] e o programa *Meditationen für Schwangere* [Meditações para mulheres grávidas] desenvolvido especialmente para este livro (veja Apêndice).

O Primeiro Terço da Gravidez

Surge uma criança

Uma gravidez dura em média 10 meses lunares, que correspondem a 40 semanas ou a 280 dias. Como a gravidez é um tempo totalmente determinado pelo princípio feminino, ele não é calculado a partir dos meses do ano solar, mas sim, a partir do ano lunar. De modo análogo, a menstruação, irmã menor da gravidez, orienta-se pelos meses lunares, razão pela qual também se fala em *menses* (latim: *mens* = mês).

A duração da gravidez pode variar de uma mulher para outra, assim como o ciclo menstrual; além do mais, um parto duas semanas antes ou depois não representa nenhum problema.

A Medicina divide a gravidez em três períodos de tempo (*trimenon*) e segue nisso pontos de apoio antes fisiológicos, relacionados com o crescimento da criança em vez de com o ritmo lunar. Caracteristicamente, o esquema do trimestre se orienta pelo ritmo de três vezes três meses solares. Este capítulo é dedicado ao primeiro trimestre, o espaço de tempo que vai da concepção até a 12ª semana inclusive. O segundo trimestre termina com a 26ª semana, e o terceiro abrange o restante da gravidez até o parto. Como essa sintonização foi adotada em toda parte no mundo ocidental, nós também a adotamos.

A gravidez começa com a concepção bem-sucedida, que por sua vez depende da bem-sucedida fecundação do óvulo. O tempo principal da fecundação é depois das primeiras seis até oito horas depois do salto do óvulo. Seja como for, no que se refere à contracepção, esses dados numéricos são espantosamente pouco confiáveis.

O óvulo fecundado cresce por meio de constantes divisões celulares até formar um aglomerado de células em forma de círculo que se aninha na mucosa muito bem preparada do útero. Dessa desorganizada coleção de células em forma de círculo do início (mórula) cresce o embrião, a placenta e o elemento de união entre ambos, o cordão umbilical. Dentro da pele do óvulo que se forma (âmnio), o embrião nada no líquido amniótico ao redor de seu cordão umbilical que mede cerca de meio metro e que lhe fornece tudo o que ele precisa. Este se assemelha, pela sua composição, à água do mar primordial, o que indica a origem primordial de toda a vida na água. Também a cobertura de pêlos do embrião (lanugem) e do posterior adulto corresponde à de um ser aquático, visto que começamos nossa vida também no líquido amniótico.

Toda a nossa história de desenvolvimento está, no verdadeiro sentido da palavra, não apenas nos ossos, mas também em cada célula. Começamos a vida como célula isolada num mundo aquático, bastante parecidos com uma ameba, tornando-nos aos poucos uma criatura aquática ativa, que nada com a correspondente cabeleira em forma de linhas elétricas para, finalmente, dar o passo para fora da água tornando-nos um ser terrestre. Ali chegando, primeiramente nos encontramos na típica posição dos répteis que rastejam sobre o ventre e se movimentam arrastando-se sobre as quatro patas antes de começar a engatinhar e, então, como os quadrúpedes, ou passando pelo passo de urso dos mamíferos, finalmente conquistar a posição vertical e, com isso, atingir o trecho decisivo da história do desenvolvimento do macaco até nossos primeiros antepassados.

À experiência dos nove meses no mundo inicial aquático também remonta o reflexo de mergulho e natação do recém-nascido, que tem condições de se manter na superfície da água mais profunda. Por meio do líquido amniótico o embrião é protegido e isolado de forma ideal contra todos os abalos. Além disso, o líquido amniótico fornece o necessário espaço livre, no qual o embrião pode se desenvolver sem esforço pessoal. Ele não poderia crescer sob a pressão das camadas de proteção da barriga materna. Finalmente, o mundo aquático garante também a regularidade de temperatura do corpo e cria assim a base para o desenvolvimento daquela confiança primordial que será tão importante para toda a vida futura.

Logo depois do aninhamento, tem início o desenvolvimento da placenta, que assegurará pelos próximos dez meses lunares os cuidados com o bebê. Ela assume principalmente a função de um pulmão, mesmo quando se desenvolveu finalmente, se endureceu dobrada na caixa torácica e só depois que o ar toca o rosto do bebê em vez da água, conclui sua função. Este também é o motivo por que a criança só respira nos partos feitos na água quando são realmente retirados dela. Simbolicamente, na criança nascem agora as asas, na verdade as asas dos seus pulmões, mas ela só as desenvolverá com o parto. O nascituro ainda depende totalmente da mãe e não pode "fugir voando". Por meio dos vasos do cordão umbilical, a placenta alimenta o bebê com oxigênio e por esse caminho também elimina o ácido carbônico acumulado em seu organismo.

Do ponto de vista figurado, a placenta é para a criança estômago e intestino, pois ela recebe toda a sua alimentação igualmente do sangue materno. Todos os nutrientes, minerais, elementos residuais e vitaminas são retirados do corpo materno. Conseqüentemente, a mulher grávida deve ingeri-los em quantidades adequadas, o que hoje ainda é possível usando alimentos integrais. A placenta também serve como rins do nascituro. Todos os resíduos do metabolismo, que são filtrados fora do corpo infantil através dos rins da mãe, têm de ser transportados pela placenta. Analogamente, ela também assume as funções de excreção dos intestinos. A partir disso a placenta desenvolve uma série de hormônios que são importantes para a manutenção da gravidez. Eles contribuem para sintonizar o organismo materno pelo restante do tempo a dois e para preparar a mãe para o parto. Até o final da gravidez, a placenta cresce até atingir um peso de mais ou menos meio quilo.

Já na terceira semana da gravidez começam a desenvolver-se os primeiros órgãos. Na quinta semana o coração do feto começa a bater. Agora já se pode reconhecer o sistema nervoso central formado do canal neural, com uma nítida parte do cérebro e da medula espinhal. No âmbito da cabeça formam-se as estruturas da boca e dos olhos. Também o trato digestivo já pode ser reconhecido claramente, bem como as saliências dos botões dos braços. Nas semanas seguintes surgem indicações dos botões das pernas.

Na oitava semana já reconhecemos os traços do rosto, as orelhas em desenvolvimento. Também as vias respiratórias se formam. Nas duas semanas seguintes são acrescentados os ovários para as meninas e os testículos para os meninos. O esqueleto até então mole começa a ossificar-se lentamente, um processo que perdura por toda a gravidez. Assim sendo, nos três primeiros meses são instaladas todas as coisas importantes e também formadas por inteiro. Essa fase é finalmente encerrada no final da 16ª semana (quarto mês).

O desenvolvimento anímico da criança é cunhado essencialmente pela postura dos pais e especialmente pela da mãe. Soltar gritos de júbilo muito altos e ficar extremamente perturbada, para a criança — como não raro para a mãe —, estão com freqüência muito juntos.

O desenvolvimento espiritual se completa ao mesmo tempo que o físico. Quanto mais o corpo se firma, quanto mais os ossos perdem sua transparência e se tornam firmes e opacos por meio do depósito de cálcio, tanto mais se perde para a criança o acesso à transcendência. O tempo da experiência extática de sentimentos de unidade chega lentamente ao fim, ao mesmo tempo em que externamente o espaço diminui. A flutuação livre, ilimitada, igualmente incorpórea e feliz, fica mais difícil. À medida que o pequeno corpo cresce, ele também exige o seu direito e passa a ser o ponto central da vivência.

Quando algo se desenvolve?

Para as meditações orientadas, o conhecimento de quais estruturas corporais da criança se desenvolvem em dado momento pode ser excitante, especialmente quando a mãe conhece a lógica dos princípios dos temas primordiais que vêm à vida.[10] Para o coração isso seria talvez o surgimento da coragem, da autoconsciência e da capacidade de amar; no caso dos rins seria talvez o sentimento de equilíbrio e compensação, como posteriormente será a base da verdadeira parceria e capacidade de relacionar-se.

- O início do desenvolvimento do *coração* ocorre do 18º até o 19º dia. A partir do 22º dia já se pode perceber suas contrações. Na 5ª semana de gestação o desenvolvimento do essencial já se encerrou.

- O *sistema nervoso central* começa a se formar no início da 3ª semana e tem seu principal desenvolvimento até o final da 6ª semana. Depois disso ele continua a se diferenciar, até o parto e depois dele.

- O tempo essencial de desenvolvimento da *coluna vertebral* está entre a 4ª e a 6ª semanas, ainda que a *ossificação* completa só seja alcançada no 25º ano de vida.

- O desenvolvimento dos olhos tem início na metade da 4ª semana e vai até a metade da 8ª semana. Mas os olhos só estarão plenamente desenvolvidos na 38ª semana.

- No caso das *orelhas*, o espaço de tempo principal do desenvolvimento está entre a 4ª e a 8ª semanas.

- As *extremidades* se formam a partir da metade da 4ª semana até o fim da 8ª semana.

- Relativamente tarde, exatamente na metade da 7ª até a 13ª ou 16ª semanas, os *órgãos sexuais* tomam forma. Por meio do ultra-som é possível defini-los somente a partir da 13ª semana, porém, no mais das vezes, a partir da 15ª.

Desenvolvimento de comprimento e peso no primeiro trimestre

Semana	Comprimento	Peso
4ª	cerca de 0,5 cm	cerca de 0,5 g
8ª	cerca de 3 cm	cerca de 2 g
12ª	cerca de 12 cm	cerca de 19 g

Esses dados numéricos devem ser vistos com cuidado, mesmo que o crescimento infantil até a 20ª semana, exceção feita aos desenvolvimentos doentios, ocorra de modo bem uniforme. A determinação do prazo do parto por meio do ultra-som só é significativa — quando o é — até esse momento do tempo. Depois surgem grandes oscilações — como também posteriormente, na vida. Seja como for, não existe nenhuma razão para colocar no jogo da vida a ambição paterna.

Modificações na futura mãe

Especialmente nas primeiras semanas de gravidez a disposição da mulher se assemelha muitas vezes a uma viagem de trem. Isso se deve às rápidas mudanças que ocorrem no corpo. Só o metabolismo basal sobe até 25%. Isto é, o organismo materno precisa trabalhar muito mais a fim de formar a placenta e a criança, e deixá-las crescer.

Também animicamente a maioria das mulheres fica sob forte tensão. A pressão em que estão, muitas vezes se manifesta por meio da bexiga. A vontade constante de urinar pode levá-las constantemente ao banheiro. Também no âmbito corporal o rápido aumento da irrigação sangüínea da pelve estimula de tal modo a bexiga que ela precisa livrar-se constantemente de pequenas quantidades de urina. Essa sintomática pode surgir logo depois da primeira semana de gravidez, e assim, revelar as outras circunstâncias. O aumento de vontade de urinar naturalmente nada tem a ver com uma pressão do útero sobre a bexiga, que só virá a acontecer muito mais tarde. No âmbito da alma, tudo o que ajuda a mãe a soltar-se é recomendável — desde prolongados passeios até exercícios de relaxamento e meditações. Assim, relativamente a este tema, a bexiga pode ser esvaziada no sentido apresentado no meu livro *A doença como símbolo*.

O coração da mãe é outro órgão que será mais estimulado, no sentido anímico e físico, e baterá sensivelmente mais depressa. Naturalmente, por trás disso existe uma necessidade corporal, mas é também expressão do batimento cardíaco que pode ser estimulado pela certeza de estar grávida. As forças cardíacas da mulher são estimuladas de maneira especial, e o coração não apenas baterá por dois, mas também para que o filho possa sentir as batidas. A expressão usual "Meu coração bate por você" mostra isso com muita beleza.

Mas onde a mãe, por exemplo, é puxada para cá e para lá entre o homem e o filho, porque ele tem outras necessidades e as anuncia da maneira costumeira, ela sofrerá de turbulência sentimental. Nela tudo quer se sintonizar de coração com o filho. Quando isso não é possível, ou não há tempo por causa da situação de trabalho ou se outros motivos não o permitem, surgirão problemas.

A mulher grávida também precisa respirar por dois. Isto é, ela precisa respirar mais e em maior profundidade, o que podemos sentir nos constantes suspiros. A respiração fica visivelmente mais rápida por meio dos dois pólos da realidade, estimulada pelo dar e pelo receber. Ou, em outras palavras: a mudança entre os pólos é acelerada. Ao mesmo tempo, ela deve encontrar a oportunidade anímica de troca mais profunda, senão ela viverá muitas vezes os altos e baixos da sua existência em seqüência mais curta.

Medos diversos podem tornar-se perceptíveis sem que a *mulher* precise partir de grandes problemas. Antes de mais nada, aqueles conflitos que já estavam latentes provavelmente se tornarão mais evidentes. No âmbito físico, os medos correspondem à pressão, e são muitas vezes a primeira experiência de pressão na vida, ligados ao próprio parto. Caso uma problemática de medo se manifeste logo no início da gravidez, seria conveniente pensar especialmente no trauma do próprio parto, procurando solucioná-lo, como recomendamos, o quanto antes. Hoje evidencia-se a inteligência do indivíduo que tenta esclarecer a tempo o que poderia levar a dificuldades no parto ainda por acontecer.

A certeza de que (logo) não haverá mais retrocesso, também pode surgir de modo opressivo. Mesmo a decisão já firmemente planejada e aceita com alegria prévia de, como mãe, retirar-se por um tempo mais prolongado da vida profissional, pode, sob a influência dos altos e baixos hormonais comuns no princípio da gravidez, ser mais difícil do que o esperado.

Mudanças no relacionamento entre os parceiros tornam-se necessárias, porque subitamente exige-se um comportamento adulto quase obrigatório. Hoje em dia, esse desenvolvimento rumo à maturidade, com nossas dificuldades modernas com a puberdade,[11] pode não ser previsto como totalmente natural. Essas mudanças podem tornar-se inesperadamente difíceis quando a despreocupada juventude subitamente deixa a mulher, enquanto o homem talvez ainda continue flertando com pensamentos bem diferentes e, graças à sua situação física inalterada, nem sequer compreenda a seriedade da situação. Ele não vê e não sente nenhuma mudança, mas ela espera ao menos um pouco de capacidade de compreensão da parte dele. Quando o homem é ainda muito jovem, como acontece com freqüência, a mulher pode ter o sentimento sufocante de que talvez ele não seja a pessoa certa — e isso agora, quando já é tarde demais e ela já carrega um filho dele. Então pode existir subitamente a sensação de que ela tem de carregá-lo sozinha. No reconhecimento dessas inter-relações está a oportunidade de lidar com isso.

Mulheres sem um parceiro e pai disposto a contribuir nessa primeira fase estão sujeitas a uma prova especial, pois, apesar de todas as incompreensões do parceiro pelas suas oscilações de disposição, é sempre mais fácil quando se pode partilhar a situação e a responsabilidade. Uma boa amiga, que já tenha dado à luz um filho, ou a própria mãe seriam agora um apoio muito importante. Segundo a experiência, as oscilações hormonais, que os ginecologistas culpam facilmente por todos os problemas desse primeiro trimestre, se normalizam tanto mais depressa quanto mais depressa diminuírem as turbulências emocionais.

Primeiro sinal externo da gravidez

Só raramente uma mulher da nossa sociedade perceberá diretamente, depois do ato sexual, que ela concebeu — embora isso aconteça às vezes em razão de um corpo saudável e, principalmente, de um sentimento anímico dotado de uma boa intuição. Esse abandono do conhecimento da própria situação física talvez tenha relação também com o fato de a gravidez ter sido desvalorizada por centenas de anos; e por isso ela já era mantida em segredo pelo maior tempo possível. Com o tempo, essa repressão por certo atingiu até mesmo a maneira de a mulher encarar o próprio corpo.

Quando a concepção pode ser constatada por meio de um teste de gravidez, o óvulo em geral já foi fecundado há cerca de oito ou dez dias. Uma vez que nós perdemos a sensação original do início de uma gravidez, como acontece até hoje entre as sociedades mais primitivas, nós só conseguimos nos certificar de uma gravidez graças aos avanços da ginecologia. Todos os antigos sinais importantes de constatação da gravidez foram superados pelos procedimentos de exames cada vez mais sensíveis. Hoje, em geral, a mulher que comprou um teste na farmácia e o executou em casa mesmo, vai à médica e participa que está grávida.

Com freqüência, a primeira suspeita de uma gravidez é a *ausência da menstruação*. Já o teste hormonal tem força afirmatória. Por outro lado, o fato de haver um fluxo hemorrágico não quer dizer que uma gravidez esteja fora de questão. Muitas vezes, apesar da gravidez ainda ocorrem sangramentos no momento da menstruação que, seja como for, são mais fracos.

Os efeitos do hormônio GCH (gonadotropina coriônica humana) registrados pelos testes modernos logo depois da fecundação fazem com que já não cause mais admiração o fato de muitas mulheres logo constatarem modificações em suas sensações, como um *aumento da libido*, por exemplo. *Biologicamente*, isso faz sentido, visto que para ela é válido amarrar o parceiro de modo especialmente seguro. O gosto pela sexualidade pode também diminuir assim que a mulher toma conhecimento da sua gravidez, quando esta ocorreu de forma indesejada ou ainda não houve tempo de elaborar um trauma do parto*.

Nem tão raras são também as *oscilações de humor*. A mulher fica subitamente chorosa, sem saber direito por quê. O choro corresponde ao arquétipo aquático-suculento, no âmbito corporal, e ao princípio primordial do arquétipo lunar.

Outro sinal, muitas vezes precoce, é o *inchaço e intumescimento dos seios*, o que ao menos em parte tem a ver com a retenção de líquidos. Desenvolve-se uma por vezes inabitual opulência das formas do corpo, que em geral está associada a um aumento de peso. O organismo trata de ficar redondo e sadio a fim de *enfrentar* da melhor maneira a grande tarefa que o aguarda. Observa-se também um *intumescimento da pele*: um anel que se torna difícil de tirar, dá o primeiro sinal desse fenômeno. Pode surgir também uma sudorese matinal, em geral como decorrência do acúmulo de líquidos durante a noite. Como a mulher grávida está cada vez mais dentro da esfera de influência do princípio lunar, a noite torna-se mais importante, e com isso o elemento anímico aparece mais. Onde, no sentido figurado, o corpo mal recebe espaço, ele se faz notar e isso se manifesta freqüentemente na tendência exagerada de acumular líquidos.

Animicamente, o inchaço dos seios corresponde a um crescimento do arquétipo feminino, que é expresso através do princípio lunar e de Vênus. A vontade lunar de nutrir, e a venusiana de agradar, e assim amarrar com força ainda maior o parceiro, podem fazer-se notar nos mais diferentes planos.

O *cansaço* aumentado e inabitual pode não surgir. No entanto, quando o corpo precisa de muita energia para a mudança, a mulher o perceberá dessa forma. O ideal seria que ela pudesse ceder à necessidade maior de sono, pois assim o organismo buscaria a energia de que precisa nessa fase para adaptar todos os sistemas à nova situação. Além disso, a criança se desenvolve melhor quando a mãe descansa. Mais tarde, ela crescerá melhor nas fases de descanso do que naquelas de grande atividade.

A *náusea* matinal,* que não raro está associada à mudança, é uma reação à grande produção de hormônios, o que, numa época que honra tão pouco o pólo feminino da realidade, já é quase normal. A náusea durará somente o tempo em que ocorre a mudança. Seja como for, essa mudança poderá levar mais ou menos tempo, conforme o tipo da pessoa (indicações de remédios homeopáticos e outras medidas contra a náusea veja p. 235).

O enjôo na gravidez surge do mesmo modo que a tontura* e o enjôo no mar. Nele se encontram duas informações diferentes ao mesmo tempo. O órgão do equilíbrio anuncia à central que se está num navio que balança; os olhos, no entanto, vêem no convés que tudo está calmo. Algo parece não estar em ordem. Para o cérebro, um dos dois está sentindo vertigens; o cérebro "sente vertigem" seguida de náusea e até vômitos. É necessário livrar-se de uma das duas informações contraditórias para que tudo volte a ficar em ordem.

Uma situação semelhante acontece também com relação à náusea da gravidez. Aqui o feminino arcaico se anuncia com o típico anseio primordial pela maternidade. A mulher torna-se ao mesmo tempo uma "mãe animal". Se essa mulher até agora defendeu o seu *homem*, foi atrás da sua individuação e, com isso, saiu cada vez mais do mar primordial do inconsciente coletivo, ela de repente está no fogo cruzado desses dois arquétipos. Ela é confrontada com impulsos contraditórios e tenta livrar-se outra vez de um dos pólos: sente-se mal e vomita. Esse sintoma torna-se tão mais intenso quanto mais fortemente os pólos contraditórios se oponham ao pólo individual, o pólo masculino.

Revela-se que a *mulher* quer livrar-se de algo ao vomitar. Mas com freqüência não é ao filho e à gravidez que ela se opõe, mas à sua parte masculina, que agora tem de ficar em segundo plano. Sem ela, contudo, no nosso mundo moderno, uma mulher não se sai bem (pois qual homem desejaria hoje uma mulher extremamente dependente, frágil e levada pelos sentimentos, para a qual ele teria de estar muito mais presente e a quem teria de proteger constantemente?). Assim, durante a gravidez ela é confrontada com a tarefa de se deixar levar pelo princípio feminino primordial, sendo suave e emotiva, e ao mesmo tempo enérgica, para defender-se de possíveis ataques e não colocar em risco o filho e a si mesma ou ter de renunciar à sua independência.

O *aumento de secreção viscosa*, que decorre de uma melhor irrigação sangüínea, pode ser mais raramente uma indicação precoce da gravidez. Todos os tecidos ficam paulatinamente mais viscosos, suculentos e flácidos. Também psiquicamente não poucas mulheres adquirem, por um lado, uma grande suavidade e, por outro, uma força ferrenha, e podem acalmar seus homens assustados com a gravidez.

A mudança da situação hormonal também modifica o ambiente vaginal, que se torna mais alcalino. A vagina, portanto, está menos ácida e pode desenvolver uma tendência ao corrimento, que via de regra não constitui problema. De todo modo, aumenta o perigo de infecções vaginais. A mulher grávida deveria ser ainda mais cautelosa consigo mesma e pensar muito bem quando e em que circunstâncias ela se envolverá. Quando aos olhos da mulher grávida até mesmo banheiros públicos se transformam numa ameaça e piscinas públicas numa provocação, o contato direto deve ser *experimentado* com muito cuidado. Em decorrência do aumento da irrigação sangüínea venosa, a pele na entrada da vagina adquire uma coloração pálida, levemente azulada, o que é perfeitamente normal.

Raramente acontecem *alterações da pigmentação.** Via de regra, a aréola, círculo que circunda os mamilos, torna-se mais escuro. Mais tarde, os mamilos indicarão ao recém-nascido o primeiro caminho e assinalam arquetipicamente o tema da alimentação, que já teve início, mesmo que os seios só estejam prontos para a sucção no décimo mês lunar. Raras vezes forma-se uma faixa escura no meio do corpo desde o baixo-ventre até a barriga. Ele marca e mostra à mulher, onde é o seu centro e para onde ela deve dirigir a sua atenção nos próximos meses, mas também, que a partir de agora, trata-se de dividir.

Às vezes surge ao redor dos lábios uma pigmentação escura indesejada, que dá a impressão de sujeira na pele. Ela pode ser uma indicação de que agora se trata especialmente de prestar atenção a formas limpas de troca e de comunicação.

Outra ocorrência possível é um *sangramento das gengivas*. Ele indica que a mulher grávida corre o risco de perder energia vital com seu sangue. A gengiva simboliza a confiança primordial, que em nenhum tempo é tão necessária como no início de uma gravidez. O sangramento mostra que a confiança primordial deve ser desenvolvida no sentido já mencionado, por meio de exercícios e meditações.

A necessidade de ferro para o sangue infantil precisa ser alimentada pelo ferro do organismo da mãe. Do ponto de vista espiritual, podemos partir do fato de que a criança tem uma necessidade maior de ferro porque ela vai enfrentar o mundo dos opostos. Por assim dizer, ela precisa se orientar para a vida entre o pólo norte e o pólo sul. E o ferro é o elemento que se orienta com mais clareza pelo campo magnético da Terra.

Um aumento de *cáries* indica que a mulher grávida tem de cuidar melhor de suas armas bucais, os dentes: ela precisa antes de tudo viver com coragem e ofensivamente. A adição de substâncias nutritivas é importante nesta fase, pois, em caso de necessidade, o organismo materno se sacrifica pela construção do corpo infantil e isso pode vir a tornar-se uma exploração exaustiva. Uma antiga sabedoria popular — Cada gravidez custa um dente

— descreve essa correlação. Uma alimentação integral, sadia e equilibrada pode tornar esse sacrifício desnecessário, ao menos nos dias de hoje.

Também podem surgir *problemas estomacais e digestivos* na fase da mudança, o que indica à grávida que a situação não é tão fácil de digerir como ela pensa. Com relação a isso, a flatulência é uma indicação adicional de agressões, que têm de ser liberadas por trás, porque obviamente não encontraram um caminho pela frente.[12] Quando ela se apresenta mais fétida que o normal e o faz contra o parceiro, isso seria uma indicação para ambos de que restam coisas por dizer que até agora não tiverem oportunidade de ser ventiladas. Trata-se de uma agressão por desvios, de uma espécie de conversa para liberar vapor, que leva ao fato de a energia valiosa escapar pela saída traseira. Evidencia-se também aqui uma certa falta de força de integração anímica.

A solução seria liberar a pressão (excessiva) na hora certa e no lugar certo; criar coragem para o confronto direto e aprender a se expressar ofensivamente. Trata-se de *comer o mundo* e de aprender a digeri-lo, um exercício que é conhecido no âmbito cultural do Hinduísmo e do Budismo como *bhoga*.

As *estrias da gravidez** (*Striae*) aparecem cada vez mais raramente. Por meio de cuidados corporais dedicados e da tendência moderna de engordar pouco durante essa fase, cada vez menos mulheres sofrem de estrias da gravidez.

O *afrouxamento da musculatura do útero* era antigamente um indício importante da gravidez. A musculatura primeiro torna-se mais flácida para poder estender-se melhor depois. O aumento precede o afrouxamento pela retenção de líquidos e o crescimento das células musculares. O aspecto muscular masculino se retrai em favor do feminino, da amplidão e da disposição receptiva.

Modificações emocionais e dos sentidos

Bem no início da gravidez podem surgir uma *sensibilidade olfativa* e *alterações do paladar*, que indicam que a mulher tem agora de prestar ainda mais atenção a si mesma e às suas necessidades pessoais especiais. Elas indicam que a mulher percebe mais facilmente do que antes que algo não está "cheirando bem". Também no sentido figurado ela já não gosta de tudo o que antes *engolia* prontamente.

As alterações do paladar em geral têm relação direta com a alimentação e exigem atenção. A preferência por pepinos em conserva, peixe defumado, morangos em janeiro, etc., é bastante conhecida. As preferências individuais não têm limites. Também as vontades mais ocultas sempre têm um significado — ainda que muito individual — tanto para a mulher grávida quanto para a criança, e às vezes também para o futuro pai. Ao pedir morangos em dezembro, ela testa — ao menos inconscientemente — até que ponto ele irá pelo bem da esposa e do filho.

Observadores sensíveis às vezes conseguem ver nos olhos da mulher grávida as modificações interiores. Da mesma forma, os intuitivos, em casos isolados, podem estar em condições, ainda bem no início da gravidez, de ler o sexo da criança nos olhos da mãe. Eles vêem a outra alma que ainda olha para fora, quando ou se fortalece através disso o ser feminino da mãe, ou se acrescenta um componente masculino.

Outros reconhecem a gravidez apenas pelo modo diferente de a mãe andar, quando ela ainda não tem certeza de que está esperando um filho. Isso mostra que até na postura da coluna vertebral pequenas coisas mudam e se adaptam a outras circunstâncias. É por isso que é menos surpreendente quando mulheres grávidas muitas vezes desenvolvem uma consciência sensível de honestidade e retidão e, ao contrário, sofrem mais com a falta de sinceridade e desvios da verdade do que antes, pois são estes os temas associados à coluna vertebral como nosso eixo simbólico do mundo.

Naturalmente, tudo fica diferente quando se mora a dois num mesmo corpo. Mais impressionante do que os efeitos corporais podem ser os efeitos anímicos, pois, então, no sentido positivo, ela nunca mais está só, mas no negativo também nunca mais existirá só para si mesma.

Quando ocorre uma gravidez não planejada, isso pode, também no sentido figurado, colocar tudo em desordem. Quando a alma da mãe não pode aceitar uma gravidez, o corpo muitas vezes não se dispõe a isso. Sempre existe a situação inversa, em que a alma em sua profundidade está aberta e então o corpo também está. Apesar disso, na superfície da consciência pode haver calorosos combates entre o lado esquerdo, racional do cérebro (arquetipicamente masculino) e o direito, mais enfatizado pelos sentimentos (arquetipicamente femininos).

Receitas para oscilações de humor

- Bolachas para os nervos, segundo Hildegard von Bingen
  Receita:
  750 g de farinha refinada
  250 g de farelo de trigo
  500 g de manteiga
  300 g de açúcar mascavo
  4-5 ovos

2 pitadas de sal
1 pacote de tártaro em pó
45 g de noz-moscada em pó
45 g de canela em pó
10 g de cravo em pó

Amassar os ingredientes formando uma massa, passar o rolo até deixá-la fina e cortar em losangos. Colocá-los sobre uma forma untada e assá-los no forno a 180 graus por cerca de 8 minutos.

Visto que essas bolachas não são um bolo, mas um *remédio culinário*, deve-se comer apenas de três a cinco bolachas por dia.
[*Fonte*: Beate Jorda/Ilona Schwägerl, *Geburt in Geborgenheit und Würde* [Parto com proteção e dignidade].

- Florais de Bach que harmonizam a alma:
  Mustard: quando subitamente e sem motivos aparentes uma obscura onda de tristeza domina a mulher grávida.
  Aspen: no caso de medos incompreensíveis, que perturbam intensamente, principalmente à noite.
  Mimulus: no caso de medo do parto, ou medo de que o bebê não passe bem.
  Impatiens: na irritabilidade e impaciência, quando mal se pode aguardar o fim da gravidez.
  Walnut: no caso de dificuldades em nascer para o fato de ser mãe (especialmente na primeira gestação).

Mesmo quando motivos externos conspiram contra uma gravidez, porque o pai da criança não é nem cogitado como marido ou a situação econômica já é suficientemente difícil sem um filho, ainda assim uma surpreendente e profunda afirmação da gravidez pode ser sinalizada pelo corpo. Não é raro que as mulheres que se sentem muito bem fisicamente procurem aconselhamento para a interrupção da gravidez. Nesse caso, seria conveniente pensar se não se poderia construir uma ponte das camadas mais profundas da alma ou do organismo para o intelecto com seu raciocínio racional. Por outro lado, não raro acontece uma violenta reação de rejeição do corpo em mulheres que sentem um forte desejo de ter filhos. Analogamente, pode-se ver aqui que, no fundo, nem todas as estradas estão voltadas para a criança.

Muitas vezes há também as reflexões do parceiro, que ainda não se sente preparado para assumir o papel de pai (muitas vezes com razão). Os motivos são em geral secundários — é indiferente se são de natureza social ou anímica, uma vez que indicam que ele (ainda) não deseja assumir a responsabilidade. Diante desse fato, devemos considerar que ele deveria ter cuidado melhor da prevenção. Quando ele mais tarde aconselha a parceira mais ou menos diretamente a abortar e não assume o filho que ajudou a conceber, a base anímica para a continuação da parceria é destruída, mesmo quando ambos tentam se convencer vivamente do contrário. Principalmente depois de sofrer um aborto, a maioria das mulheres não consegue se perdoar (e ao pai da criança) por essa intervenção. De resto, não existe situação mais obrigatória e eficaz para tornar-se adulto do que a responsabilidade por um filho em comum.

Apoio por meio da homeopatia

Sabemos que a melhor forma de tratamento homeopático consiste em receber de uma terapeuta formada em homeopatia clássica, depois de completa anamnese, um remédio constitucional ou símile e de resto ser acompanhada durante toda a gravidez de modo sensível e individual. As nossas sugestões, que são feitas em diferentes pontos deste livro, não correspondem a esse ideal e não fazem justiça ao raciocínio da homeopatia clássica.

No entanto, muitas mulheres grávidas não têm a possibilidade de passar por um tratamento homeopático clássico. Segundo nossa experiência, antes de uma grávida lançar mão de remédios da medicina convencional, ela será muito melhor aconselhada com remédios homeopáticos (por exemplo, no caso do enjôo matinal, veja p. 236ss.). Naturalmente, esses remédios homeopáticos não são escolhidos de modo suficientemente individual e são na verdade usados num sentido alopático, mas eles atuam de forma benéfica em muitos casos e não têm nenhum efeito colateral comparável.

É por isso que as sugestões de medicamentos só devem ser um estímulo e se, além disso, elas levarem a futura mãe a dedicar-se mais intensamente a esse genial método de cura, o seu objetivo estará mais do que completo. De resto, elas só podem servir para apoiar uma gravidez e um parto que corram de modo normal. Problemas maiores devem ser encaminhados a uma terapeuta ou médica (homeopatas).

É justamente nos cuidados da gravidez e da obstetrícia que a homeopatia teria oportunidade, como genuíno método de cura, de obter a ruptura para a medicina geral, pois em nenhum outro caso os efeitos colaterais dos remédios alopáticos são tão indesejáveis. Afinal, trata-se de acompanhar com sensibilidade uma nova vida desde o início. Além disso, toda mulher deve encontrar seu caminho agora, e não permitir que a obriguem a tomar nada estranho. Com a ajuda da homeopatia ela terá a possibilidade de apoiar eficazmente a própria disposição natural.

Sobre a ingestão de remédios homeopáticos

Ao contrário da terapia da medicina convencional, a homeopatia trata segundo a lei das semelhanças ("o semelhante é curado pelo semelhante"). A terapeuta homeopata ministra um remédio, que em dose mais alta numa pessoa sadia atrai os correspondentes sintomas *semelhantes* da doença. Por isso os remédios homeopáticos são muito diluídos e sucucionados. A essência de um remédio desses deve corresponder amplamente à essência da pessoa a ser tratada, o que em geral torna necessária uma exaustiva compreensão (anamnese) das características e quadros mórbidos da paciente, para, dentre mais de mil remédios tirados dos reinos vegetal, animal e mineral, ser possível encontrar o mais semelhante. Por isso, em geral, os remédios homeopáticos não devem ser tomados sem indicação, visto que no caso de remédios escolhidos sem semelhança pode acontecer um bloqueio das forças de autocura. Todas as complicações graves da gravidez e do parto devem ser acompanhadas por uma terapeuta homeopata experiente. Toda prescrição rotineira de remédios homeopáticos, e possivelmente sua ingestão várias vezes ao dia, podem prejudicar mais do que ajudar.

Os remédios homeopáticos sugeridos neste livro, quando não houver outra indicação, devem ser tomados na potência C30 ou C200, sendo que C200 atua mais depressa e por mais tempo. Quando o remédio for bem escolhido, em geral basta uma única dose de 5 glóbulos (bolinhas de lactose). Depois do tempo estabelecido, em geral acontece uma melhora do estado. Deve-se observar ainda, que num tratamento homeopático pode haver primeiro uma piora, que é um bom sinal, visto que a informação do remédio manifestou-se. Essa primeira reação se diferencia de uma piora da doença, pois dura pouco tempo e a ela logo se segue uma rápida melhora. Além disso, o estado psíquico durante a primeira piora na maioria das vezes é positivo e repleto de esperança.

Acompanhamento da gravidez para corpo e alma

Por meio da mudança hormonal, por um lado, e da entrada numa nova fase da vida, por outro (cada filho traz ao mundo um pedaço de vida nova também para os pais), mostram-se muitas vezes — com mais ou menos intensidade — fenômenos físicos e emocionais de tipo especial. Uma gravidez pode fortalecer padrões e problemas físicos e anímicos já existentes ou trazer à percepção outras experiências totalmente diferentes, até então desconhecidas.

Como a *mulher* ao ficar grávida entra em contato com o âmbito arquetípico da grande deusa (lunar), nesse período vêm à tona muitos modelos de personalidade arcaicos e primordialmente femininos, que se refletem na prescrição de grandes remédios "femininos" na homeopatia. Quando forem usados remédios masculinos, isso também significa que a *mulher* ainda está ancorada com muita firmeza no pólo masculino.

Os mais importantes remédios para a gravidez:

- Pulsatilla
A gravidez e a amamentação fragilizam. A mulher, tanto por causa dos tecidos corporais como da sensibilidade anímica, fere-se e se ofende com facilidade, fica temperamental. Os sintomas físicos, os estados anímicos mudam como o tempo. A mulher grávida também por isso é muito sensível à mudança do clima, pois capta a disposição e a atmosfera do seu ambiente com muita intensidade. Correm muitas lágrimas, toda a dor do mundo instala-se em seu coração. Com as suas lágrimas e seu sentimentalismo ela faz o resto da família suar. Agora ela pode usar sua "fraqueza" feminina como um meio de poder.

  Do ponto de vista corporal ela sempre precisa de ar puro, tem pouca sede, uma intensa repugnância por carne, leite, gordura e pão (embora paradoxalmente goste de comer pão com manteiga). Depois de ingerir comida gordurosa ela vomita, à noitinha ou durante a noite.

- Ignatia
Ignatia é o remédio clássico para desgosto. Suspiros e gemidos freqüentes revelam como a vida da *mulher* é difícil. Possivelmente, a mulher que precisa deste remédio carrega uma mágoa profunda: por exemplo, de que o parceiro rejeita o filho, separou-se totalmente dela ou ela é rejeitada pela família dele. Justamente no período sensível da gravidez o desgosto e as mágoas vêm à tona. Mulheres-ignatia são, por um lado, muito quietas e não querem que se veja seu sofrimento (desgosto silencioso); por outro, tendem a explosões sentimentais que não podem deixar de ser vistas ou ouvidas. Surtos de choro e de riso podem alternar-se. A própria *mulher* se surpreende com seus sentimentos intensos e comportamentos contraditórios. Esse paradoxo mostra-se também nos sintomas corporais: por exemplo, os problemas da vesícula biliar melhoram com um gorduroso assado de porco ou dores de garganta são atenuadas comendo e bebendo.

- Natrium muriaticum
Assim como a tintura original deste remédio homeopático — o sal de cozinha — armazena e aglutina água, a mulher envolvida o faz no sentido figurado. Ela aglutina a água da alma (a água sempre foi um símbolo para a

alma, as emoções). O sofrimento, o desgosto, as preocupações e mágoas se juntam em sua fonte anímica de água, o que resulta que seus sentimentos podem fluir cada vez menos e se cristalizar e endurecer como o sal. Natrium muriaticum é por isso o remédio para o desgosto crônico. Uma longa infelicidade, que é escondida por trás da fachada de retraimento, controle e senso do dever, com o correr do tempo se transformará em amargura e pede Natrium muriaticum.

As mulheres que precisam desse remédio não suportam consolo, porque têm medo de que sua fachada construída e mantida com muito autocontrole possa ruir. A gravidez também leva a um enfraquecimento dos próprios limites. A carapaça de proteção se enche de buracos e se torna permeável. E assim a mulher envolvida (que em geral tem uma postura pessimista de expectativa) nesse período de espera positiva é confrontada com o rompimento do dique dos sentimentos mantidos antes sob controle. Todo sofrimento, mas também toda a raiva e todo ódio podem vir à tona. Isso provoca grandes sentimentos de culpa na mulher grávida, que justamente ela seja capaz desses sentimentos e de que não seja mais tão forte para cumprir seus deveres. Sem a proteção dos seus sentimentos cristalizados, ela se sente vulnerável e sujeita a mágoas. O positivo dessa situação é que os sentimentos e a vida retornam ao movimento, começam a fluir. Mas como a mulher não pode renunciar totalmente ao amargo sentimento da vida, ela aglutina seus sintomas negativos com a náusea, a inapetência, as dores nas costas e os distúrbios do estômago e intestino com muita vontade de comer substâncias amargas como chicória, saladas amargas, aperitivos amargos (por exemplo, Fernet Branco, embora seja antialcoólica). E ela sente um forte desejo de ingerir sal, que por sua vez pode resultar no fato de ela armazenar muita água no corpo. Assim, Natrium muriaticum é um dos grandes remédios diuréticos.

• Sepia

A mulher-sepia é a que enfrenta as maiores dificuldades para se ajustar ao tempo da gravidez e ao papel de mãe. Na maioria das vezes esse tipo austero de mulher já teve cedo a experiência de que os valores e qualidades femininas são desvalorizados e pouco considerados. Por isso, ela se orientou principalmente por ideais masculinos, foi uma *filha do pai*, mesmo que este muitas vezes não a amasse. No lado feminino da sua personalidade, dos arquétipos femininos, ela consegue identificar-se de preferência com as figuras rígidas, com aquelas que são personificadas na mitologia grega por Ártemis (deusa da juventude e da caça), Palas Atena (deusa da sabedoria e da estratégia), Hécate (deusa do nascimento, da morte e da magia) e Afrodite (deusa do amor e da beleza). E então, irrompe subitamente em sua vida justamente aquele aspecto do feminino que até agora ela desprezou: o feminino maternal e sensível. Ou seja, em comparação com outras mulheres, durante a gravidez exige-se dela uma intensa troca de papéis. E justamente isso lhe traz problemas especiais, visto que, devido à identificação que manteve até aqui com as qualidades rígidas, ela desenvolveu um ego forte, que agora está em contradição com a exigida dedicação à nova vida. Essa situação muitas vezes leva a náuseas intensas. A *mulher* quer livrar-se logo de tudo (ocasionalmente, inclusive do filho). Quando come, sente-se melhor; ela de início pode empurrar sua situação para baixo, para a barriga. Mas depois de pouco tempo o problema volta e, com ele, o enjôo. A mulher-sepia é muito irritável, tudo a perturba. Ela sente repugnância pela comida, especialmente pela carne (da matéria, do desejo carnal que a trouxe a essa situação) e pelo leite (a alimentação primordial da mãe).

Ela fica especialmente irritada com o homem que a transformou em mãe — um sentimento que é um sintoma-chave de Sepia; repugnância pelo marido/parceiro e depois pelo próprio filho (consciente ou inconscientemente). Toda aproximação física na gravidez-sepia é considerada um assédio sexual, quase um estupro. Ela está muito azeda com o homem, e por isso gosta, como talvez de nenhum outro tipo de remédio, de vinagre e de pratos preparados com ele.

• Arsenicum album
As mulheres que precisam deste remédio em sua maioria são excessivamente cautelosas, medrosas e muito perfeccionistas. Elas podem se aborrecer bastante com o fato de poderem fazer algo de errado durante a gravidez. Já no primeiro mês, elas se informaram detalhadamente sobre tudo o que se relaciona com a gravidez e o parto, infelizmente também sobre as possíveis dificuldades e problemas. Isso de certo modo lhes dá segurança, mas também lhes inspira medo, tanto que muitas vezes sofrem de insônia, têm medo quando o parceiro não está presente, temendo que algo de ruim possa acontecer. Essa necessidade constante de atenção causa cansaço e pode provocar grande fraqueza.

A mulher se torna pálida, branca como giz. Todo trabalho, todo esforço a enfraquece. Ela sua frio. Ao mesmo tempo, ela tem sensações de calor, por exemplo, ardência, provocados pelo medo com a saúde do bebê. Ela precisa de longas fases de descanso, sente muita sede, mas cada gole de água que toma pode provocar enjôo. Ela vomita a água que acabou de beber e tem um gosto amargo na boca. Bebidas quentes (também um pouco de álcool ou "aguardente") ela tolera melhor, porque vive sentindo frio — de medo ou de fraqueza.

Arsenicum album é na homeopatia um dos grandes "remédios de combustão". Ele é dado na hora da morte para possibilitar uma passagem livre de medo, com confiança, em paz e relaxadamente. A gravidez e principalmente o parto são para mãe e filho uma passagem para um novo capítulo da vida, uma vida nova. Arsenicum album pode suavizar o medo do desconhecido e do que não se pode planejar.

- Camomila

Já no nome, *matricaria chamomilla*, está a indicação do amor materno (do latim, *mater* = mãe, *carus* = amado). Mas, ao que parece, a mulher-camomila tem exatamente dificuldades especiais com isso. Ao princípio lunar corresponde não somente a maternidade, mas também o bebê com suas necessidades infantis e os seus caprichos. Com o surgimento da gravidez em sua vida parece que a mulher-camomila se defende da maternidade e da tarefa do ego relacionada com ela (ao menos durante algum tempo) e recai mais uma vez numa fase de pirraça. Talvez a gravidez lhe seja inoportuna, ela ainda seja muito jovem, ou sinta que se exige demais dela. Em todo caso ela tem um comportamento diário que se assemelha a um ataque de birra da fase infantil. Ela tem algo a dizer contra tudo e contra todos; vive resmungando, e todos têm culpa pelo fato de ela não se sentir bem. Ela quer alguma coisa (por exemplo, amoras em dezembro); quando a consegue, já perdeu a vontade. Ela espera que todos adivinhem seus desejos e fica com muita raiva quando isso não acontece. Como uma criança, ela se considera o ponto central do universo, ao redor do qual tudo tem de girar.

Todos os seus golpes aleatórios são expressão de seu desespero, seu medo de ser mulher e mãe. Ela está interiormente agitada, como o chão fendido, onde a camomila (camomila autêntica) cresce na natureza a fim de curar novamente o solo. A mulher-camomila também sente essa grande dor (o dano aos limites, algo diferente tomou seu lugar). A dor pode ser tão grande, principalmente no estômago (Lua), que se torna insuportável, e ela desmaia de tanto mal-estar. Ela é exageradamente sensível e não consegue mais lidar adequadamente com a nova situação. Quantidades enormes de chucrute e de suco de chucrute a fazem sentir-se melhor. E chucrute é aquele remédio natural que as avós davam às crianças, quando engoliam um corpo estranho(!). O chucrute envolve o corpo estranho e o ajuda em sua "expulsão".

- Cimicifuga

Trata-se de um remédio que é ministrado principalmente nas crises existenciais, quando o princípio plutônico de morrer-e-ser irrompe na vida. Trata-se de tomar uma decisão (do latim: *crisis*) e de iniciar um novo trecho da vida. Nas grandes fases de desenvolvimento femininas, puberdade (psicose da puberdade), parto (pânico do parto) e menopausa (medos e depressões nos anos da menopausa), a cimicifuga pode ser de grande ajuda. Todas essas são épocas de mudança de pele, épocas em que o velho tem de morrer para que o novo possa nascer.

Como sintomas-chave temos características como a falta de objetivos, falta de orientação, indecisão, desarmonia e fragmentação. A mulher começa muitas coisas, mas então tem outras idéias; ela não sabe o que realmente quer, enquanto a mudança, isto é, a nova orientação de vida ainda não se completou ou foi empreendida. A mulher-cimicifuga sente muito bem que não pode continuar como está, que algo está no fim ou que a direção que seguiu até então leva ao abismo (a margem mais externa da mandala da vida). Essa experiência interior lança a mulher a expectativas de catástrofes e idéias de desgraça, antes que ela consiga decidir-se pela mudança. Quando a mudança interior acontece, o que significa que há entrega ao novo capítulo da vida, a falta de direção desaparece naturalmente, porque o novo objetivo, a maturidade, aparece com toda a clareza e a disposição para as catástrofes foi solucionada pela mudança interior. O medo da mudança e os pesadelos sobre o fim do mundo e as catástrofes desaparecem. O mesmo acontece também com os sintomas físicos. Por exemplo, desaparecem os ataques de enxaqueca, porque a *mulher* não precisa mais quebrar a cabeça. Também as depressões profundas, que são uma expressão de um processo de morte não vivido, não integrado à consciência podem ser eliminadas. A depressão sempre é uma lida voluntária com a morte (a queda no buraco negro). Nesta situação, significa a morte de um trecho da vida para que um novo possa se iniciar. As nuvens escuras que passavam pela paisagem da alma vão embora e abrem lugar para uma nova luz. A desconfiança, que atormenta muitas mulheres-cimicifuga, pode transformar-se numa renovada confiança na vida. A *mulher* pode sentir-se novamente protegida e incluída nas leis e ritmos da vida. Essencialmente, a mulher grávida não se endureceu "somente" num trecho passado da vida. Ela tem de se movimentar, por isso mostra-se também na imagem central homeopática que ela sempre se sente melhor com o movimento. Os sintomas corporais também experimentam um alívio com o movimento, especialmente ao ar livre (sopra um vento fresco em sua vida).

Medicamentos

À medida que forem necessários medicamentos durante a gravidez, seria conveniente tentar, de início, o caminho da medicina suave com seus métodos da farmacologia natural, que cabem melhor nesse período, visto que em sua maioria têm comparativamente menos efeitos colaterais. Muitas vezes, remédios como a valeriana, o lúpulo (*humulus*) ou o chá de flor de laranjeira com mel podem cuidar melhor do sono do que os medicamentos químicos da medicina convencional; de qualquer forma, provocam menos efeitos colaterais. Uma abundância de usos da medicina popular e experimental pode proporcionar bons resultados e seria preferível sempre, mas especialmente durante a gravidez, aos remédios químicos.

De fato, nem todas as recomendações da medicina natural são totalmente inócuas e, portanto, aqui sempre se deve proceder segundo o lema "tão pouco quanto possível, tanto quanto necessário". Em todas as tentativas terapêuticas com remédios vegetais (fitoterapia), mesmo em curas intensas com chás, recomenda-se buscar a ajuda de alguém experiente nesses âmbitos.

A própria qualidade dos espaços em que a mulher grávida vive, dá à luz seu filho e o deixa crescer representa um grande papel. Ao lado das exigências óbvias de um ambiente saudável, deve-se pensar também nos planos sutis: por exemplo, para dormir, um lugar livre de zonas perturbadoras como veios de água e condições de espaço que estimulem o crescimento e o bem-estar. Nesse contexto, as doutrinas orientais, como o Feng Shui, podem oferecer estímulos compensadores aos homens ocidentais.

Animais domésticos

Nos primórdios da humanidade por certo era totalmente normal ter contato com animais domésticos também durante a gravidez, como provavelmente acontece ainda hoje no campo, onde de nenhum modo todos os gatos são eliminados devido a uma gravidez. De resto, as mais recentes pesquisas mostraram que a opinião de que os gatos representam perigo de infecção por toxoplasmose* foi muito exagerada; e quase ninguém mais menciona o risco de ser infectado pela doença transmitida pelos papagaios.

A tendência atual de classificar os animais domésticos como problemáticos para as mulheres grávidas, refere-se muito mais ao perigo conhecido há muito tempo de cair de um extremo no outro. Naturalmente, a medicina se esforça, com toda a razão, por ficar o mais distante possível das condições de higiene da Idade Média. Esses inconvenientes, no entanto, se deviam menos à proximidade dos animais domésticos do que à lida inadequada com os excrementos animais e humanos e à perturbadora falta de espaço das moradias. Ainda hoje as condições nas culturas arcaicas, em que homem e animal na maioria das vezes vivem em grande proximidade e nem sequer conhecem a separação entre cama e estábulo, comprovam que o perigo conjurado e temido é muito exagerado.

Ao contrário, hoje o efeito curativo dos animais para a alma humana está longe de ser menosprezado. Acabamos de descobrir o quanto os animais podem ajudar, por exemplo, crianças deficientes a aceitarem o seu destino e a fazer o melhor com suas limitadas possibilidades. A equiterapia, em que os cavalos assumem o papel de terapeutas, provou ser muito eficaz. No cenário espiritual, a terapia com golfinhos é recomendável para autistas e crianças com deficiência mental. Assim, o que faz bem a crianças deficientes, sem dúvida também teria efeitos muito positivos e estimuladores no desenvolvimento de crianças sadias.

Afinal, poderíamos, ao contrário e com a mesma razão, perguntar: podemos imaginar animicamente que uma mãe se separe do seu gato? Podemos impedir que uma criança que cresce numa cidade grande tenha desde o início contato com um animal, ao qual possa demonstrar seu amor, junto ao qual aprenda compaixão e responsabilidade e que o encontre amorosamente? Naturalmente, no que se refere a isso, está claro que seria preferível um gato a uma tartaruga, mesmo que os pais tenham outra opinião (e por motivos bastante compreensíveis).

Aqui entra em jogo mais uma polarização. A medicina convencional analisa antes de tudo o aspecto físico de todos os problemas e deixa, até hoje, de ver os componentes anímicos. Assim, os animais sob o ponto de vista da higiene, facilmente se transformam em fatores de perturbação ou de risco. O quão importante uma atmosfera viva e repleta de alegria é para uma gravidez sadia, para a qual também podem contribuir outros seres, escapa a uma contemplação materialista.

Um olhar para os extremos também pode ser muito útil. Segundo a lógica ainda imperativa da medicina convencional, o objetivo principal é a esterilização: uma atmosfera absolutamente esterilizada seria o ideal. Seguindo essa lógica, há muito tempo banimos os pais para trás de paredes de vidro nos hospitais. Assim como tivemos sucesso em trazer os pais de volta, tirando-os de trás das paredes de vidro, estamos atrasados em livrar os animais domésticos do preconceito de representarem um grande perigo — preconceito baseado principalmente em fantasias.

Atividade profissional

Nas modernas sociedades produtivas o que conta, em última análise, é principalmente a elevação do produto social bruto e, conseqüentemente, a contribuição pessoal. Como a gravidez só contribui a longo prazo, na melhor das hipóteses a curto prazo ela parece bem pouco importante e, no onipotente mundo do trabalho, meramente perturbadora. Aquelas políticas, cuja visão ampla ultrapassa seu período de eleição, falam de fato das crianças como as garantias do nosso futuro, mas esse raciocínio mal se impregnou no mundo do trabalho. Assim, muitas mães modernas sentirão a necessidade de passar uma parte predominante do tempo de sua gravidez fora de casa, trabalhando.

A mulher grávida deveria, sempre que possível, criar espaços livres para si mesma e para seu filho. Mesmo quando isso não é possível no sentido concreto, ainda existe a possibilidade de também durante o trabalho permitir que a criança participe do mundo materno. Pois, muito mais importante do que as condições externas, são, para a alma, os processos interiores. Assim, a atividade profissional não será nenhuma desvantagem, na medida em que a mãe tire o melhor proveito dela tendo em vista sua gravidez.

Todo dia ela pode permitir que seu filho participe das tarefas a cumprir, explicando-lhe o seu próprio mundo (de trabalho) por meio da sua voz interior. Com o tempo, uma mãe engajada nessa tarefa começará a contemplar seu mundo também com os olhos do filho, o que lhe abre muitas vezes visões muito surpreendentes.

Mesmo quando trabalham em dupla, isso naturalmente não significa que é preciso trabalhar dobrado. Ao contrário, seria ideal que fossem possíveis constantes pausas para reflexão e recuperação. Mesmo que nossa sociedade no todo não tenha muita consideração com as pessoas, hoje em dia nenhum chefe negará a uma mulher grávida um tempo para que ela descanse.

Naturalmente, as futuras mães podem declarar-se como doentes — apesar de nunca serem tão saudáveis como durante a gravidez. Mas quando isso às vezes serve como medida de emergência e parece ser a última saída de uma situação difícil, ainda existe um ressaibo que muitas mulheres profissionalmente engajadas consideram um contratempo. Por isso, a solução apresentada acima, da libertação interior, é bem melhor do que a fuga da situação.

As mulheres que planejam a maternidade e tendem a acumular todas as suas férias para o período da gravidez, a fim de ampliar o curto tempo da licença-maternidade, evidenciam a discrepância que existe entre as regras do jogo da sociedade e aquelas da vida. Mais recomendável do que lutar contra as regras do jogo da sociedade seria a descoberta dos mundos interiores, que não são determinados por pressões sociais exteriores e, conseqüentemente, não sofrem tantas restrições.

Sonhos, meditação e sono

A gravidez pode se tornar um tempo de sonhos especiais, tanto em consideração à noite como ao dia. Nenhuma outra fase da vida é tão influenciada pelos arquétipos femininos, e os sonhos, como manifestações do mundo das imagens interiores, são a expressão da parte feminina primordial da nossa alma. Exatamente por isso, hoje em dia, são amplamente empurrados para o segundo plano da vida. Na gravidez, no entanto, o lado feminino do ser de uma mulher pode receber tanto estímulo, que se manifesta também por meio dos sonhos.

A moderna pesquisa dos sonhos revela o quão importantes os sonhos são para nós e para a nossa saúde. Em laboratórios especiais, é possível despertar as cobaias humanas no início de cada sonho. Para isso, eletrodos são colados nos cantos dos olhos, os quais anunciam cada fase do sonho, porque o sonhar está associado ao aumento dos movimentos oculares. Assim, os períodos de sonho são chamados também de fases-REM (do inglês: *rapid eye movement* = movimento rápido dos olhos). Depois do despertar condicionado pelo sonho, as cobaias podem voltar a dormir imediatamente, mas segundo a natureza precisam de mais ou menos uma hora para voltar a atingir o sono profundo que lhes permite sonhar. No final da noite, elas já dormiram suas horas costumeiras, mas sentem-se esgotadas. Depois de algumas dessas noites as primeiras cobaias começam a ver, de olhos abertos, as imagens oníricas não sonhadas. Depois de uma semana, também a última cobaia reage com esses sintomas analisados em seu sentido psiquiátrico.

A pressão por trás das imagens interiores obviamente é tão forte, que elas — com a correspondente repressão — até mesmo conseguem se impor contra as imagens exteriores e forçam a entrada na consciência desperta. As psiquiatras neste caso falam de alucinações óticas e logo internam aqueles que lhes revelam esses fenômenos. Isso demonstra como é importante a elaboração das imagens interiores para a nossa saúde mental e anímica. O organismo realiza esse programa sempre que necessário e apesar de todos os obstáculos, mesmo quando corre o risco de perder a orientação exterior.

Durante a gravidez, em especial, os sonhos podem tornar-se uma importante válvula de escape para os temas não elaborados no dia-a-dia. Por isso é de lamentar que prestemos tão pouca atenção a essas imagens interiores. Muitos adultos vivem com a crença de que não sonham, quando na verdade não se lembram dos seus sonhos. Podemos passivamente nos acostumar a esse estado numa sociedade produtiva dominada pelos homens, pois nela só conta o que provém da metade esquerda analítica do cérebro e o que lhe parece importante. Ao contrário, os sonhos, bem como todas as outras imagens interiores, provêm do hemisfério direito do cérebro, comprometido com o pólo feminino da realidade. Os índios ou esquimós sofreriam imensamente sem imagens oníricas, pois, sem elas, eles não encontrariam sua visão nem sua determinação. Durante a gravidez os sonhos, com suas mensagens da metade "escura" da consciência, podem ser descobertos pelas mulheres ocidentais como uma possibilidade de encontrar as visões e a própria vocação.

Quando nós, pessoas modernas, falamos em vida noturna, queremos realmente dizer o contrário, ou seja, o prolongamento do dia até o meio da noite por meios artificiais. Da noite, com sua exigência de regeneração nas fases profundas do sono e da elaboração anímica nas fases de sonho, nós roubamos um tempo indispensável. Sobretudo quando a terminamos na manhã seguinte com o despertador, antes que a regeneração e a elaboração anímica tenham chegado ao seu fim natural.

O despertador é assim visto como um instrumento terrível, que nos priva da necessária recuperação e da adequada elaboração dos nossos temas de vida. Numa gravidez ideal, o despertador seria banido, a fim de não encerrar prematuramente a recuperação matinal. Quando iniciamos o dia sem ter a elaboração do dia anterior, sob esse ponto de vista acumularemos um grande déficit ao longo do tempo. A falta de regeneração, que surge dessa maneira, não deve ser menosprezada.

Nas meditações orientadas muitas pessoas adormecem sentadas em cadeiras, tão grande é sua carência de sono. Na meditação o organismo toma aquilo de que mais precisa e não é raro que seja o sono. Déficits de sono não podem ser simplesmente compensados depois de determinado tempo. Depois de um turno de trabalho de quarenta horas sem dormir, dormiremos um pouco mais, nove em vez das sete horas usuais, mas não as vinte e cinco horas acumuladas. Isso basta para a sobrevivência, mas não basta para a regeneração total.

Por isso é que seria bom livrar-se desses déficits por meio da meditação. Com a crescente descontração que acontece sem esforço e espontaneamente na meditação orientada, a consciência entra sutil e quase imperceptivelmente nos planos mais profundos do transe. Aí será possível compensar a falta de sono. Nesse caso, seria significativo adotar logo de início a posição deitada de lado, que é igualmente possível nas meditações orientadas e que estimula ainda melhor o relaxamento, pois não é preciso sequer manter a cabeça ereta. Essa confortável posição é compatível também com todos os estágios da gravidez.

Quando a mulher grávida adormece naturalmente durante o exercício, mas capta assim mesmo as mensagens orais das camadas mais profundas do inconsciente, seria recomendável virar a fita cassete assim que ela acordar e recomeçar do princípio — pelo tempo necessário até que ela não adormeça mais e possa viver toda a meditação com consciência. O melhor é reservar um dia para essa elaboração do próprio déficit de sono, e na gravidez deve haver tempo suficiente para isso. A mulher grávida perceberá que ela se sente muito mais desperta e animada depois dessa cura simples.

Infelizmente, mal percebemos conscientemente o surgimento de um déficit de sono, mas nos acostumamos muito mais e aos poucos a esse estado desagradável. Mas se eliminarmos essa carência de regeneração, perceberemos muito bem o progresso relativo ao despertar e à vitalidade. Essa elaboração cabe nos exercícios para atender à necessidade de muitas mães de colocar seu passado em ordem e preparar o ninho da melhor maneira possível.

Uma vantagem adicional das meditações orientadas está em que, com o tempo, abre-se também o acesso aos sonhos. As imagens interiores assim vividas têm um parentesco próximo com as imagens oníricas noturnas e provêm dos mesmos planos anímicos. À medida que começamos a levar as imagens interiores a sério e aprendemos a valorizar os sonhos, estes chegam com mais facilidade à consciência e nos transmitem mensagens importantes do nosso mundo interior. Não se pode imaginar um período melhor para fazer isso do que a gravidez.

A maioria das pessoas, na melhor das hipóteses, se lembra do último sonho das primeiras horas da manhã, que na maioria das vezes é superficial e serve à elaboração dos temas do dia anterior. Um truque pode ajudar a manter na memória esses sonhos fáceis de captar no momento do despertar. Quando determinamos, na hora de dormir, não nos movermos assim que acordarmos é mais fácil reter os retalhos de recordação do último sonho, pois na maioria das vezes eles são dispersos pelos primeiros movimentos.

A superficialidade dos sonhos das primeiras horas, no entanto, não deve ser generalizada e transmitida para toda a noite. Na assim chamada hora dos espíritos, muitos temas mais profundos vêm à consciência. Neles podemos ver, em geral sem mais nada, uma espécie de psicoterapia, que acontece todas as noites e que nos mantém ao menos próximos de um equilíbrio anímico. As más conseqüências da repressão dos sonhos no laboratório do sono são um indício de que estes representam as alucinações (exageradas) que surgem em mães que amamentam e que não têm mais do que uma hora para dormir e assim não passam por todas as fases do sonho. Elas não precisam de remédios psicofármacos para reprimir suas alucinações, mas sim, de sono suficiente. Assim, às vezes basta a ajuda noturna de uma avó para controlar uma assim chamada psicose da amamentação.*

Neste ponto também deve ficar claro por que se desaconselha tanto a "elaboração" dos distúrbios do sono com remédios químicos também fora da gravidez. Os soníferos impedem ou reprimem as fases do sonho e acarretam uma espécie de inconsciência induzida, que não podemos confundir com o sono reparador.

Distúrbios do adormecer, que representam o grosso dos problemas do sono, provêm principalmente do fato de que cada vez menos pessoas são realmente capazes de se soltar. Elas não têm mais condições de simplesmente confiar no pólo feminino do dia de vinte e quatro horas, aquele âmbito em que não temos mais de controlar nem regularizar nada, onde tudo acontece conosco e nós precisamos e devemos ficar passivos. Pessoas que estão acostumadas a controlar tudo, a estabelecer regras e a gerenciar, tendem a ter esse tipo de dificuldade de se soltar com facilidade ao final do dia. Também neste caso as meditações orientadas podem representar uma ajuda valiosa, visto que nivelam brincando a travessia do limiar da consciência desperta diária para aquele plano das imagens interiores que nos surgem das profundezas com tanto mais facilidade quanto mais nós nos libertamos de todos os "queremos" e "devemos".

Todos os outros métodos caseiros para adormecer são mais apropriados do que as tentativas químicas. Afinal, eles visam trocar o pólo yang masculino, ativo, do dia, para o pólo yin feminino, passivo, da noite. Um passeio antes de ir dormir transfere o sangue do cérebro para a musculatura do esqueleto. A recomendação de Kneipp para tomar duchas alternadas ou banhos nos pé também retiram o sangue do âmbito cerebral transferindo-o para a pele, nosso maior órgão dos sentidos. Um outro método como a contagem de inumeráveis nuvens em forma de carneirinhos num céu imaginário de verão deixa o cérebro, desejoso de controle, cansado e em algum ponto o faz desligar. De forma muito semelhante atua o método em que se conta até cem e depois de trás para diante e de novo do começo para o fim, até que Hipnos, o deus do sono, lance sua magia tranqüilizadora sobre a pessoa.

A pior preparação para o sono é por certo assistir à televisão, com seu fluxo de imagens estranhas, em geral revoltantes. Os pesadelos só podem surgir onde temas das sombras não elaborados espreitam sob a superfície da consciência.

Interpretação dos sonhos durante a gravidez

Quando uma mulher fica grávida, ela se encontra no reino arquetípico do princípio lunar, da deusa da Lua. Nos mitos, esse reino não só é associado aos temas da fertilidade e da maternidade, mas também ao mar do inconsciente. A Lua concreta exerce um efeito direto sobre o mar, basta pensarmos nas leis das marés, cheia e vazante. O mar do inconsciente é como uma bandeja para coletar tudo o que vivemos, todas as experiências que as pessoas já fizeram e que aqui se condensam nos mitos, símbolos e imagens arquetípicas. A mulher grávida está perto dessa estrutura aquática. De forma concreta, ela derrama lágrimas copiosas com maior freqüência, a água salgada do mar dos olhos, a fim de limpar o espelho da alma e aliviar a pressão — e para aprender a entregar-se confiantemente aos altos e baixos. Como só as pessoas com tendências mediúnicas podem fazer, muitas mulheres grávidas podem criar a partir desse mar primordial dos sentimentos e das experiências da humanidade.

As mensagens do inconsciente servem-se de preferência da linguagem das ilusões. Por isso é muito compensador prestar especial atenção aos sonhos durante o tempo da gravidez. A linguagem simbólica dos sonhos pode ser como uma instrução secreta aos mistérios da vida, que transmite o essencial, mesmo que intelectualmente ele não possa ser compreendido e classificado. Este último aspecto, aliás, é totalmente supérfluo em seu efeito sobre a alma.

A futura mãe pode assim fazer experiências muito profundas no plano arquetípico. Podem vir à tona inclusive imagens e temas de prévias existências, que podem ser significativas para ela e para o bebê. Até mesmo seqüências de experiências anteriores da criança, como também medos, que ela talvez esteja elaborando no ventre materno exatamente agora, a fim de percorrer imperturbada sua nova ronda na Terra, podem ser expressos nas imagens oníricas. Muitas vezes, ao menos no sonho, a mãe tem a possibilidade de fazer uma interação "consciente" com seu filho. Aí, a alma da criança se mostra muitas vezes como adulta, que expressa desejos ou antipatias, que indica prioridades ou revela o seu nome.

Em nenhum tempo ou situação, o passado, o presente e o futuro se fundem de modo tão direto e perceptível como durante a gravidez. E nenhuma linguagem corresponde tão perfeitamente a esse estado como as imagens simbólicas dos sonhos e do mundo da alma.

Naturalmente, os sonhos também se deixam interpretar e as afirmações assim chamadas "científicas", de que eles não têm significado, dizem de fato algo sobre os cientistas, mas nada dizem sobre sonhos. A história da humanidade está cheia de exemplos da importância dos grandes sonhos. O mal-entendido do cientista pode dever-se ao fato de os sonhos se servirem de uma linguagem diferente daquela da consciência diurna. Em lugar da lógica, rege aqui a analogia. As abstrações não desempenham nenhum papel; em contrapartida, as imagens da alma são muito importantes. Sem exagero, poderíamos dizer que os sonhos falam a linguagem da alma. E visto que a linguagem da alma deve ser o verdadeiro meio de expressão da gravidez, seria uma grande vantagem, para mãe e filho, se eles aprendessem a comunicar-se agora, por meio dos sonhos e do âmbito dos símbolos, e que mantivessem esse vínculo de preferência durante toda a infância.

A linguagem da alma é naturalmente aquela linguagem simbólica que pode ajudar a decifrar o significado dos quadros mórbidos. Aqui existe a possibilidade de consultar, porém mais importante ainda é a própria avaliação e, sobretudo, a valorização do sonho e da imagem do sintoma. As mensagens das imagens oníricas, portanto, podem ser alcançadas de modo semelhante ao dos quadros mórbidos, com perguntas como: O que me diz este símbolo justamente agora nesta fase da minha gravidez? Qual é meu sentimento diante dessas imagens oníricas; o que elas têm a ver com meu atual sentimento de vida?

Uma boa possibilidade também é continuar sonhando os sonhos simplesmente por meio de viagens interiores, como devaneios depois de acordar. Viajantes experientes nos sonhos às vezes também continuam a sonhá-los na noite seguinte, até que eles fiquem mais claros ou até que se encontre um final ou uma solução.

Se revivêssemos nossos sonhos com consciência, nossa vida poderia ganhar profundidade, porque teríamos mais acesso às nossas partes arquetípicas anímicas femininas; e nenhum tempo é mais apropriado para isso do que a gravidez. Diante de uma visão de longo alcance, a mãe que viaja pelos sonhos com certeza recebe alguns presentes essenciais dos reinos do sonho. Quando ela começa a se lembrar regularmente dos seus sonhos, de repente acontecerá de ela perceber no próprio sonho, como ela sonha. Por assim dizer, ela desperta no sonho sem abrir os olhos concretamente. E agora ela pode — sem estar limitada pelo espaço e pelo tempo — formar consciente e ativamente o próprio sonho. De repente, é possível voar e visitar qualquer parte do mundo com a rapidez do pensamento. Como está igualmente ilimitada e desimpedida das pressões do mundo real, ela pode experimentar o inacreditável — até conhecimentos que chegam muito mais fundo do que aqueles que crescem de reflexões racionais. Ela poderá até mesmo receber um sentimento pela antiga sabedoria: "O que é seu o Senhor dá no sono."

Esse despertar, do ponto de vista mais profundo, em geral é uma pretensão das pessoas orientais e não é à toa que ali se chama o Buda também de O Desperto. O sono da yoga significa, na Índia, aquele estado de sono em que o corpo descansa na cama, enquanto a alma ilimitada vai viajar com consciência. Portanto, muito antes da morte, que de resto é uma irmã mitológica de Hipnos, o deus do sono, pode instalar-se uma maravilhosa sensação do ilimitado e da imortalidade da alma humana, um sentimento que o nascituro vive muitas vezes durante os primeiros meses da gravidez. Este fato também parece facilitar à mãe acompanhá-lo nos reinos extáticos das experiências de unidade.

Os exames no primeiro trimestre

O primeiro exame serve para confirmar a gravidez com segurança, para o que existem diversos testes confiáveis à disposição, os quais reagem aos hormônios presentes na urina e no sangue. Um primeiro teste com urina a mulher já terá feito por conta própria. Quando ela já tem certeza, esses testes não precisam ser repetidos.

Além disso, a ginecologista constatará com o toque o tamanho do útero e poderá concluir o estágio da gravidez dessa maneira. Somente quando o resultado não é claro, deve seguir-se um controle por meio do ultra-som, visto que esse exame em certas circunstâncias é mais problemático do que se admite. Observações do ultra-som mostraram que depois de um tempo a criança tenta fugir do aparelho, comprimindo-se na direção oposta (veja também p. 228). A partir da 6ª semana também é possível verificar, com a ajuda do ultra-som, se há possibilidade de a mãe estar esperando gêmeos ou múltiplos.

A partir daí faz-se um detalhado histórico das doenças da mãe, que deve incluir uma explicação do próprio parto. Pois, o que ela sabe sobre ele, por experiência ou por relatos, é, por assim dizer, a legenda para o parto do seu filho, quando não houver outras interferências terapêuticas.

O tamanho da pelve materna também é determinado nesse exame, medindo-se do canto superior do osso pubiano ao final da coluna vertebral nos quadris. Para um parto normal seria bom que essa distância compreendesse ao menos 18 cm. De todo modo, agora seria totalmente prematuro preparar as ilhargas para uma cesariana, pois ainda há muito a fazer. Ainda não se sabe com certeza qual será o tamanho da cabeça da criança na hora do parto e, de resto, o organismo materno tem uma enorme capacidade de adaptação.

Na Alemanha, expede-se um passe materno e a mulher deve apresentar-se para a preparação do parto. O passe materno compreende os exames obrigatórios e um exame ginecológico para controle das tubas uterinas e dos ovários, um teste da secreção vaginal, uma biópsia para verificar se há câncer e o levantamento de diversos valores laboratoriais. Então são determinados o grupo sangüíneo e o fator Rh, e é feito um quadro hematológico. No soro sangüíneo são procurados anticorpos contra sarampo e sífilis. Quando não se encontram anticorpos contra sarampo, aconselha-se muita cautela, e em nenhuma hipótese se deve fazer a vacina (veja também a p. 259ss.).

O Primeiro Terço da Gravidez

Em todos os exames deve-se pensar que a gravidez é tudo menos uma doença, e que ela modifica muita coisa de modo natural: assim como muitos valores laboratoriais. Os valores normais só valem muito limitadamente agora, e seus erros nem sempre significam algo ameaçador.

Na gravidez normal a quantidade de sangue aumenta mais ou menos em 40%, diminuindo relativamente a parte de corpúsculos vermelhos, o que pode contribuir pouco para o diagnóstico de uma *anemia*. Muito mais importante para o julgamento dessa situação é a determinação da matéria corante do sangue, a hemoglobina. Se a hemoglobina diminui, na maioria das vezes o motivo dessa anemia é a falta de ferro. Habitualmente, as mulheres grávidas têm um baixo valor de ferro, inferior aos valores limítrofes, visto que fornecem muito ferro ao filho. Conseqüentemente, a necessidade de ferro aumenta, e a captação através do intestino é três vezes maior que de costume. Por isso, desde o início da gravidez a mulher deve comer verduras e frutas com alto teor de ferro e em quantidade suficiente. Convém lembrar que nem tudo o que é vermelho contém muito ferro, mesmo que o ferro seja vermelho e essa idéia não seja totalmente infundada.

Subjetivamente, algumas grávidas perceberão que lhes falta o dinamismo e que se sentem cansadas e desanimadas. Simbolicamente, isso corresponde à redução de ferro (vermelho), que deve ser visto como o metal de Marte ou do princípio da agressão. Antes de ela conseguir integrar esse princípio mais fortemente em sua vida, ela teria de desenvolver a forma livre do princípio contrário da fraqueza e do desânimo em si mesma. Dedicação de todo o coração, calma e ceder às próprias necessidades infantis oferecem essa possibilidade.

Naturalmente, a mulher grávida deveria também tomar os respectivos preparados ferrosos, quando fosse necessário do ponto de vista médico. Mais tolerado e muitas vezes mais eficaz do que os preparados da medicina convencional é o assim chamado sangue de ervas, um suco de verduras altamente concentrado com alto teor de ferro.

Vemos que todos os remédios atuam melhor quanto mais uma mulher estiver disposta a atender às exigências da sua gravidez e quanto mais energia ofensiva (marcial) ela puder integrar à sua vida. Desse modo, sua pouca tolerância aos preparados à base de ferro aumentará nitidamente quando ela der mais espaço ao princípio de confusão e discussão polêmica em sua vida. Como sempre, também aqui podemos observar os claros paralelos entre o corpo e a alma.

Quanto aos números de glóbulos brancos de defesa presentes no sangue durante a gravidez, valores de 4.000 a 15.000 são normais e mostram diretamente que o corpo materno está preparado para se defender e armado para todas as eventualidades. Essa elevação natural das próprias tropas de defesa atestam que a gravidez também é um tempo de luta corporal intensa. No âmbito anímico, isso corresponde mais a uma necessidade de relaxamento e proteção. Mas as experiências mostram que mulheres grávidas que estão dispostas a lutar pelos próprios interesses e pelos interesses do seu bebê até o fim têm pouca necessidade de fazer isso. Como na vida normal, também aqui pessoas corajosas, abertas à luta são menos facilmente vítimas de infecções.* Elas estão animicamente prontas para lutar, e a isso corresponde uma boa situação física de defesa. Quem se abre aos estimulantes temas da própria vida, em geral está muito melhor protegido contra os estimulantes físicos.

A redução (de sangue) quase sempre é aumentada na gravidez e não tem valor de afirmação além do fato de que o sistema de defesa da mãe está sempre disposto à luta. De todo modo, ele também tem de se arranjar com os 50% de tecidos estranhos da criança, sem repeli-los. A gravidez representa a grande exceção, pois em outros casos, *bio-logicamente* tudo o que é estranho tem de ser imediatamente reconhecido e combatido.

As determinações dos anticorpos, ao contrário, às vezes são importantes e indicam com quais substâncias estranhas ou estimulantes o corpo já teve contato, como talvez o sarampo,* que pode provocar malformações graves quando atinge uma mulher grávida pela primeira vez. Uma assim chamada determinação-Titer pode dar muitas informações. Analogamente, para muitas infecções são realizadas determinações-Titer, de modo que a grávida saiba se está suficientemente protegida contra a respectiva infecção. Aqui está em questão, antes de mais nada, a determinação da toxoplasmose, da hepatite-B e dos anticorpos da sífilis.

Na primeira consulta com a médica ou ginecologista também devem ser discutidos temas como esforço e trabalho durante a gravidez, relacionamento sexual, nutrição, movimento e descontração. Também seria importante conversar sobre o fato de que a primeira fase da gravidez é o período mais importante na vida da criança, porque antes de tudo ela pode desenvolver a confiança primordial. Uma conversa sobre as maravilhosas possibilidades desse período abriria grandes oportunidades.

Essa primeira consulta médica na gravidez naturalmente também é o mais importante dos exames, mesmo que hoje seja visto de outra maneira, uma vez que no momento são possíveis apenas uns poucos exames técnicos. Mas muito mais importante será a determinação da posição da agulha no âmbito anímico, que no caso ideal tornará supérflua, posteriormente, a introdução das técnicas possíveis. Quando os pais aceitam estímulos que visam tornar esse primeiro período uma concepção consciente, a porta se abre para boas experiências. Os respectivos rituais de concepção podem assumir formas individuais bem diferentes — desde as de cunho religioso até o primeiro jantar a três. Quando ambos os parceiros compreendem o quanto antes que o filho a partir de agora estará sempre presente e sentirá e ouvirá junto com eles, muito se conquistou. Tudo isso poderá estimulá-los a dedicar mais tempo um ao outro antes mesmo de iniciar a criança no segredo. Assim, os irmãos podem conviver com o novo membro da família desde o início, pois o ciúme e os sentimentos de isolamento são prevenidos. Juntos é mais fácil transformar o parto numa festa.

Em vez de por meio dos freqüentes exames de ultra-som, que são problemáticos,* o marido poderia participar do desenvolvimento da gravidez por meio de conversas e rituais; e seria bom que a parteira o incluísse desde o início no processo. A maioria dos homens precisa de uma introdução ao mundo do princípio lunar, em geral estranho para eles. Sua solidariedade aumentará se ele puder sentir ou tocar o útero, quando ele lentamente se tornar sensível através da barriga. Pois quando ele puder ouvir as batidas do coração a partir da 10ª semana e perceber de fora os movimentos do bebê no segundo trimestre, muito mais se desenvolverá nele do que quando essas experiências lhe são transmitidas pelos instrumentos de ultra-som — isso sem mencionar que eles comprovadamente podem ser perigosos para a saúde da criança. Desse modo, impede-se que o parceiro seja atropelado e sobrecarregado pela nova situação. Forçado pelas circunstâncias, ele perceberá que passa para a segunda posição diante da mulher. Quanto antes ele participar, mais certo é que assumirá adequadamente o seu papel até o parto e também poderá estar presente sem problemas quando sua mulher trouxer à vida o filho comum.

Também é uma vantagem maravilhosa quando *ambos* os pais podem superar juntos o trauma do próprio parto. Eles tanto podem mergulhar juntos no segredo da respiração associada, quanto fazer as correspondentes viagens de fantasia.

Aquilo de que o nascituro agora precisa para uma boa alimentação no plano físico, anímico e mental, também fará bem aos pais. Em todos os três âmbitos tudo é uma questão mais de qualidade e menos de quantidade. Isso em geral vale para todos os envolvidos, não se restringindo à criança.

Quando essa introdução dá certo desde o início, não é preciso mais preocupar-se com os perigos muitas vezes descritos. O risco de a mãe desenvolver gorduras de desgosto, por exemplo, já foi eliminado. Ela precisa alimentar-se bem, assim como o filho. Quando isso está assegurado, ela não tenderá, no que se refere a isso, a enfatizar o âmbito da alimentação com ônus. Quando se sentir amada, ela poderá, com mais facilidade, dar amor ao filho e, principalmente, a si mesma.

A segunda visita à parteira em geral acontece uma lua depois.

O Segundo Terço da Gravidez

O desenvolvimento infantil

O segundo trimestre é o período que vai da 13ª até a 28ª semana, e é um pouco mais longo do que os outros dois períodos da gravidez. Neste período o bebê — mais ou menos na 16ª semana — está totalmente formado. O desenvolvimento dos seus órgãos e tecidos está completo, e a partir de agora se trata somente de crescer e amadurecer.

Pesquisas recentes tornaram relativa a antiga idéia da medicina convencional de que a criança é um amontoado de funções corporais sem vida anímica; cada vez mais elas comprovam o que a terapia da reencarnação já sabe há milhares de anos: a criança é um ser anímico com todas as capacidades inerentes. A medicina convencional deve atribuir-lhe no segundo trimestre, com base em resultados comprováveis das pesquisas, sentimento, sensações de dor e a capacidade de ouvir, ver e sonhar.

No quarto mês, os reflexos mais importantes também já estão presentes. O bebê pode virar e mudar a posição da cabeça e até mesmo franzir a testa. As capacidades dos órgãos de equilíbrio se desenvolvem juntamente com as da audição no quinto mês, bem como se desenvolvem os sentidos do tato e do paladar. Embora obviamente seu cérebro ainda não esteja totalmente desenvolvido, pode-se provar que o nascituro reage sensivelmente já no quinto mês. Muitas ginecologistas partem do fato de que as crianças já fogem ativamente da ameaça representada pela agulha na hora da amniocentese e por isso tratam de diminuir a quota de complicações. Imagens modernas de ultra-som com alta resolução parecem comprovar isso de modo convincente. Certamente o reverso desses conhecimentos pode ser igualmente comprovado, ou seja, os bebês sentem todo o alcance do que se passa na amniocentese. A afirmação de que uma criança que foge da agulha não sabe por que o faz, dificilmente será aceita, até mesmo pelas médicas de orientação mais materialista.

Dessa maneira, uma orientação da pesquisa aniquila naturalmente a boa consciência da outra. Se a tática praticada até então era, na maioria das vezes, não tomar conhecimento do que os outros descobriram, por outro lado, quando isso não é mais possível, ao menos não se deve tirar daí quaisquer conclusões para o próprio âmbito de especialização. Dessa maneira ficamos mais afastados do que nunca de uma pesquisa interdisciplinar. O conhecimento das capacidades sensuais totalmente desenvolvidas de um bebê pode levar a futura mãe a fortalecer os esforços dele, trazendo o mundo para mais perto dele ainda no útero materno.

No sexto mês, a vida conjunta do bebê e da mãe é reconhecida por todos, antes de mais nada porque ela agora não parece mais assustadora, visto que (na Alemanha) passaram os últimos prazos para uma intervenção. Mesmo a mãe que se comunica pouco como seu filho pode sentir nitidamente como a criança na barriga se afasta das fontes de ruído e se volta para os sons agradáveis, reagindo sensivelmente e de modo diferente a diversas peças musicais. A essa altura, muitas mães já conhecem as melodias prediletas do filho. Então, para ela não resta nenhuma dúvida de que o nascituro percebe com muita precisão as suas próprias reações e estados de ânimo. Isso naturalmente já acontecia antes, mas agora o bebê está tão grande que seus movimentos e reações são transmitidos diretamente para as paredes do abdômen, de modo que a mãe os sente com muito mais clareza e não pode mais negá-los. A força crescente do bebê e ocasionais manifestações de mal-estar são óbvias, agora.

Desenvolvimento do comprimento e do peso no segundo trimestre:

Semana	Comprimento	Peso
16ª	cerca de 16 cm	cerca de 120 g
20ª	cerca de 20 cm	cerca de 300 g
24ª	cerca de 30 cm	cerca de 640 g

Modificações na mãe

O organismo materno agora já se modificou totalmente, e problemas iniciais, como náuseas, já foram superados. Com muita freqüência, a mãe se sente especialmente bem e na posse total de sua força (feminina). A voz popular descreve apropriadamente esse estado como "redonda e saudável". Mas não se deve atribuir nenhum significado exagerado ao peso se ele não aumentar *de forma marcante*. É verdade que se fala de gravidez como um todo, isto é, a mulher deveria aumentar de peso — seja como for, melhor que seja no plano figurado do que somente no corporal. Se a mãe, no entanto, acusar um aumento de cinco ou de dez quilos na balança, isso é indiferente para a saúde de ambos. Devemos neste contexto alertar contra as tabelas de peso, pois de qualquer modo elas só podem transmitir pontos de apoio grosseiros e, no geral, exagerados.

Entre a 16ª e a 20ª semanas em geral se podem perceber os primeiros movimentos da criança. O primeiro sinal sensível de vida via de regra deve despertar grande alegria. Mas, se os movimentos se tornam intensos demais, eles também podem perturbar a mãe e então devem ser analisados.

Tal como um adulto, uma criança também pode bater os pés de alegria ou se debater quando estressada. Na maioria das vezes, a mãe poderá sentir se os movimentos são de protesto ou uma necessidade natural de movimento. De fato, os nascituros já podem obsequiar a mãe com mensagens dando pontapés ou puxando pelo cordão umbilical. Quanto mais disposta ela estiver a ouvir o filho voluntariamente, isto é, ouvir seu interior e até mesmo a obedecer a vários dos seus protestos, tanto menos desesperados tornam-se esses movimentos de protesto.

Durante toda a gravidez há *contrações* e, com isso, graus anteriores das dores do parto. Portanto, a contração do útero duas ou três vezes por hora é normal, e simultânea ao endurecimento da barriga. Esses movimentos de contração e descontração simplesmente fazem parte do processo, para que o útero possa crescer. A criança se estica e se mexe, e assim provoca as contrações. Os estímulos da massagem também podem provocar essas reações do bebê.

A gravidez é um constante esticar-se e crescer para a mãe e para o filho, e isso acontece dia e noite. Por volta das 23 horas muitas vezes há contrações, que vão diminuindo até às primeiras horas da manhã. A criança pode crescer melhor quando a mãe descansa, e, portanto, a noite é essencial para esses exercícios de crescimento. Em todo caso, o útero é um músculo, e precisa agora de treinamento para se adaptar às crescentes exigências. Mas tudo indica que seria oportuno ela proporcionar a si mesma e ao filho muita paz durante a gravidez.

Nesse período médio da gravidez também há muitas modificações na situação dos tecidos conjuntivos. O que era considerado inócuo, embora esteticamente perturbador nas estrias da gravidez,* agora é muito mais incômodo na forma de *varizes,* principalmente quando estas, o que acontece com freqüência, se espalham na forma de hemorróidas no ânus ou até na altura do púbis. Certamente essas hóspedes indesejáveis desaparecem depois do parto, quando também a pressão desaparece, tanto no sentido concreto quanto no figurado, mas a mera existência da coceira é muito incômoda.

A tendência à fraqueza dos tecidos conjuntivos é hereditária, porém, a gravidez aumenta os problemas a ela relacionados. O grande peso total do útero pode, por um lado, bloquear as veias da pelve impedindo assim o refluxo sangüíneo, enquanto que, por outro, o fluxo aumenta consideravelmente devido à gravidez, uma vez que o volume de sangue cresce cerca de 40%. Portanto, a posição deitada de costas deve ser evitada tanto quanto possível, pois estimula essa situação.

Do ponto de vista do significado simbólico essa situação indica que a mulher gasta mais energia vital do que recebe. Essa é uma situação muito natural durante a gravidez. A consciência desse fato poderia amenizar o problema. Também seria favorável que a mãe prestasse atenção nos outros relacionamentos, além do relacionamento com o filho, e que ao menos agora mantivesse a energia que gasta. Em outras palavras: na gravidez ela tem de gastar de modo que possa tirar energia de outros planos, ou melhor ainda, que receba mais do que tem de dar. Uma nova gravidez seria, por exemplo, uma boa oportunidade de "cortar um pedaço do cordão umbilical" dos filhos mais velhos e permitir-lhes mais independência antes do nascimento do irmãozinho. Isso também vale para o parceiro, especialmente quando este é o "filho" mais velho e maior. Naturalmente, pode ser que ele dê esse passo obrigatório de aprendizado a contragosto.

As *hemorróidas* significam especialmente que a mãe está sentada sobre seu nó não solucionado, no qual está estagnada toda a sua força vital. Uma parte da sua energia vital, conseqüentemente, não flui mais, mas acumulou-se e vedou sua saída traseira. Aqui seria bom abordar o tema dos pontos de vista da alma e reter conscientemente uma parte da sua energia vital para si mesma, a fim de preocupar-se com seus problemas anímicos não resolvidos da sombra. Seja como for, sob esse ponto de vista, eles em sua maioria provocam *coceiras*.

Sexualidade

Muitas mulheres gozarão com seu parceiro uma nova e inédita luxúria, e não há nada de mal nisso. Por meio do amor dos pais um pelo outro — também pelo amor físico — o filho não é atingido em seu bem-estar, ao contrário. O erotismo prazeroso até diverte muitas mulheres no meio da gravidez. Os motivos para o aumento do desejo são numerosos: o organismo produz mais hormônios sexuais, a vagina está visivelmente mais irrigada pelo sangue e, por isso, também mais úmida; ela também fica mais leve e úmida que de costume. Onde antes havia o medo de uma gravidez, agora a certeza da mesma representa o alívio de que ela não pode ficar mais grávida do que já está.

Para o bebê, a postura interior da mãe é o fator decisivo. Mesmo que a sexualidade leve a orgasmos intensos — enquanto a mãe os goza, isso não causa problemas para o bebê, mesmo que haja contrações e a barriga da mãe fique um pouco mais dura. As batidas do coração do bebê, que se tornam mais lentas durante o orgasmo da mãe, tampouco são um sinal de alarme, porque elas logo se normalizam outra vez. Talvez o bebê a tenha acompanhado com as próprias contrações e agora também se permita uma certa fase de descontração. Experiências provindas da terapia da reencarnação, em que essas situações são vistas da perspectiva infantil, da perspectiva do ventre materno portanto, comprovam que a sexualidade baseada no amor entre os pais não representa nenhum problema para o bebê, mas com freqüência é vivida conjuntamente. Trata-se antes de um sinal de que no futuro ninho tudo está em ordem e impera uma atmosfera amorosa e de vivo desejo.

Argumentos como a falta da sexualidade durante a prenhez dos mamíferos não contam aqui, pois no reino animal naturalmente não há peitos, a não ser durante a amamentação. Obviamente, os animais só sentem desejo durante o cio. Mas nos seres humanos a sexualidade é o tema determinante da vida, desde a puberdade até a idade avançada.

A crescente sexualização moderna de tantos planos da vida, como todo o ramo da propaganda, talvez seja responsável pelo fato de o amor recuar cada vez mais para o segundo plano. A sexualidade é a forma cujo conteúdo deveria ser o amor. Mas onde o conteúdo é pouco, a forma ocupa cada vez mais a dianteira e com freqüência soa mais alto. É por isso que a gravidez é um tempo em que a sexualidade pode retroceder um pouco em favor do amor. Mas quando a sexualidade não é compensação, mas o aspecto físico natural do amor, ela é significativa e justificável durante a gravidez.

Seria importante que nessa fase a sexualidade partisse da mulher, que pode perceber melhor como está o filho e quais são as necessidades dele. Quando os três sentem prazer, a sensualidade e o erotismo podem desempenhar um papel positivo durante toda a gravidez. O próprio ato sexual é possível até o parto, se for agradável para os três. Mas quando a mãe usa esse âmbito como compensação, talvez como um caminho para compensar o parceiro pelas fases mais longas de abstenção devido ao seu mal-estar, o seu efeito não é proveitoso.

A mulher tem aqui duas vozes: a dela e a do filho. Com essa maioria natural de dois terços ela pode determinar sozinha e também colocar fora de ação todas as combinações. Por assim dizer, ela precisa ter sempre o direito de mudar de idéia. Isso não raro levará à tendência, durante a gravidez, de passar lentamente do puro ato sexual para uma fase de mais carinhos e conversas.

A crescente sexualização no curso da história do desenvolvimento poderia ser a resposta bio*lógica* ao gasto extremamente alto de sangue em partos nos últimos milênios. Como em tantos outros âmbitos, o desenvolvimento evolucionário significativo se volta hoje contra nós. Nós deveríamos — do ponto de vista da situação da população — ter hoje menos filhos. A resposta biológica a esse fato pode ser a causa da crescente esterilidade.

Tudo corrobora a idéia de que o erotismo e a sexualidade em nosso desenvolvimento vai muito além da procriação. A isso se faz justiça principalmente na filosofia oriental do Tantrismo. A tentativa católica de reduzir a sexualidade à procriação obviamente contraria a nossa natureza e também, durante a gravidez, não está de acordo com as sensações da maioria das pessoas.

Argumentos que apontam para o conteúdo de prostaglandina no líquido seminal, que pode ocasionar espasmos, já não convencem, pelo fato de que uma determinada quantidade de contrações é até mesmo essencial para o crescimento uterino. Diante do seu treinamento muscular constante, o pouco de prostaglandina pode, no máximo, ter um efeito estimulante.

Somente em situações médicas extremas, como de placenta prévia (*plazenta praevia*),* no caso de dores prematuras de parto com a conseqüente hemorragia,* tendência ao parto prematuro* e ao rompimento da bolsa de líquido amniótico, dever-se-ia renunciar ao ato sexual. Aqui se exige concentração no filho, podendo-se ver que a expressão da sensualidade ainda permite uma série de outras possibilidades e nada diz contra uma troca de carinhos.

Naturalmente, a sexualidade na gravidez também é uma questão de tipo. Uma mulher especialmente impregnada pelo arquétipo lunar, que sempre viu o erotismo e a sexualidade como meio para um fim, pode ter receio pelo bebê e manter o homem longe do seu corpo por certo tempo. A mulher venusiana muitas vezes tem grande prazer em brincar com seus novos impulsos, e com certeza na gravidez, que é o melhor contraceptivo que existe, dará livre vazão às suas necessidades.

Por isso, a prescrição muitas vezes feita ainda hoje de evitar o ato sexual quatro semanas antes do término da gravidez é uma regra típica que permite exceções. Enquanto a bolsa amniótica estiver intacta, o perigo sempre mencionado de contrair infecções não aumenta. Até mesmo o perigo do rompimento da bolsa não é motivo de renúncia para pessoas sensíveis e conduzidas por uma sexualidade repleta de amor.

Ao contrário, a ausência de desejo é um motivo que deve sempre ser respeitado, pois quando não é levado em conta pode haver as mencionadas complicações médicas — simplesmente porque a mulher grávida não está interiormente receptiva e os estimulantes e as complicações encontram um campo livre e um jogo fácil em que atuar. Portanto, quem sentir medo durante o sexo, deve de preferência deixá-lo de lado, pois o medo elimina o prazer e reduz comprovadamente a força de resistência. Mas quem puder gozar o sexo, deve fazê-lo em grande estilo! Pois o prazer e a alegria de viver aumentam também comprovadamente a força de resistência e estabilizam e adoçam a gravidez e a parceria.

Algo semelhante vale para o período pós-parto. Para ele, não pode haver nenhuma regra sempre válida e segura para todos. O tabu sexual, em parte extremamente severo do assim chamado ato sexual pós-natal entre os povos arcaicos, por um lado tem a ver com a magia da defesa patriarcal contra a feminilidade superpoderosa, mas por outro também servia como proteção às mulheres contra os ataques masculinos, visto que durante o fluxo da dieta (cerca de seis semanas depois do parto) as mulheres trazem em si uma grande ferida aberta, que por falta de higiene (não só) nos tempos antigos escondia um grande risco de infecção. Acontece que também não convém logo depois do nascimento tocar na ferida aberta. Mas isso pode nem acontecer quando a mulher tem a palavra — o que é um pressuposto indispensável para a sexualidade na gravidez e depois do parto.

Os exames no segundo trimestre

A recomendação quanto ao número de exames na gravidez oscila bastante. Um esquema geral simplificado pode dar uma certa orientação:
- Nos primeiros quatro meses lunares, um exame mensal: ao todo, quatro exames.
- Nos três meses lunares seguintes, a cada três semanas: ao todo, quatro exames.
- Nos próximos dois meses lunares, a cada duas semanas: ao todo, quatro exames.
- No último mês lunar, a cada semana: ao todo, quatro exames.

Dezesseis exames não são demais, quando a mulher grávida tem um relacionamento bom e duradouro com sua parteira ou médica. Quando ela sente que as conversas pertinentes a ajudam, esta é uma boa indicação. Caso contrário os exames sejam sentidos como um fardo, eles podem — principalmente no caso de mães sensíveis, com uma boa noção do próprio corpo — ser reduzidos.

Uma regra simples semelhante vale para o controle do peso: engordar um quilo por mês seria ideal, mas não é obrigatório.

Naturalmente, é menos importante *quantas vezes* o controle é realizado, do que avaliar *o que* é controlado. Em todo caso, precisa-se medir a pressão sangüínea, determinar o peso e examinar a urina para verificar o teor de albumina e de açúcar a fim de reconhecer prematuramente o perigo de uma gestose gravídica* ou do diabete.

Além disso, determina-se rotineiramente o tamanho do útero, em geral medindo-se o estado do fundo em centímetros, portanto, a distância da margem superior do osso pubiano até o ponto mais alto do útero. No primeiro trimestre — até a 12ª semana —, o útero ainda está protegido na pequena bacia óssea; no segundo trimestre, ele ultrapassa esse limite e já se deixa reconhecer ao toque cuidadoso pelo aumento do tamanho.

A partir daí, a ginecologista ouvirá os ruídos/sons cardíacos da criança e examinará a vagina da mulher grávida. Naturalmente, será preciso estar atento à retenção de líquidos e ocasionais problemas do tecido conjuntivo.

Temas típicos desse período

A já mencionada sensibilidade olfativa pode estender-se durante o segundo trimestre e muitas vezes dura por toda a gravidez. Muitas mães não suportam mais nenhum perfume, e então convém deixar este e outras substâncias perfumadas de lado. A sugestão de desenvolver uma maior naturalidade é seguida de boa vontade e sem problemas pela maioria das futuras mães. No contexto da mudança do arquétipo venusiano da amada para o arquétipo lunar da mãe, essa mudança é natural; ela corresponde, numa analogia, à mudança da roupa comum para a roupa do estado interessante. Ambas as coisas podem ser mal interpretadas, principalmente por parceiros imaturos, como menoscabo e desatenção às suas necessidades.

Agora a tarefa da mãe seria ter um bom faro para as próprias necessidades e para desenvolver as do seu filho, e com sutileza descobrir igualmente onde possam estar os perigos. Quem tem um *bom nariz* e já fareja o perigo há três milhas contra o vento, pode se poupar de muitas medidas de segurança e preocupações. É muito bom quando a futura mãe vive segundo seu faro e aprende cada vez mais a confiar na sua intuição. Assim, a sensibilidade olfativa torna especialmente clara uma sintomática que pode orientar o próprio caminho individual.

Caso essa tendência se volte contra os aromas tóxicos dos alimentos, o sentido da mensagem pode ser fácil de entender; mas quando são recusadas substâncias como o queijo, a compreensão é muito mais difícil. Mas aqui também conviria seguir a tendência apontada intuitivamente pelo faro. O queijo surge de um processo de fermentação bacteriana, e não raro a formação de bolor e o apodrecimento representam um papel no seu amadureci-mento. Que muitos aromas artificiais, bem como o cheiro da carne, do óleo quente de alimentos estragados e todos os cheiros fortes demais sejam rejei-tados pelo nariz materno, pode nos levar a pensar. E não raro esse bom ol-fato continua eficaz depois do parto e dá à vida conjunta um novo direcio-namento. Resistência contra cheiros químicos e a dedicação às orientações do paladar para os alimentos naturais devem ser interpretados como uma espécie de indicador do caminho de volta à origem, como um reviver dos antigos instintos do passado.

Muitas vezes desenvolve-se a assim chamada hipersensibilidade olfati-va também na náusea matinal e, já por isso, é recusada por muitas mulhe-res como um sintoma de doença. Quanto a isso, elas até pedem remédios às médicas. No tocante à medicina, aqui são estabelecidos limites rígidos, uma vez que não existe nenhum remédio duradouramente eficaz. Muito mais útil seria um tratamento com remédios homeopáticos ou com florais de Bach, pois atingem o tema anímico por trás do problema.

O pensamento de que originalmente tínhamos um cérebro olfativo no rinencéfalo pode constituir um alívio, visto que até hoje temos uma ligação íntima com o sistema límbico, onde os nossos sentimentos são elaborados. De modo que o olfato é muito mais importante e determinador da vida do que sempre acreditamos. Quando não suportamos o cheiro de alguém, esta é uma afirmação profunda que deveríamos pesar muito bem. Inversamente, quando gostamos do cheiro de alguém, isso significa muito mais do que di-zer que a achamos visualmente bela. Deveríamos escolher nosso parceiro mais com o olfato do que com os olhos, isso resultaria em relacionamentos muito mais duradouros. A gravidez com sua sensibilização olfativa tão fre-qüente é uma boa oportunidade para tornar-se mais consciente e desperto a fim de desenvolver um bom olfato.

O Último Terço da Gravidez

O desenvolvimento da mãe

O último trimestre é tempo do maior crescimento do bebê e do seu maior aumento de peso, o que não precisa nem deve ser acompanhado pelo correspondente excessivo aumento de peso da mãe. Ao final da 26ª semana, a criança pesa em média um quilo, e, em geral, até o nascimento ganha mais dois.

O tempo em que as mulheres eram incentivadas a comer por dois, do ponto de vista da medicina já ficou para trás, visto que se constatou que um aumento modesto de peso é melhor para a saúde de ambos. De todo modo, não é nenhuma catástrofe que a mulher, nessa época em que muita energia flui para o crescimento da criança, ceda à sua fome e também aumente um bocado de peso. Os conselhos bem-intencionados da geração mais velha no que se refere a isso *devem ser apreciados com cuidado.*

O ideal seria o já mencionado quilo por mês, o que ao todo acrescenta dez quilos de aumento de peso; mas quinze quilos em geral ainda são suportáveis. Quanto mais a mulher aumentar de peso além disso, maior é o perigo da gestose gravídica,* pois, com tanto maior facilidade surgem também os problemas ortostáticos, quando as costas são atingidas pelas dores na nova situação e o andar e todo o futuro progresso são muito difíceis.

Comer bem e beber o suficiente é mais importante do que comer muito, pois por causa do rápido crescimento da criança o organismo da mãe é sobrecarregado, e quando ele recebe apenas quantidade em vez de qualidade, fenômenos de carência são a rápida conseqüência. Podemos imaginar que a criança que cresce rapidamente simplesmente se serve de tudo de que precisa. O que, no entanto, não está livremente à disposição, é mobilizado do organismo materno; e então, para o tempo por vir, que requer muita energia, pode instalar-se uma indesejável anemia, devido à falta de cálcio e vitaminas.

Muitas mulheres vivem nesta fase um trabalho de construção do ninho que até então desconheciam e que exerce um efeito característico nas outras pessoas. Um padrão antiqüíssimo surge aqui obviamente e pode ir desde orgias de limpeza e arrumação até fantasias de construção de casa. A isso se contrapõe o incômodo físico dessa fase, que dirige o ritmo da vida para rumos mais calmos. Muitas vezes também é o tempo em que a comida tem melhor sabor e esses prazeres regenerativos passam ao primeiro plano.

No último período da gravidez o tempo pode parecer muito longo à mulher — até à sensação de que não conseguirá suportá-lo. O estado da altura do diafragma, muito natural, não raro dá muito trabalho à mulher. Ela fica sem fôlego e os males das costas fazem a energia parecer pouca e o incômodo sobrenatural, e podem ocasionar um surto de impaciência, o qual, às vezes, chega ao desejo de um parto prematuro. Até a 36ª semana ela teve de agüentar. Então atingiu-se o limiar. A partir de agora o bebê pode nascer sem problemas e nem sequer precisaria ir para a incubadora, pois em regra o desenvolvimento do pulmão está completo e ele poderá respirar sozinho.

Até a 36ª semana o útero atinge seu tamanho maior e se estica diretamente até a curva das costelas, o que pode resultar em pressão sobre o fígado e o estômago. Ao atingir a 36ª semana a pressão cede novamente, substituída pelas dores da descida: a criança entra de cabeça na pequena pelve. Para a mãe então tudo fica na maioria das vezes mais fácil e ela suporta melhor as últimas semanas da gravidez. Para o filho, ao contrário, começa a pressão. Agora a abertura do útero da mãe fica menor (de 3 a 0 cm) e devagar ela se abre um pouco. A verdadeira preparação para o parto dura em média quatro semanas, todo um ciclo lunar.

O desenvolvimento da criança

Para o bebê o tempo das experiências de unidade boiando livre no amplo espaço do mundo aquático intra-uterino ruma definitivamente para o fim. Ao contrário, desenvolve-se uma situação de pressão e aflição que muitas vezes é retribuída com os correspondentes movimentos involuntários.

Com o desaparecimento da transparência das estruturas corporais também a transcendência da experiência de um mundo duro da matéria com seus limites é alcançada. Do ponto de vista da criança, o paraíso do país da utopia transforma-se num presídio, e ninguém tem culpa disso. Sua mãe também sente o aperto, e enquanto ela treina carregar o peso da maternidade com dignidade, o seu filho tem de suportar a pressão crescente.

A vivência do filho depende essencialmente da postura interior e da disposição da sua mãe. Quando ela aceita os incômodos de boa vontade,

O Último Terço da Gravidez

também o filho se dará melhor com a pressão. Na hora do parto a situação aflitiva se tornará mais extrema ainda, e por isso a pressão devida ao próprio crescimento no último trimestre deve ser contemplada igualmente como uma preparação, assim como a passagem estreita pelo canal de parto deve ser vista, por um lado, como um exercício prévio para muitos impasses na vida futura.

Neste último tempo no ventre materno a criança é naturalmente mais ativa. Ela já consegue engolir e, portanto, beber; e assim ela treina um pouco os seus intestinos. Às vezes ela tem até acessos de soluço. Ela já pode sugar, e com a musculatura que ajuda a respirar imitar movimentos de respiração. Mas principalmente ela trabalha com a musculatura das extremidades e desse modo consegue se defender contra a música "errada" ou agitação desagradável ou *pedir* mais sobremesa. Em determinados casos ela expressará esperneando sua alegria com a comida "certa". Seu ritmo de vigília e sono já se desenvolveu bem agora e é tão claro que muitas mães podem percebê-lo.

Até a 36ª semana a criança cresceu para cima milímetro por milímetro, mas agora ela tem de voltar e se virar para baixo. Esse movimento inverso não só decide o parto, mas também tem um grande significado simbólico. Para subir, temos sempre de nos voltarmos primeiro para baixo. Como modelo básico de todo desenvolvimento isso é claro, por exemplo, também na profissão de fé do cristão: antes de ressuscitar, Cristo precisou descer ao reino dos mortos. Para a criança, essa descida representa um grande desafio, pois ela tem de trocar o paraíso de livre flutuação pela sensação de um torno em sua cabeça impulsionada para a pequena pelve. Ele põe tudo em rebuliço, experimenta uma pressão extrema e não tem nenhuma perspectiva, especialmente porque o conhecimento ainda existente no início da gravidez do sentido da vida vindoura, em geral já se apagou.

Por si mesmas as dores da descida no ultimo mês empurram o bebê para a pequena pelve da mãe. Mas quando ele boicota a descida no escuro como única preparação para o bem-sucedido salto de cabeça para a luz, isso também ainda pode ter sentido. Mesmo em situações difíceis como essa, que logo assumem o caráter de crises, ainda podemos ter confiança na grande inteligência do próprio organismo da criança. Em regra nós não sabemos qual é o motivo dessa resistência. Por exemplo, um cordão umbilical muito apertado* poderia parecer estrangulá-la na descida regular, ou a criança simplesmente ficou grande demais. Quando o bebê reconhece o risco de um estrangulamento ou a impossibilidade de passar com seu *cabeção* pelo desfiladeiro apertado e fica lá em cima, ele se salva e talvez salve também a mãe, hoje em dia. Como a criança já reage com a fuga das agulhas da amniocentese, devemos confiar em que terá essa percepção para a posição correta do parto.

A ginecologia nesses casos fala de "alto grau de resistência". A criança se recusa a descer no escuro por um bom motivo e transmite assim a mensagem: "Tirem-me daqui de outro modo!" A arte da obstetrícia, nesse caso, é reconhecer essas situações a tempo. Quando as tentativas de mudança de posição do bebê por uma parteira experiente (veja p. 292ss.), naturalmente de preferência uma mulher sábia, não derem resultado, uma saída é a cirurgia cesariana* pela qual devemos ser agradecidos.

Desenvolvimento em comprimento e em peso no último trimestre

Semana	Comprimento	Peso
28ª	cerca de 35 cm	cerca de 1.230 g
32ª	cerca de 40 cm	cerca de 1.700 g
36ª	cerca de 45 cm	cerca de 2.300 g
40ª	cerca de 50 cm	cerca de 3.250 g

Sintomas típicos do último trimestre

O aumento de peso e do tamanho da criança muitas vezes leva a forte pressão sobre a bexiga, o que por sua vez coloca a mãe sob uma constante e no mínimo muito incômoda pressão. Juntamente com a crescente corpulência, uma constante vontade de urinar é perturbadora. Quando à noite é preciso ir ao banheiro mais do que duas vezes, na maioria das vezes trata-se de um "sintoma nervoso" como dizem as médicas; mas também pode ser o início do muito sério problema de pressão alta condicionada pela gravidez. É por isso que é necessário um controle médico, que em geral leva a uma tranqüilidade que, seja como for, não elimina a problemática da bexiga.

Em dificuldades da bexiga é necessário esclarecer o fundo desses assim chamados distúrbios nervosos. A pergunta sobre o que coloca a grávida sob tal pressão deve ser abordada primeiro. Puramente do lado externo é preciso evitar a posição de costas ao deitar, a partir de então, o que a maioria das mães faz de modo correto preferindo a posição de lado, mais estável, que também atende à necessidade de proteger a barriga e, com isso, o filho.

O aumento rápido do peso da criança, que é muitas vezes visível na barriga materna "pendurada" na coluna, pode afadigar as costas da mãe, chegando a produzir *dores violentas nas costas*. Então, o peso que ela vinha carregando, muitas vezes se torna repentinamente pesado (demais).

A coluna espinhal simboliza o eixo do mundo do ser humano e ao redor do qual tudo gira, e na mulher grávida ele é nitidamente enviesado. Ele se inclina para trás, por assim dizer, contra o peso da sua barriga, o que faz o eixo perder o equilíbrio e ser sobrecarregado de maneira inabitual. Em outras palavras: não é fácil andar sempre direito e ereta sob tais exigências e incômodos. Quanto mais peso, agora também no sentido figurado, recai sobre seus ombros, tanto mais insuportável podem se tornar as dores nas costas.

A mãe carrega o filho na maioria das vezes de forma consciente e, no mais tardar nessa época, quase sempre gosta de carregá-lo. Mas o restante pode de há muito tempo ter-se tornado demais — desde os múltiplos incômodos de que uma mãe sem parceiro muitas vezes sofre, até a experiência não menos perturbadora de ter de constatar que o próprio homem se transforma cada vez mais em mais um filho diante dos desafios da gravidez. Mas também a experiência da sociedade da dor de cotovelo, que não gosta muito de crianças e tem pouca consideração pela mulher grávida, pode, pouco antes do parto — onde não existe mais nenhum caminho de volta —, tornar-se tão deprimente e acabrunhante que se incorpora às costas.

Segundo os conhecimentos apresentados em *A Doença como Linguagem da Alma* somatizam-se na coluna, onde também se concentra concretamente todo o peso do tronco, principalmente os problemas existenciais, enquanto que a região dos ombros é atingida pelas pequenas ninharias do dia-a-dia que se vão tornando demasiadas.

Através da crescente pressão da criança em todas as direções, o estômago também é empurrado para cima e entra também numa situação opressiva semelhante. Apertado e diminuído dessa maneira, ele só pode suportar pequenas quantidades de alimento e não é raro que haja um refluxo de acidez estomacal no esôfago. Simbolicamente, *esses arrotos e azia* simbolizam que a mãe arrota algo azedo, que ela está azeda, mas que ela não consegue ver e aceitar isso.

O intestino possivelmente se torna muito preguiçoso devido à influência da situação hormonal que acaba gerando uma grande *prisão de ventre*. Simbolicamente isso é um sinal, no sentido figurado, de que a mulher tem de reter mais para si e que precisa agora cuidar para que ela e o seu filho recebam o suficiente.

O *fôlego curto* é um sintoma totalmente inócuo, mas muitas vezes considerado um esforço. Em virtude da dificuldade respiratória devido à altura do diafragma condicionada pela gravidez, a mãe tem respirações mais profundas, que aumentam seu volume respiratório em 40%. A oferta de oxigênio só aumenta, no entanto, 20%. O resultado é uma forte indicação de resíduos na forma de ácido carbônico. Contudo, sua diminuição, por um reflexo, leva a uma respiração mais forte e curta, que é conhecida como asma e pode se tornar muito incômoda. Assim que a cabeça da criança viaja para a pequena pelve pouco antes do parto, essa respiração melhora. De resto, a exalação mais forte do gás carbônico, que leva a uma alcalização tendenciosa do organismo, deve ser avaliada positivamente, como soou na descrição da respiração associada (veja p. 43s.).

Fisicamente seria bom cuidar do sintoma do sopro *intimamente ligado com a pressão*, que atinge desde problemas do estômago até os males respiratórios, cuidando de ficar confortável e deixar para trás tudo o que pressiona. Isso diz respeito principalmente ao âmbito social e ao da parceria, mas vai até a vestimenta, que é muito mais fácil de adaptar à situação. Roupas para gestantes devem ser encaradas positivamente agora. A partir desse momento no máximo, a mulher grávida está submetida à moda feminina que independe do tempo, cujo objetivo é livrá-la de toda pressão. Quando a pressão aumenta e a troca com o mundo — simbolizada pela respiração — se torna mais difícil, ao menos a pressão física imposta pelas roupas deve diminuir. Agora a *mulher* não precisa mais usar um cinto, não precisa mais mostrar o corpinho, etc.

Muitas mães não vivem só uma tendência às formas e tamanhos naturais, mas também uma tendência para os materiais naturais. A lã pura, que não deve de modo algum arranhar,[13] se torna outra vez muito atraente nessa época. Ela aquece e protege numa medida totalmente diferente e permite, ao mesmo tempo, que o corpo respire.

Agora estaria mais do que na hora de reconhecer o fato de estar em estado interessante como um progresso e entregar-se às aparências externas. Na gravidez a mulher retorna ao ideal da grande deusa, o que pode assustar maridos imaturos. Aqui a futura mãe deveria aprender a defender-se, e ao seu arquétipo, contra avaliações que se baseiam em déficits de desenvolvimento. Pelo menos agora ela precisa amadurecer do arquétipo da bela mulher (Vênus) para a mulher madura (Lua). As formas arredondadas e o ponto profundo de gravidade na pelve dão à mulher grávida uma dignidade inigualável, que deve ser carregada com orgulho. É aqui que a grande deusa saúda! Que as mulheres ainda escondessem essas formas abundantes há algumas décadas, quando voltavam na gravidez à ideal deusa-mãe, mostra a mudança em atraso dos ideais.

O que a mulher ainda pode fazer?

Sobre as atividades que uma mulher em estágio avançado de gravidez deve evitar, não pode haver indicações válidas para todas, porque cada mulher e cada gravidez são únicas. Naturalmente, de muitos pontos de vista, é bom quando a mulher grávida reserva um tempo para si mesma e se adapta à nova fase da vida. A política de resguardo que vigorava antigamente também pode ser contraproducente, e muitas mulheres, que sob esse lema perdem o poder sobre as próprias atividades domésticas, destituídas dele pela própria mãe, e são empurradas para um papel estático, reagem descontentes e com razão. Afinal, muitas mulheres grávidas até se sentem mais fortes do que nunca, como a já mencionada postura reclinada para trás já revela.

O que a divertir e subjetivamente lhe fizer bem, via de regra faz bem a ambos; ninguém sente tanto junto com ela como seu filho. As atividades praticadas ao ar livre e que estimulam a circulação são saudáveis e também estimulam a digestão e proporcionam um sono sadio — dois temas que podem ocupar o ponto central durante esse estágio da gravidez.

Seja como for, é preciso — mais do que no primeiro trimestre — prestar atenção a sinais dados pelo organismo sensibilizado. Com o início da gravidez pode-se impedir, com a prática de esportes, que haja compulsões de resistência, como podem, por exemplo, desenvolver-se facilmente em passeios nas montanhas. Assim que houver um puxão no baixo ventre ou nas costas, ou as correspondentes manifestações de aborrecimento da criança puderem ser percebidas, a mulher grávida tem de estar em condições de reagir apropriadamente, isto é, cessando a atividade e, em vez disso, tratando de se descontrair e *ficar tranqüila.*

Conseqüentemente, o esporte costumeiro ainda é permitido, mas o ponto de gravidade passará naturalmente, se a mulher atender ao que foi dito acima, do desempenho para o prazer do movimento. Os tipos de esporte propensos a acidentes, como a prática de esqui e de equitação com saltos, devem ser evitados, mesmo quando a criança no caso de acidentes esteja surpreendentemente protegida pela sua segura bolsa amniótica e, em geral, a mãe sofra mais danos do que ela. É por isso que nada há contra os passeios a cavalo ou confortáveis passeios de esqui, em que o principal objetivo seja o prazer de observar a paisagem ao ar livre.

Mas para todas as atividades estimulantes e prazerosas também existe — como sempre — um pólo oposto. Quando a mãe mal inclui a gravidez em sua vida e continua a agir como se ela não existisse, isso pode prejudicar a gravidez e o bebê. Caso uma atividade profissional esteja em sintonia com a vida da mãe e ela se realize trabalhando, por assim dizer trabalha em sua plenitude interior, um filho bem pode tolerar isso. Mas quando ela corre numa direção, que não lhe corresponde, e vive sob pressões econômicas, a gravidez pode ser problemática.

Até há alguns anos, tentou-se com toda a seriedade tornar impossível a tendência ao parto prematuro costurando-se o útero (*cerclagem*). Com isso a criança ficava presa e não podia mais sair, não importa o que a mãe fizesse. Essa proteção compulsiva do fruto não deu muito certo, e hoje simplesmente é prescrito o repouso absoluto. É claro que o descanso faz bem, pois dessa forma a mãe tem de se adaptar também interiormente ao seu papel de mãe — por assim dizer não lhe resta outra alternativa. Mas se, ao contrário, mesmo na cama ela continua trabalhando e continua na situação de agitação e pressão, por assim dizer levando para a cama os problemas do escritório, também essa "terapia" tem visivelmente pouco sucesso, e a criança faz valer sua ameaça e procura a distância.

A costura da saída do útero já era desfavorável por isso, porque a criança tem uma parte bem pequena de problemas trazidos consigo. Essas almas nós deveríamos deixar partir, pois elas não podem ser retidas com essas medidas violentas.

Quando uma alma parte outra vez, embora a mãe se tenha sintonizado com ela e a tenha aceito, nós podemos admitir que para ambas essa foi a melhor solução. Durante esse curto episódio a alma fez suficiente experiência, que nós não podemos enxergar com nosso horizonte limitado. A esse tema voltaremos na segunda parte do livro.

Um certo perigo nos países com excesso de recursos médicos está em que, por medo da grande vindoura responsabilidade, corra-se de uma especialista para outra, para fazer tudo corretamente. Mas ninguém pode fazer tudo certo de antemão, uma vez que temos de viver a vida sempre para a frente e, muitas vezes, só olhando para trás podemos realmente entendê-la. Empreender demais do ponto de vista médico, mesmo que isso aconteça com a melhor das intenções, não é bom nem para a mãe nem para a criança, e custa energia e tempo, que devem ser usados para coisas mais importantes.

A experiência infelizmente mostrou que muitas visitas ao médico levam a muitos tratamentos. Mesmo que estes sejam bem-intencionados, também neste caso menos valeria mais. Sendo assim, nem mesmo é significativo tomar pastilhas de flúor, visto que a pasta de dentes com teor de flúor — como os exames mostram — atuam igualmente bem e com certeza são mais inofensivas do que a ingestão das tais pastilhas. Se a tentativa da ingestão de flúor foi abolida também das escolas, tanto mais ela deve ser evitada na gravidez. Acima de tudo, a gravidez é um período em que se deve usar medicamentos da medicina convencional com especial cuidado.

Esperando gêmeos

O parto de gêmeos é algo totalmente natural, mesmo que esteja associado a um risco maior. Mas daí a denominá-lo de parto de risco como se costuma fazer na ginecologia, torna um acontecimento natural num problema devido ao exagero. A probabilidade de ter gêmeos, antes da era dos tratamentos à base de hormônios, estava diante da infecundidade em 1,18%; a chance de ter trigêmeos em 0,014% e de quádruplos, em 0,0000016%. O que matematicamente parece tão pouco impressionante toma uma outra feição quando é apresentado pela regra de Hellinschen. Segundo esta, ocorre um parto de gêmeos entre 85 partos normais, um parto de trigêmeos entre 85^2 normais, um parto de quádruplos entre 85^3 normais, e de quíntuplos entre 85^4 normais. Mesmo as leitoras pouco afetas à matemática reconhecerão o sistema por trás disso. Com o acaso, praticamente não tem nada a ver.

A regra de Hellinschen fala sobre uma ordem superior também para os partos de mais de um bebê. Talvez não deixe de ter importância para o mundo abrigar um determinado número de gêmeos. Por meio das nossas terapias hormonais e pelo parto de múltiplos, que aumenta rapidamente, contudo, também perturbamos essa ordem ainda antes que possamos ter vislumbrado seu sentido.

É certo que já foram concebidos mais múltiplos do que os que vêm ao mundo. A natureza obviamente sempre tira um do jogo da vida. Em todo caso, menos da metade dos múltiplos encontrados durante o primeiro trimestre da gravidez por meio do ultra-som ainda estão presentes na hora do parto. As médicas acham que principalmente as anomalias do cordão umbilical impedem o nascimento de múltiplos.

As possíveis dificuldades do parto vão desde as dores precoces, do rompimento prematuro da bolsa amniótica e dos conseqüentes partos prematuros* para ambos os gêmeos até o retardamento do crescimento e um aumento de risco de asfixia, aquele estado em que as funções vitais decisivas do segundo gêmeo a nascer são ameaçadas pela falta de oxigênio. Quem nasce primeiro, visivelmente se nutre primeiro também. A partir das experiências da terapia da reencarnação logo cedo no ventre materno se trava uma verdadeira luta pelo primeiro lugar. Durante a gravidez a concorrência gira em torno da oferta de alimento, isto é, o sangue da placenta; antes do parto a luta gira em torno do ponto de partida na primeira fila.

Na assim chamada *síndrome de transfusão fetofetal* essa concorrência também fica clara para a ginecologia. Aqui se trata da ligação dos vasos de ambos os cordões umbilicais diretamente na placenta. Um dos gêmeos (doador) perde seu sangue para o outro (receptor) e seu desenvolvimento é prejudicado, enquanto que o outro fica cada vez mais gordo. Na maioria das vezes este espantoso padrão inexplicável à medicina também continua de modo semelhante na vida posterior: um suga, o outro se deixa sugar, ou seja, é sugado. No parto, toda a luta das médicas gira quase sempre em torno do segundo, cujas funções vitais necessitam de cuidadosa vigilância.

Uma cesariana* é necessária quando houver ainda anomalias de posição, que podem chegar ao ponto de engancharem-se os dois rivais. Em todo caso, as tendências à cesariana são buscadas cada vez mais e mais cedo no caso de parto de gêmeos.

O significado para os filhos resulta de uma situação de concorrência pelo primeiro lugar (na vida), uma verdadeira situação de luta pela (sobre)vivência. A tarefa trazida pelos gêmeos consiste claramente em viver as vantagens e desvantagens de um relacionamento íntimo — em aprender a dividir e repartir, mas também em dar e defender seu espaço de vida. Na síndrome de transfusão fetofetal, em que um gêmeo vive à custa do outro e lhe tira o sangue, está visivelmente uma união dos dois imposta pelo destino, que é cunhada por grande unilateralidade. Trata-se ao mesmo tempo de uma situação de vampirismo, em que um gêmeo se nutre do sangue do outro e nessa terrível parceria (quase) o exaure.

Segundo as nossas experiências até o momento, a situação de gêmeos de dois óvulos predominantemente é impregnada de concorrência, diversidade e delimitação, ao passo que a dos gêmeos univitelinos é mais caracterizada pela proximidade e por uma ligação vitalícia. Nesse caso trata-se de um aprofundamento com o fato de não ser único. Já existe, por assim dizer, uma duplicata perfeita. Isso traz muitas vantagens pessoais, mas também a possibilidade de troca e substituição. Até mesmo os órgãos isolados podem ser trocados, o que hoje oferece a chance, do ponto de vista médico, de se receber uma segunda vida em caso de necessidade.

Para a mãe, gêmeos significam, primeiro, trabalho dobrado já durante a gravidez, mas principalmente na hora do parto e principalmente depois. A mulher grávida tenderá a ter mais problemas respiratórios e dores nas costas, afinal ela carrega um fardo duplo e também interiormente sofre pressão dos dois. Além disso, ela corre um alto risco de contrair varizes, mas também trombose e até gestose gravídica.

Para uma interpretação, consulte os correspondentes sintomas na segunda parte do livro, onde os tecidos conjuntivos e a fragilidade dos vasos ocupam o primeiro plano. Ao que parece, os vasos não estão preparados para essa carga dupla e refletem em sua sobrecarga o excesso de exigências. Aqui fica evidente que mais é dado do que recebido. A solução seria investir mais, com toda a consciência, no que a grávida quer por si, então o corpo não precisaria fazer tanto por ela.

Ao lado da surpresa para os pais e os problemas resultantes de adaptação à situação de gêmeos, num âmbito mais profundo, pode ser interpretada como um desejo muito intenso de ter filhos. No caso do nascimento de múltiplos no solo da terapia hormonal a correlação é clara demais. O ditado "Pense no que você quer, porque lhe pode ser concedido" muitas vezes vem à tona.

O parto de gêmeos também traz uma série de vantagens e desafios positivos. Os filhos sempre têm companhia, estabilizam-se e se educam reciprocamente, evocam muitas situações divertidas. Cada um dos pais pode cuidar de um filho por vez, tanto que o pai precisa assumir mais responsabilidade e, não por último, as crianças se tornam alguém especial, o que na sociedade moderna representa um papel cada vez mais importante. Em todo caso, naturalmente não é possível deixar de ver as desvantagens, pois um dos bebês sempre está gritando e contamina o outro com certeza. A sobrecarga econômica pode quase duplicar. Por outro lado, os gêmeos proporcionam alegria dobrada.

Os lados belos e as vantagens da gravidez

Cada gravidez leva a uma centralização da mãe. Ela desenvolve uma sensação totalmente nova da barriga, quando seu ponto de gravidade físico cai mais fundo. Automaticamente ela se sentirá mais aterrada, mais ligada à mãe Terra, quando se adapta ao seu ponto de gravidade. No Oriente, dir-se-ia que ela chega ao coração, que Karlfried Graf Dürckheim designou o centro mundial do ser humano. A partir daí ela terá mais facilidade em descobrir o princípio materno também na natureza.

Quando uma mulher grávida chega à sua força, cresce juntamente com o filho o sentimento de poder feminino e força. A vantagem está em lidar com isso de modo responsável, mas também em buscar o que é bom agora para ambos. A sensação: "Não importa o que aconteça, eu vou conseguir" pode explicar por que as mulheres grávidas, mesmo em situações extremas, ainda conseguem continuar. Da calma e despreocupação que se instalam na maioria das vezes no segundo terço da gravidez se explica a oportunidade de sair da confusão da agitada vida moderna de uma vez para sempre.

A partir disso uma grávida experimentará, nessa época de advento pessoal, como pode ser belo esperar e manter esperanças. Mesmo no *stress* total das grandes dificuldades, ela pode sentir que de uma total escuridão nasce a luz. E a paciência é mais importante do que nunca. Em ponto nenhum se pode identificar mais facilmente que tudo tem seu tempo ou, como diz a sabedoria oriental, que o caminho é o objetivo.

Com o início da gravidez, a mãe não está mais sozinha neste mundo, o que em regra é uma sensação feliz. Porém, ela também nunca mais estará sozinha, no sentido de *só para si mesma*. Assim como a criança se prende firmemente a ela pelo cordão umbilical, ela também está *presa*. Mas isso tem seu lado belo, pois quem está amarrado sempre sabe a quem pertence. E com isso tem seu lugar fixo e uma tarefa segura.

No engordar está, ao contrário do gosto do espírito da época, a oportunidade de se tornar mais plena. A mulher grávida cresce a cada momento interna e externamente e a cada semana pode tornar-se mais madura, rica e viva. Assim ela pode nesse tempo concreto e simbólico melhorar o acesso aos seus sentimentos por meio dessa época rica em água.

A comparação com as pessoas redondas do *Gastmahl* [O Banquete] de Platão se impõe. A mulher grávida não é mais meia, mas está outra vez redonda e completa. Ela tem valor integral no sentido biológico e religioso e preenche o papel feminino da manutenção da vida. Hoje ainda se acrescenta que sempre é algo especial ser tão fértil e procriar um filho. Mas também nos tempos mais antigos era um presente especial ser escolhida como recipiente para uma nova vida. Ainda vibra algo disso até mesmo no novo tempo patriarcal. Ela não presenteia somente o marido e a família com a prole, mas também dá um filho ao mundo. Assim ela contribui para a manutenção da corrente da vida e desse modo se introduz no círculo da vida.

Além disso, a futura mãe participa durante dez meses lunares da próxima geração, motivo pelo qual as mães posteriormente têm mais compreensão para com as fraquezas da geração seguinte.

Uma grande e maravilhosa oportunidade consiste também em crescer junto com o filho, viver outra vez diversas fases da vida e, desse modo, curar o próprio passado. Quando a gravidez se torna um grande ritual da vida é certo que a mãe, com o parto, também se torna mulher. Nos primeiros meses ela pode aumentar sua confiança primordial e durante a gravidez encontrar sua própria identidade feminina. Mas para isso é necessário que a futura mãe se entregue totalmente, confie em sua força, leve as dores em consideração e as domine. Com a exigência de um parto natural nada se faz se ela não se entregar mas quiser manter o controle.

Depois do parto, a amamentação e a nutrição despertarão sensações semelhantes às do orgasmo e será uma chance para aquelas mulheres que tinham problemas nessa área. Depois do primeiro parto não raro é vivido o primeiro orgasmo no ato sexual. Quem se tornou assim tão unido com o filho, também pode depois se unir com o parceiro e com o todo.

O maior presente de uma gravidez, no entanto, é a abertura do coração e o presente do amor incondicional.

Ao pólo inverso desses belos lados da gravidez pertence naturalmente, como sempre, um lado de sombra, que muitas grávidas vivem a cada passo no agitado mundo moderno. A gravidez preservou os antiqüíssimos ritmos do início da humanidade até o presente, e, por meio deles, a mulher é automaticamente devolvida a esse velho tempo, quando a natureza ainda determinava os ritmos da vida humana. Hoje, ao contrário, impera um ritmo bem diferente, que tem pouca consideração — quer pela natureza, quer pela mulher grávida. Quando então as pessoas modernas, que estão submetidas a esse ritmo determinado pelas máquinas, por sua vez demonstram pouca consideração pela mulher grávida, isso pode ser sentido como duplamente duro. Quanto mais fundo a futura mãe mergulhar no mundo interior que é seu e do filho, tanto mais fácil ela poderá deixá-lo de lado. Caso ela dependa de ajuda externa, pode haver problemas dolorosos, que em parte atingem até o corpo físico.

Do modo mais grosseiro se vê isso no quadro mórbido antigamente denominado eclâmpsia,* em que a mulher não mergulha suavemente no mundo impregnado e animado pelo elemento aquático da gravidez, mas é pressionada pela crescente pressão (do sangue) em seus vasos e é embebida diretamente no mundo aquático: ela não consegue mais urinar bem, fica com edemas,* que muitas vezes demonstram até que ponto a água lhe chega até o pescoço. Acumulação, estagnação e pressão surgem no lugar do fluxo e refluxo, a verdadeira pretensão do mundo aquático, cuja parte, agora na gravidez, causa-lhe mal ou bem-estar.

O essência da água caracteriza a gravidez de modo contundente. Tudo nela flui ou ao menos está em constante mutação, como nos coloca diante dos olhos com tanta clareza a circulação da água com sua subida em forma de vapor e sua queda na forma de chuva e de neve.

O Parto

A situação anímica antes do parto

Assim como o primeiro trimestre é animicamente antes de tudo um sinal da mudança e por isso muitas vezes é cunhado pelos sentimentos de exigência excessiva e infelicidade e o segundo por uma sensação de força interior, até mesmo de euforia, o terceiro ao contrário, por volta do seu fim, muitas vezes já é determinado pela inquietação e pela expectativa. Não há nada que muitas mulheres anseiem mais do que sentir que as dores, prenúncio do parto, finalmente começam. Não existe nenhuma futura mãe que tenha podido desfrutar direito a última paz antes de desabar a tempestade. A impaciência aumenta muito mais do que o filho. Isto é — no mínimo no primeiro filho — totalmente normal e em geral demonstra sincronicidade com a impaciência da criança em sair do aperto.

Muitas vezes ocorre o já mencionado impulso de fazer um ninho e leva a preparativos trabalhosos para a chegada do bebê. Mesmo no caso de mulheres que ainda terão de trabalhar algum tempo em sua profissão, na Alemanha, nos dois últimos meses antes do nascimento, o prazo de proteção legal entra em vigor, assim, está na hora de dar à formação do bebê um último polimento. Atividades antigas como tricotar e costurar tinham a vantagem de espalhar automaticamente a paz doméstica. Os preparativos atuais, ao contrário, se esgotarão nas compras, e com isso esgotarão também a mãe.

O relacionamento pode mais uma vez ser posto à prova. O tempo em que ela representou o papel de mãe para o parceiro acabou definitivamente. A situação teria de se inverter, e o homem deveria assumir diante da mulher e do seu filho o papel de protetor e pai. Para o parceiro esse é agora um período de ameaça ao desenvolvimento, quando começam as provas de humildade, as quais em todos os caminhos do desenvolvimento espiritual recebem um lugar altamente valorizado.

Entre os temas emocionais da hora do parto os medos ocupam lugar de destaque, embora naturalmente existam exceções. O medo que ainda não foi elaborado na vida da mãe, mas que agora lenta e certamente fica cada vez mais apertado, tem uma probabilidade de se manifestar e quer ser controlado sob a pressão crescente da situação. Os temas desses medos podem ser múltiplos, mas eles se relacionarão antes de tudo com o aperto da situação do parto e o tempo que se seguirá. O medo das complicações muitas vezes ocupa o primeiro plano, ou o medo de que o filho seja doente ou deficiente. Desse ponto de vista, os modernos exames prévios podem tranqüilizar os pais, pois possibilitam alguma certeza mesmo antes do parto.

Os medos também podem se voltar para o próprio fracasso na hora do parto, especialmente quando a mãe aprendeu complicadas técnicas de relaxamento e de respiração. Assustadora também pode ser a perspectiva de passar algum tempo no hospital ou a possibilidade de um corte no períneo com complicações no sensível campo genital. Nessa direção também tendem os medos de uma perda de força de atração sobre o parceiro. Além disso, os futuros desafios do papel de mãe podem parecer assustadores a muitas mulheres.

Um medo bastante típico se relaciona com o enfraquecimento da memória e também o medo de perdê-la totalmente. De fato, muitas futuras mães percebem assustadas que o desempenho da sua memória está diminuindo. O fenômeno é totalmente inofensivo; ele melhorará já depois do parto e no fim do tempo de amamentação se perderá naturalmente. Apesar disso, ele tem — como tudo — um significado. Com a perda da memória o ser humano perde, no caso extremo, o relacionamento com o passado e, impelido pela necessidade, fixa-se totalmente no presente. Mulheres com bom desenvolvimento intelectual ficam assustadas com esse sintoma, mas também são trazidas eficientemente à realidade. Este, que seria naturalmente o último objetivo dos homens, pouco antes do parto se torna uma necessidade especial. Assim sendo, esse sintoma inócuo pode estimular a desligar-se voluntariamente mais do passado e agora viver somente dando ao momento o que ele pedir.

Um bom conselho seria conversar sobre esses medos com o parceiro, uma amiga, a parteira ou a médica. Pois o mero fato de falar sobre os medos pode torná-los relativos. Todo confronto com os medos lhes dá um certo espaço e elimina o aperto de que os medos em sua maioria se nutrem.

Infelizmente, podemos constatar que grande parte dos medos são estimulados pelas médicas. Por um lado, felizmente, as médicas são formadas para todas as eventualidades; por outro, elas deveriam manter em segredo as eventualmente raras complicações e não pintar o diabo na parede sem serem solicitadas. Este também é o motivo pelo qual nos decidimos pela divisão do livro em duas partes, e queremos deixar claro, mais uma vez, que pretendemos que a segunda parte deste livro só seja consultada na eventualidade de um caso complicado.

Preparação clássica para o parto

A preparação clássica para o parto da medicina convencional é essencialmente feita por parteiras e pelas ginásticas para doentes, e, em tempos mais recentes, também pelas preparadoras do parto. As últimas vieram dos Estados Unidos e são combatidas pelas próprias representações das parteiras — por certo devido à concorrência. Na verdade, não faz sentido retirar o preparo do parto das mãos das parteiras; afinal, elas têm de conduzir o parto. Entretanto, as preparadoras de parto introduziram novidades que muitas parteiras desconheciam. A inclusão da homeopatia, dos florais de Bach, da aromaterapia e de velhos métodos caseiros nas maternidades não devem ser creditadas às médicas, mas às suas ajudantes. As parteiras, visto que eram formadas, muitas vezes exclusivamente pelas médicas convencionais, eram muito menos livres do que as preparadoras do parto. Poucas médicas iam tão longe como o professor de ginecologia de Erlangen, que obrigava as parteiras por escrito a se manterem longe, durante toda sua formação, dos remédios alternativos. Esse medo da concorrência holística mostra como a medicina convencional se tornou sensível e, principalmente, o quanto as pacientes fogem dela. No entanto, seria muito mais fácil e melhor, se a medicina estabelecida incorporasse abertamente o raciocínio integral para o bem-estar das mulheres e dos seus filhos.

A preparação normal para o parto abrange antes de tudo os clássicos exercícios respiratórios, que enfatizam a inspiração e expiração profundas e visam dirigir a consciência para a respiração. Infelizmente só uma parte é ensinada: que, no momento de fazer pressão, deve-se reter a respiração enquanto a criança vem ao mundo. Avaliando-se as possibilidades oferecidas pela respiração associada, aqui ainda são desperdiçadas muitas oportunidades. Por exemplo, suspirar também é uma boa possibilidade, quando a cabeça da criança passa lenta e controladamente pelo períneo "ardente"; uma outra seria a exalação com um tom como "au", "fff" ou "schsch".

Mais uma boa ajuda antes do parto seria a ginástica dos ossos pubianos, que atualmente é recomendada por outros motivos. Ela previne problemas da bexiga e é, além disso, uma chance de aprofundar as experiências sexuais de um casal. Um tecido bem irrigado pelo sangue, bem treinado, sempre estará melhor preparado para cumprir sua tarefa, e no parto a pelve tem afinal de agüentar algumas coisas. O processo em si não é difícil: em poucas palavras a mulher contrai ritmicamente aqueles músculos juntos, com cuja ajuda ela pode interromper o fluxo de urina. Ao urinar é mais fácil compreender esse processo e mais fácil de começar. Depois disso trata-se de um exercício que é pouco recomendável em unidades rígidas de ginástica, mas é muito mais fácil incluí-lo no dia-a-dia. Ao dirigir ou até ao cozinhar há numerosas ocasiões para praticá-lo, mas também em cada situação de espera. Ele se mostra muito útil quando a campainha do telefone toca. Em vez de se assustar, é melhor contrair cinco vezes a pelve exalando profundamente a cada descontração. Isso vale para a gravidez inteira, até durante o último telefonema. Uma ginástica eficiente para os quadris com certeza vai ainda mais longe. Indicações mais exatas a *mulher* terá nos exercícios preparatórios do parto. Infelizmente, a ginástica dos ossos pubianos — talvez por inibições relacionadas com a religião — ainda se depara com a rejeição de algumas mulheres.

A posição de pressão também pode ser praticada. Naturalmente ter músculos do ventre bem desenvolvidos representa uma vantagem. Esses exercícios, bastante simples, encontram-se no livro *Säulen der Gesundheit* [Pilares da Saúde]. Deve-se prestar muita atenção ao fato de a mulher recair nos velhos erros das aulas na escola, onde se tendia a treinar a dobrar os quadris em vez de dobrar os músculos da barriga, muitas vezes com os pés presos em algum lugar (sob uma escada), e então se tentava sentar. Em vez disso, é muito melhor deitar-se de costas sobre um bom suporte, dobrar as pernas e depois subir com o tronco. Ao fazer isso, a *mulher* coloca as mãos na nuca e tenta repetida e lentamente alcançar os joelhos com os cotovelos.

Muito úteis se mostram também a hidroginástica e a natação. A água é o elemento anímico por excelência, e quando os movimentos não são executados mecanicamente, mas desfrutados com sensibilidade, podem trazer boas experiências. Assim como a criança bóia no líquido amniótico à temperatura do corpo, a mãe também pode fazê-lo. Nos seminários de cura,[14] considerou-se útil desfrutar o prazer de boiar livremente na água à temperatura do corpo, usando isso até para meditações orientadas. Assim, mãe e filho se aproximam pela semelhança da experiência; e a mãe, com um acompanhamento sensível, pode até elaborar possíveis experiências problemáticas do próprio parto num ambiente quente e protetor. Viagens da fantasia se oferecem também num ambiente seco, mas, na água à temperatura corporal (35 a 36 graus) ainda são mais prazerosas. Por algum tempo ela fica livre do fardo todo não só do seu filho e da gravidez, mas também do próprio corpo cada vez mais pesado.

Uma ajuda importante também são as conversas sobre a gravidez com mulheres que já deram à luz. Naturalmente, no caso, ideal seria a própria mãe. Quando a situação é propícia, em virtude da gravidez, três gerações podem se aproximar bastante. Mas também uma boa amiga pode assumir o papel da Grande Mãe — ou também a parteira, quando ela tem tempo nos cada vez mais freqüentes e bem planejados partos em casa.

As conversas com a própria mãe, com as amigas e mães experientes, portanto, com ajudantes não-profissionais, poderiam se ampliar abordando a amamentação e as diferentes fases e sinais do parto. O importante é que essas pessoas de confiança se coloquem totalmente a serviço da mulher grávida e não queiram se dar importância com relatórios sensacionalistas ou de horror lidos ou ouvidos. Um bom aconselhamento de parteiras profissionais é muito melhor do que um relato questionável do círculo particular.

Caso uma mulher grávida tenha menos possibilidades de trocar informações entre mulheres, por sorte as mencionadas *viagens para o interior* podem servir a essa finalidade. Assim, a mãe entra em contato não apenas com seu filho no ventre, mas também com a própria criança interior. Nesse plano ela até mesmo pode entrar em contato com sua mãe, mesmo que esta não esteja mais viva. Quando a mãe (interior) assume um papel idealizado, isso não faz mal nenhum; ao contrário, pode levar ao sentimento da Grande Mãe (natureza) ou da deusa.

Em muitos planos profanos também os outros exercícios acima podem ser aprofundados e ter seus efeitos melhorados quando estão ligados às imagens interiores, como acontece com os exercícios na água. Onde for possível, ultrapassar o plano puramente mecânico, o que sempre acontece por opção da mãe e do filho, que na gravidez têm uma possibilidade ideal de se associar ao mundo da alma.

Preparação homeopática para o parto

Para a introdução ao parto há alguns remédios homeopáticos de efeito comprovado. Sobretudo as experiências do rico tesouro de conhecimentos, muito pragmaticamente orientado, em que a homeopatia durante muito tempo foi a única prevenção médica funcional que havia e que era muito útil.

Seguimos aqui as recomendações homeopáticas de Ravi e Carola Roy, cujo trabalho, segundo as nossas experiências, foi comprovado em inúmeras preparações para o parto.[15]

Para a preparação prévia (relaxamento) do tecido e para a iniciação de dores bem-sucedidas do parto são usados em condições normais três medicamentos:

• *Caulophyllum C 4*: a partir da 4ª semana antes do tempo calculado para o parto; diariamente, pela manhã e à noite, deixar dissolver na boca dois glóbulos de cada vez.

• *Pulsatilla C 30*: a partir de 10 dias antes do prazo calculado para o parto, até o mesmo; tomar 2 glóbulos diariamente, ao meio-dia, trinta minutos antes de comer, deixando-os derreter na boca.

Caso se desenvolvam medos muito intensos (medo das dores, pânico devido a supostas más premonições) antes do parto:

• *Cimicifuga C 30*: tomar dois glóbulos ao surgirem os medos.

Teorias e escolas da obstetrícia

Ainda hoje a maioria dos nascimentos do parto medicamente controlado, no verdadeiro sentido da palavra, é realizada segundo o velho esquema hospitalar. A mãe é mais ou menos amarrada, e a posição preferida para parir continua sendo a de costas, porque, ao que parece, só assim as batidas do coração infantil podem ser vigiadas de modo eficiente por instrumentos. A atividade é tanto do pessoal da maternidade como da mãe, sendo que em geral os dados de medição dos aparelhos determinam o processo. Por meio do registro das dores (tocografia) e avaliação das batidas cardíacas do bebê (cardiografia) a situação infantil parece ser otimamente controlável; e por meio de infusões de oxitocina a atividade das dores do parto pode ser dirigida quimicamente. A bolsa amniótica também é propositadamente rompida (amniotomia), ou não se conseguiria fixar na cabeça do bebê os necessários eletrodos para todas aquelas medições.

Muito disso nem sequer seria necessário atualmente, mesmo que fizéssemos questão de proceder desse modo estrito, pois atualmente os aparelhos de ultra-som para vigilância dos batimentos cardíacos são tão bons que se renuncia, nas maternidades modernas, romper a bolsa amniótica. Com a cabeça do ultra-som afivelada sobre o corpo materno, pode-se vigiar suficientemente. O parto começa então com a bolsa amniótica intacta, o que traz vantagens para o bebê, como hoje podemos até comprovar. Se a bolsa rompeu e o líquido amniótico escoou, pode ser constatado se a evacuação infantil (mecônio) chegou ao líquido amniótico. O que antigamente sempre era avaliado como um sinal para se pensar, não deve despertar preocupação, como sabemos hoje. Sob grande *stress* as crianças podem "fazer cocô na calça", como se diz na linguagem comum. Isso também vale para as bem pequenas e até para as que ainda não nasceram. Mas também pode haver outros motivos para isso. Com o moderno método de microssangue, ou da sonda de oxigênio, hoje se pode constatar de modo muito mais digno de confiança se uma criança está sofrendo de falta de oxigênio. Desse modo, é eliminado também esse motivo para o rompimento da bolsa amniótica.

O corte do períneo, que constituiu rotina durante muito tempo, hoje só é feito em 30% dos partos, o que demonstra como já era supérfluo na maioria dos casos.[16] O ginecologista francês Michel Odent já havia comprovado há muito tempo que o corte do períneo só raras vezes é necessário.

Num caso grave, em partos no estilo usado antigamente mas que se repete ainda hoje, todas as possibilidades desde o parto com fórceps até a cesariana são usados bem depressa, porque até há pouco tempo a sala de partos tinha o caráter predominante de uma sala cirúrgica. Hoje, o quadro da sala de partos se modifica aos poucos, principalmente porque as ocasionais transferências necessárias para uma sala de operações vizinha têm de ser muito rápidas. É um alívio saber que as idéias sobre higiene nos últimos dez anos mudaram bastante. Comprovou-se que, na prática, limpezas rigorosas não apresentam nenhuma vantagem. Nas atuais salas de parto liberais, as cotas de infecção não são mais altas do que antes, com as grandes exigências das salas cirúrgicas livres de germes. Nesse ínterim, descobriu-se que o caminho decisivo de infecção são as mãos das enfermeiras. Um conhecimento de que já dispunha Ignaz Sammelweis (1818-1865).

As vantagens das mais impressionantes possibilidades da medicina moderna são ao mesmo tempo suas desvantagens, pois não é o organismo materno que determina a rapidez e o curso do parto na altamente tecnológica sala de partos, mas o sistema. Sempre se gostou de fazer o possível, em vez de limitar-se a fazer o realmente necessário. Mas não é possível deixar de ver que muita coisa já se modificou para melhor. Muitos hospitais têm se empenhado em apresentar uma atmosfera o mais parecida possível com a doméstica, só pelo fato de conseguir mais partos e garantir algumas sobrevivências. Em todos esses desenvolvimentos e progressos fica evidente o fato de que a humanidade já teria desaparecido em tempos primordiais se a medicina altamente tecnológica tivesse sempre sido necessária.

Mas para muitas mães a louvada segurança é tão valiosa que elas não querem renunciar a todo o arsenal das armas da medicina convencional na luta contra quaisquer dificuldades; aqui a Medicina está claramente em primeiro plano. A "filosofia" por trás disso é a fazedora, cujo interesse é tecnicamente funcional e que — por certo amplamente sem pensar — parte do princípio de que o bebê ainda não sente muita coisa.

O pólo oposto para isso é representado pela escola do cirurgião e ginecologista *Michel Odent*, que na clínica Pithiviers pode indicar um número mínimo de cortes do períneo, nascimentos com fórceps e cesarianas em toda a França. Seus adeptos reduziram as intervenções médicas ao mínimo absolutamente necessário. A idéia básica é permitir à parturiente voltar a um estado primordial regido pelos instintos, onde sob a influência das endorfinas do próprio corpo a mulher volte a um faro natural e possa escolher a melhor e mais natural posição para si mesma. Os esforços de Odent vão na direção de reanimar outra vez o caminho natural antiqüíssimo no qual a humanidade pôde viver durante milhões de anos. Com isso, a postura das médicas engajadas na direção defendida por ele não é inimiga da técnica. Ao contrário, elas, por exemplo, foram as primeiras a introduzir o parto sem dor num recipiente raso com água, um método que exige uma banheira de alta tecnologia.

O grande mérito de *Frédérick Leboyer* é sobretudo ter voltado a sua atenção para a criança. Suas sugestões para um *parto sem violência* visam proporcionar ao recém-nascido uma recepção amorosa e humanamente digna. Ao contrário de Odent, Leboyer não era um clínico, mas em todas as partes do mundo ginecologistas engajados confirmam atualmente as suas idéias.

Simplificando, poderíamos dizer que Leboyer trouxe a humanidade de volta às maternidades. Como primeiro ginecologista homem ocidental, ele por certo reconheceu que o parto é um acontecimento arquetipicamente feminino, e por isso exige o conseqüente ambiente e atmosfera próprios.

Grantley Dick-Read pode ser considerado o médico pioneiro do parto natural. Ele foi o primeiro a reconhecer que uma grande parte das dores do parto se deve ao medo da mãe. Sua influência sobre a medicina convencional foi forte e diz respeito principalmente aos cursos de preparação para o parto. Ele se baseou neles em dar boas informações e preparar a futura mãe, a fim de interromper o círculo vicioso do medo, da tensão e da dor. Sua pretensão era, em última análise, voltar ao parto natural.

A parteira *Sheila Kitzinger* ficou mundialmente conhecida por seu engajado discurso de defesa de como tratar mães e pais como adultos capazes e lhes dar de fato a livre escolha, de modo que eles possam encontrar a orientação perfeita para si mesmos e para o filho. Nisso ela manteve principalmente o interesse da criança como um ser consciente com determinados direitos em vista. Principalmente nos Estados Unidos sua influência ainda é maior do que aquela da escola francesa de ginecologia, e como muitas coisas ela veio de lá para nós e contribuiu bastante para a mudança da situação do parto na direção de um ato natural e belo.

O médico inglês, *Robert Bradley*, enfatizou a inclusão do parceiro e introduziu o parto com o apoio do acompanhante. O parceiro ou uma amiga da parturiente também é treinado como terapeuta no período anterior ao parto. É claro que isso também pode trazer desvantagens, quando esses ajudantes leigos exageram seu papel e às vezes se tornam mais determinados do que as próprias médicas. Quando como futuro pai ele toma as rédeas da situação e *ela* e o filho se tornam figurantes, a idéia em si muito boa foi obviamente exagerada. Assim, esse bom caminho na sociedade patriarcal logo pode trazer uma sombra desagradável, porque o senhor da casa quer impor-se como gerente do parto da "sua" mulher e do "seu" filho.

O método proveniente da Rússia e tornado popular pelo médico francês *Ferdinand Lamaze* com o mesmo nome é de influência dominante na Rússia e na França e usado, além disso, em vários outros países. Do seu cabedal de idéias provém a escola da modificação do comportamento por meio do condicionamento, como foi fundamentada originalmente por Pavlov. Aqui trata-se principalmente de livrar a mulher do medo por meio da informação objetiva e desviar sua atenção das dores por meio de exercícios de descontração e respiração rítmica.

Cada uma das teorias e métodos mencionados lança pontos centrais diferentes e a seu modo se transforma em advogado das diversas pessoas envolvidas. Naturalmente, o ideal seria se todos tivessem seus direitos assegurados e pudessem cumprir seu papel. O melhor caminho para isso deveria ser finalmente o natural, que parte do fato de que o parto é algo essencial, portanto normal e dado pela natureza.

Já é tempo de se dar o passo de reconciliação entre as posições e escolas radicais, pois são exatamente os progressos da medicina de alta tecnologia que lhes permitem novamente confiar no curso natural, tendo uma grande segurança como retaguarda.

Sintonização com o parto e o pós-parto

De grande ajuda podem ser, muitas vezes, as conversas com a própria mãe, que assim tem uma oportunidade de se preparar aos poucos para o seu papel de avó. Também com amigas que já tiveram filhos é possível estabelecer interiormente as posições, numa troca anímica, e então o papel de mãe pode ficar mais claro. A situação na própria família pode ser discutida com o parceiro ou ser organizada. Ele precisa de um tempo para adaptar-se ao papel de pai, uma vez que ele tem muito menos estímulos exteriores e ajudas para isso.

Com freqüência os cursos de como cuidar dos bebês são um bom programa de sintonização com o período pós-parto, bem como os livros que abordam esse período e os seus temas. Durante os cursos preparatórios para o parto, que antigamente ficavam nas mãos do corpo médico e que visavam exercícios funcionais de respiração e ginástica para melhor dilatação dos quadris, surgem novas possibilidades. Os exercícios funcionais treinados muitas vezes eram esquecidos com o *stress* do parto e até traziam uma sensação de fracasso.

O Parto

Atualmente as mulheres não raro tomam todo o processo nas próprias mãos. Quando *elas* tomam consciência do trauma do próprio nascimento na correspondente terapia, libertando-se dele, criam de passagem a melhor base para um parto bem-sucedido.

A preparação do parto do filho por meio das já mencionadas possibilidades das viagens interiores pode da mesma forma prestar serviços inestimáveis. Quanto mais cedo a mãe entrar em contato com sua voz interior, tanto melhor. Tudo favorece o fato de que não só uma mãe bem preparada, mas também uma criança "informada" consegue *sintonizar-se* com o parto e ousa saltar de cabeça na vida com mais facilidade.

Partindo daí são recomendados cursos preparatórios por clínicas isoladas, maternidades ou também parteiras autônomas, que são especialmente adaptadas ao tipo de parto escolhido. É óbvio que um parto em casa requer um preparo diferente e muito mais intensivo do que um parto controlado pelos médicos numa clínica especializada. Quando a mãe quer ser com o filho a principal pessoa no parto, ela tem de fazer mais com relação ao preparo dos dois, a fim de poder desempenhar esse papel de modo apropriado. Quem tiver tempo suficiente e o correspondente interesse pode, por exemplo, criar a base ideal para o parto por meio de exercícios de yoga e a correspondente filosofia de vida.

Por outro lado, trata-se de um ato de honestidade quando uma mulher, que está tensa até pouco tempo antes do parto por motivos profissionais, decide-se pela ampla ajuda oferecida por uma maternidade moderna, onde lhe é tirada grande parte da responsabilidade. Há hoje muitas vezes o perigo da perda de tempo na direção oposta, talvez no caso de uma mãe esgotada que só aceita o *rooming-in* porque não quer ser considerada uma mãe desnaturada.

A escolha do local e do tipo de parto

O melhor lugar para o parto por certo é aquele em que a mãe se sente melhor e mais segura, bem como mais bem cuidada. Só ela mesma deveria determinar — talvez depois de uma conversa com o parceiro — onde quer dar à luz. No entanto, isso só acontece em teoria. Na prática, além do parceiro, muitas outras pessoas mais ou menos engajadas tentarão se imiscuir — começando pelos próprio pais até as médicas que estão tratando dela.

O lugar habitual para o parto nos países de língua alemã hoje é a maternidade, depois de milhões de anos em que não havia nenhuma alternativa a não ser o parto em casa. A questão é se o parto no hospital realmente traz vantagens. Quando observamos o índice de mortalidade de mães e filhos nos últimos séculos, à primeira vista tem-se a impressão de que é preferíível o parto no hospital. De todo modo, aos poucos parece que o parto em casa oferece uma verdadeira alternativa, mesmo que seja visto com desconfiança pela maioria das médicas convencionais e seja associado à formação do medo. Estudos recentes afirmam que os partos em casa apresentam um índice menor de mortalidade. Uma pesquisa australiana sobre 3.400 partos feitos em casa mostrou também que nesses partos aconteciam menos cortes e rupturas do períneo. Na Inglaterra, onde 94% de todos os partos acontecem em hospitais, também se parte do princípio de que os partos em casa apresentam menos complicações.

Na Holanda, desenvolveu-se um compromisso digno de nota. A mulher se prepara junto com uma parteira de sua escolha para um parto em casa, mas ao mesmo tempo uma clínica é informada em todas as ocorrências do futuro parto. Nos raros casos de emergência, uma espécie de médica ginecologista de plantão chega no menor espaço de tempo com sua clínica móvel, denominada sala de parto ambulante. Desse modo, às vantagens do parto em casa podem ser associadas as possibilidades da medicina intensiva e de emergência. Os resultados com esse tipo de verdadeira obstetrícia muito divulgados na Holanda não são de modo algum piores do que os da Alemanha, com um número enorme de partos em clínicas.

Em 1986, na Holanda, o índice de mortalidade infantil logo depois do parto estava em 1,39%; nos partos domésticos era de apenas 0,22%. Se levarmos em conta apenas o parto de primogênitos, nas clínicas correspondiam a 2,0%; nos partos em casa, somente a 0,15%. O grande mérito da ginecologia holandesa consiste em fazer uma formidável seleção, e só assim podem ser compreendidos os números acima. Lá, cuida-se para que as mulheres com uma verdadeira gravidez de risco dêem à luz em hospitais, mas que as outras os tenham em casa. Esses números se referem a 119 mil partos em clínicas e a 66 mil partos em casa.

Atualmente, nos Países Baixos, 38% das crianças ainda vêm ao mundo em casa. Há dez anos havia muito mais, então infelizmente as holandesas estão se adaptando à tendência moderna para as complicações, em vez de voltar outra vez aos procedimentos mais saudáveis e naturais.

De todo modo, nos exames comparativos acima mencionados, naturalmente é muito difícil levar em conta que o índice de mortalidade nos partos em casa já é menor porque muitos dos partos de risco, que dependem de tubo de sucção, fórceps ou cesarianas, acontecem nas clínicas; e por outro lado, os preparativos das mães que se decidiram por um parto em casa com freqüência são visivelmente melhores.

Ao modelo holandês, nos países de língua alemã se contrapõe um número imensamente pequeno de partos em casa, que de todo modo são feitos sem o acompanhamento técnico de uma clínica, visto que as clínicas ambulantes não existem aqui. O motivo para isso está principalmente na grande indisposição das médicas em recomendar ou aceitar o parto em casa. Ao contrário, hoje as parteiras que se especializaram nesse trabalho ainda são discriminadas. Existe atualmente uma verdadeira batalha entre as clínicas pelos futuros partos cada vez mais escassos. Isso torna a situação das poucas parteiras que defendem o parto em casa ainda mais difícil.

Mas apesar das desvantagens para as parteiras autônomas, a situação de concorrência traz também vantagens, pois faz com que cada vez mais clínicas se esforcem por combinar as vantagens da atmosfera dos partos domésticos com as de uma aparelhagem superior, que chegam até a possibilidades destinadas a facilitar o parto, como o parto na água. Sem levar em conta esses mais recentes avanços, o parto em clínicas só traz vantagem para mãe e filho num dos raros casos de emergência em que é preciso ter imediatamente à mão a medicina intensiva ou de livrar a mãe ao máximo do trabalho caseiro.

A maternidade

As vantagens e desvantagens do parto na clínica naturalmente dependem da casa da paciente: em parte devido à pressão da concorrência entre as clínicas isoladas, em parte pelas casas surgidas graças ao bom senso, que uniram as muitas vantagens do parto em casa com as possibilidades da moderna medicina clínica e possibilitaram uma espécie de parto em casa com um alto padrão de segurança. Aqui se tenta com certo sucesso superar a atmosfera hospitalar e oferecer um espaço não-clínico apropriado para um dos acontecimentos mais naturais da vida.

Por outro lado, existem também muitas clínicas que estão totalmente impregnadas pela influência da medicina de alta tecnologia e onde a futura mãe mergulha numa situação de anonimato totalmente impróprio e é internada como doente. Ela então tem de se ajustar totalmente à medicina convencional e aos planos de seguro de saúde. A parteira, na maioria das vezes, não pode ser escolhida pela futura mãe, e só na hora do parto e segundo o convênio em que está inscrita, fica sabendo qual parteira estará ao seu lado. Por isso, falta no parto, mas também no tempo que o antecede, o importante vínculo de confiança entre ambas. A médica que cuidará da mulher também é determinada mais ou menos pelo plano de saúde.

A coisa mais desagradável depois do anonimato no ambiente hospitalar é a entrega ao pessoal da clínica e a possibilidade de a mulher, na crise do seu parto, tornar-se vítima da intervenção médica. Assim como é importante em caso de necessidade ter acesso a uma rápida e segura cesariana, é questionável *quando* essa necessidade surge. As estatísticas comprovam timidamente e sem emoção que na Alemanha são realizadas duas vezes mais cesarianas consideradas necessárias do que na Suécia — comparáveis também na mortalidade materna e infantil. E, além disso, se constata que esse índice é ainda mais alto nas clínicas em que as médicas têm um interesse econômico no parto por cesariana, conforme comentários unânimes. Os números falam uma linguagem triste e clara, que torna todos os cuidados questionáveis e revela que outros interesses bem diferentes do bem-estar da mãe e do filho ajudam na tomada de decisões. Em resumo, pode-se dizer que a idoneidade da clínica para partos é tanto menor quanto maior for ali o anonimato e a crença das médicas na alta tecnologia.

Essas desvantagens naturalmente se contrapõem às vantagens do parto em clínicas. Uma grande vantagem já existente nas antigas instituições para partos e que continua em vigor até hoje é a libertação das mulheres do serviço caseiro e dos cuidados com o bebê. Eram-lhes tomadas com a responsabilidade pelo parto também os cuidados com os recém-nascidos e, com isso, eram-lhes logo tomados os filhos, tanto que elas só podiam vê-los segundo regras severas e nos períodos de amamentação, embora eles estivessem sendo bem-cuidados. Elas podiam assim recuperar-se do *stress* do parto e às vezes também da gravidez, o que em casa nem sempre era possível. Aqui está uma vantagem para muitas mulheres que vivem em pequenas famílias ou sozinhas e que precisam da clínica para esses cuidados. Hoje, na maioria dos casos, elas têm a vantagem adicional de poder manter o filho junto de si, se o desejarem. A principal vantagem da clínica, portanto, é que todas se libertam das tarefas diárias, pois o lar é um campo muito sobrecarregado de trabalho. Nesse ponto, a clínica aqui pode oferecer ainda mais vantagens, se não perturbar a necessária calma das mães com a sua agitação organizacional.

Um parto em casa pressupõe uma família que funciona bem, no sentido da antiga grande família, que nesta época tende para o isolamento individual; nesse aspecto, o parto em casa não tira a importância da clínica.

Por outro lado, naturalmente, os modernos conhecimentos no âmbito fisiológico, talvez o de que o líquido amniótico verde não indica necessariamente falta de oxigênio, podem contribuir de modo essencial para a melhoria da segurança da mãe e do filho. Sabemos hoje, por exemplo, que no parto a criança consegue sobreviver com uma quantidade de oxigênio muito menor do que a requerida por um adulto, graças à assim chamada economia de oxigênio. Assim, os órgãos mais importantes — o cérebro e o coração — continuam sendo nutridos durante um tempo suficientemente maior, mesmo que os batimentos cardíacos já sejam fracos. Isso dá ao ginecologista, por

O interessante é que muitas vezes aquelas ginecologistas que provocaram esse progresso foram as primeiras a buscar outra vez o caminho natural. Devemos grande parte dessa pesquisa de base aos holandeses, que ao mesmo tempo foram aqueles que tiveram a coragem de manter vivos os métodos antigos, como o parto em casa, provavelmente porque com seus novos conhecimentos e a sua inclusão nos métodos terapêuticos modernos haviam criado grande segurança.

O parto em casa

Um passo conseqüente na direção da naturalidade é a volta ao parto em casa, que tem a vantagem de que mãe e filho estão no próprio ambiente desde o início; e o pai também não fica limitado aos horários de visita, mas pode estar presente quando e como quiser. O parto em casa também justifica o fato de os nascimentos serem algo totalmente natural e que, na verdade, nem sempre cabem a um hospital. Por sorte, mãe e filho são totalmente saudáveis na maioria dos casos.

Nesse meio tempo, a situação da higiene doméstica é até vantajosa. O problema do hospitalismo — o desenvolvimento de germes resistentes, portanto, de germes que quase não podem mais ser contidos pelos antibióticos — não acontece em casa.

Mais decisivo ainda é que o ambiente seja adequado e a mãe, e com ela o filho, sintam-se protegidos. A filosofia espiritualista parte do pressuposto de que o início é decisivo e que, na verdade, tudo já é definido no início. E, por isso, simbolicamente é natural que se prefira deixar a nova vida começar em casa, e não num hospital. Esse simbolismo de local, ganha importância na consciência de muitas mulheres sensibilizadas para o parto, embora ainda não seja levado muito em consideração atualmente. As médicas que abordam o tema de modo puramente racional, que só têm em vista as vantagens técnicas oferecidas por uma clínica, não fazem justiça a essa sensação materna.

O alfa e o ômega do parto em casa, contudo, é que sejam ministrados bons cuidados à mãe e ao filho. Neste caso, naturalmente, a mãe da mãe pode crescer maravilhosamente desempenhando o papel da (Grande) Mãe, desde que o relacionamento entre ambas suporte esse trabalho conjunto. No passado, a seqüência da geração feminina sempre foi importante nos partos e pode ser também hoje. Entretanto, um parto, com o seu possível teor dramático, não é um momento apropriado para curar uma relação deteriorada entre mãe e filha ou entre avó e mãe.

Igualmente importante é a escolha da parteira e o seu papel. Na clínica é totalmente impróprio ao acontecimento a parteira ser substituída devido ao plano de saúde e, desse modo, muitas vezes ser totalmente desconhecida para a futura mãe. Com a escolha consciente da parteira pode iniciar-se um relacionamento que tem no parto o seu ponto alto, embora comece muito antes disso e continue para além dele. Assim, a futura mãe conquista uma pessoa em quem pode confiar em todas as situações presentes e em circunstâncias desafiadoras. Quanto menor for a ligação entre a seqüência das gerações, tanto mais importante torna-se o papel da parteira nesse aspecto.

Em todos os partos em casa deve-se pensar sobre o fato de as parteiras autônomas também sofrerem discriminação no seu trabalho. As poucas parteiras nessa situação, que têm a coragem de orientar os partos em casa, já não podem confiar na substituição. Isto é, quando dois partos concorrem um com o outro do ponto de vista do tempo, uma das duas parturientes será abandonada e terá então de ir a uma clínica, para o que está tão pouco preparada, como a clínica para recebê-la. Isto é, por causa da sua discriminação, o parto em casa de fato fica problemático. Também é preciso levar em conta que a própria situação moderna da moradia talvez não seja apropriada para um parto em casa (pouco espaço, paredes muito finas, de modo que a *mulher* não pode se soltar acusticamente, vizinhos curiosos, etc.).

Perguntas importantes sobre um parto em casa:

- Pode-se esperar um parto normal? Pois só nesse caso o parto em casa é uma possibilidade segura.
- A mulher sente-se realmente bem com a decisão? Segundo a experiência, aquelas que se deixam convencer a fazer um parto em casa podem contar com complicações.
- Foi encontrada uma parteira que também está à disposição antes e depois e em quem se pode confiar que estará presente na hora do parto?
- A parteira já realizou vários partos com sucesso? Ela deve ter formação básica para poder reconhecer prematuramente as complicações. Além disso, deve reconhecer seus limites e possuir os instrumentos mais modernos.
- A parteira sabe como reviver o recém-nascido? Num caso imprevisível de necessidade, ela deve buscar imediatamente a ajuda da medicina convencional.
- Existe uma pediatra que faz visitas em casa?
- É possível chegar a uma clínica em cerca de vinte minutos?

O Parto

- Existem ocasionais crianças mais velhas e a organização doméstica está bem cuidada?

Motivos que desaconselham um parto em casa:

- Doenças fundamentais graves como diabete e hipertensão — principalmente quando são provocadas pela gravidez.
- Histórico de cirurgias do útero, como cesarianas.
- Histórico de parto de natimorto.*
- Suspeita de má formação da criança.
- Placenta que tranca a saída (*plazenta praevia**).
- Pelve possivelmente estreita demais.
- Tendência ao parto prematuro.*
- Gravidez de múltiplos.
- Criança na posição de costas ou na transversal.*
- Primípara com menos de 16 anos ou mais de 35, parturiente com filhos, mas com mais de 45 anos.

O parto ambulante

O parto ambulante é um compromisso assumido entre a clínica e o parto em casa, e a tentativa de integrar as vantagens de ambos como solução. Diversos hospitais, casas para parto e consultórios médicos oferecem esse serviço; e para mulheres que preferem estar em casa, mas não querem perder a proximidade direta de uma médica com todas as suas possibilidades técnicas, ele é quase obrigatório. A mãe pode esperar a fase da dilatação em casa, e umas poucas horas depois do parto na clínica, ela já pode voltar para casa.

Em princípio, a possibilidade de voltar para casa logo depois do parto sempre existe para a mulher — de preferência combinada com uma médica digna da sua confiança — pois também numa clínica normal a mulher pode ter alta conforme o próprio desejo a qualquer momento, desde que se sinta pronta para isso. Entretanto, ainda hoje ela é posta sob pressão pelas médicas que não reconhecem os sinais do tempo. Ela precisa assinar um papel e pode ter problemas em ser cuidada adequadamente por uma parteira nos dias subseqüentes.

Pontos que devem ser observados num parto ambulante:

- A parteira conhecida que cuidou antes da mulher pode dirigir o parto?
- A parteira estará à disposição no tempo anterior e posterior ao parto?
- Haverá ajuda para cuidar da casa nos dias depois do parto?

- Até que ponto a mulher pode ajudar a realizar o parto?
- Há garantia da regeneração da mãe nesta escolha?
- O parceiro não carrega somente o conceito teórico, mas também aceita a responsabilidade vindoura e o trabalho prático?

A casa de partos

A casa de partos pode representar uma opção cada vez mais comum. Aqui tenta-se igualmente unir as vantagens de uma atmosfera doméstica com os cuidados de uma clínica. Entretanto, o ponto central aqui é a atmosfera, e no parto ambulante ele recai sobre a aparelhagem clínica. Assim, por exemplo, em geral é muito mais fácil conseguir uma alimentação integral saudável numa casa de partos do que num hospital comum, onde em geral se convalesce não por causa, mas apesar da comida. A alimentação integral faz parte de muitas casas de partos quase tanto como a adequada instrução do movimento orientado para a idéia básica, o que tem vantagens que não devem ser minimizadas. Em muitas casas de partos também impera uma receptividade fundamental para as medidas que sustentam o parto com remédios homeopáticos e florais de Bach, aromaterapia e técnicas espirituais até a meditação. Esta pode ser uma vantagem, tanto do ponto de vista médico como da atmosfera — entretanto, somente quando não é exagerada e não leva ao desconhecimento das possibilidades da medicina convencional nos casos de extrema necessidade.

É um fato conhecido que uma clínica de partos pode ser dirigida sem medicamentos químicos, pois sabemos muito bem lidar com o tesouro de remédios homeopáticos. Mas é preciso ponderar que a boa homeopatia clássica, segundo a linha diretiva de Samuel Hahnemann, é infinitamente mais difícil e exige muito mais tempo para ser aprendida do que a em si relativamente fácil medicina convencional. No caso sério do parto, uma boa medicina convencional deve ser imprescindivelmente preferida a uma má homeopatia. Entretanto, uma boa homeopatia é a melhor solução, sobretudo quando ela também sabe como avaliar corretamente os limites do método. Algo semelhante vale para a medicina antroposófica, quando é introduzida de forma competente na obstetrícia.

Uma grande vantagem da casa de partos é a união de uma atmosfera confortável, caseira, que em geral a mulher pode ajudar muito mais a estabelecer, num caso de emergência, do que nas clínicas com as possibilidades da medicina convencional. Quando um bom plantão de emergência médica funciona bem, é uma vantagem que a medicina seja pouco perceptível e fique totalmente em segundo plano.

Entretanto, hoje já se tenta isso em clínicas de parto como a de Baden-Baden, onde um aposento confortável é transformado numa moderna sala de partos muito rapidamente; ou em Straubing, onde o caminho da sala de partos à UTI pode ser percorrido em um minuto. Essas duas clínicas aqui mencionadas servem de exemplo para muitas outras. Considerando tudo isso, no que diz respeito aos casos de emergência mais graves é preciso ponderar que essa prática realmente é rara. Assim, a constante menção desses casos é uma péssima preparação para o parto; porém, a total repressão dessas possibilidades é igualmente imprópria.

Em geral, o parto é um processo natural e normal. Por isso, é importante que a mãe se prepare para esse ponto máximo da sua vida numa atmosfera de elevação, livre de medo. Que as médicas devem sempre estar preparadas para um caso raro entre os seus casos, é um problema delas e assim deve permanecer. Na maioria das vezes esse caso surge na casa de partos, visto que as médicas só são buscadas quando são realmente necessárias — portanto, na maioria dos partos, não são chamadas.

O plano do parto

Por mais que um plano de parto seja importante, deve ficar claro que ele pode ser recusado a qualquer momento pela parturiente ou, com o consentimento dela, deve ser adaptado às circunstâncias. No período anterior ao parto, a mãe pode determinar o local e o tipo de parto que deseja, estabelecendo os limites essenciais e, com isso, predeterminando as decisões mais importantes. Mas também aqui as coisas podem correr de modo diferente, e para isso deve haver abertura. Justamente onde essa abertura no sentido da sentença do Pai Nosso "Seja feita a Vossa vontade..." estiver presente, o plano será efetivo, ao contrário de quando se tenta mantê-lo de modo intransigente. Este último plano pode ameaçar a mãe e a criança. Mas a partir daí isso vale para todas as situações: cada conceito se apresenta como a realidade e com isso torna-se um impedimento para decidir uma situação fazendo justiça ao momento.

Por isso é tão importante para uma mãe, que visa ter um parto natural, que ela encontre uma médica ou parteira em que possa realmente confiar. Pois só então ela pode estar realmente segura de que o plano do parto só será modificado pelo outros quando isso for cientificamente necessário.

Justamente quando ela decidiu-se no caso normal por medidas supérfluas como analgésicos e outras infusões, rompimento prematuro da bolsa amniótica, registro das dores, constante supervisão da criança pelo monitor, indução do parto, corte do períneo, etc., ela tem de saber com certeza que todas essas medidas só serão usadas em caso de emergência, mas, nesse caso, sem hesitação e com total competência. Por isso faz sentido também, que elas não sejam classificadas como "o fim do mundo", mas como o início de um outro, podendo reconhecer cenários superimportantes para a sobrevivência, manejados pelos especialistas de modo rotineiro e seguro. Somente então a mulher pode confiar interiormente nas intervenções, o que nessa situação é extremamente útil para todos os envolvidos. A bomba de sucção e a cesariana naturalmente já salvaram a vida de muitas mães e filhos; quando são reservadas para situações de exceção, elas são uma bênção. A mãe tem de poder confiar nisso.

O pai durante o parto

Durante muito tempo era impensável, nas maternidades, que um pai pudesse estar presente ao parto do filho. O parto era considerado uma questão puramente feminina, mesmo que fosse feito na maioria das vezes por médicos. Somente no passado próximo, a presença do pai tornou-se costumeira, e em muitas clínicas hoje já é uma variante quase normal.

Há vinte anos o papel paterno durante o parto limitava-se exclusivamente a ver o bebê por trás de uma placa de vidro, algumas horas depois de ele nascer. De uma longa série de berços, um dos bebês era retirado e trazido junto ao vidro por uma das enfermeiras pediatras, e o pai, a distância, podia fazer gestos mais ou menos significativos. Tocar ou falar estava fora de cogitação por motivos (exagerados) de higiene. Esse distanciamento, expresso pela placa de vidro, que impossibilitava o contato físico direto, e simbolicamente fortalecido pela mulher desconhecida, que chegava mais perto da criança do que o próprio pai, visto que esta só lhe era mostrada de longe, não raro também determinou o caráter do relacionamento entre pai e filho por longos períodos. Hoje, deixamos isso para trás e abrimos um longo e bem-sucedido caminho de reconhecimento da importância do pai.

Na época desses partos clínicos com ausência paterna chegamos por muito tempo a conseqüências semelhantes às dos povos arcaicos, mesmo que com outra argumentação. Estes, na maioria das vezes, excluem o pai do acontecimento do parto, para em primeiro lugar protegê-lo das influências "más" (ou demasiado fortes) do sangue feminino — e o mais que os preconceitos contra a "maldade feminina" possam imaginar. Possivelmente os povos arcaicos também reconhecessem o caráter de iniciação do parto, e assim como as mulheres não têm acesso às iniciações masculinas, os homens também não podiam participar dos ritos femininos.

Nós, ao contrário, declaramos que o verdadeiro problema são os germes, e que o pai é uma perigosa fonte de infecção. Por isso ele é excluído do acontecimento direto do parto e, mesmo depois, há uma placa de vidro entre o filho e o pai. Mas essa exclusão acontece — como na sociedade arcaica — com plena observância do rosto do pai. O melhor que ele pode fazer depois pela mãe e pelo filho é manter-se o mais distante possível de tudo. Então o seu papel de pai moderno, por muitos caminhos confusos, coloca-o animicamente diante de problemas desigualmente maiores.

Entretanto, a intromissão moderna, não de todo destituída de problemas para o pai no processo do parto, tem para o filho a grande vantagem de ver o rosto do pai prematuramente, e a sua influência sobre ele torna-se possível, embora na maioria das vezes ainda seja menosprezada.

Muito tempo antes dos partos em maternidade, também na nossa latitude — por medos supersticiosos que hoje existem também — os homens evitavam intrometer-se em acontecimentos femininos como o parto. Além disso, os médicos homens eram proibidos, sob pena de castigo, de ajudar nos partos, visto que estes eram considerados impuros e altamente perigosos para o sexo masculino. Muito cedo se acreditou, por certo devido aos gritos durante o parto, que forças femininas demoníacas estavam em jogo e que estas poderiam ser prejudiciais ao homem. Como naquela época um médico praticamente nada tinha a oferecer no âmbito da obstetrícia, naturalmente era mais confortável observar tudo de longe, mantendo a própria dignidade. Naturalmente, tanto menos os pais deviam aproximar-se do âmbito "perigoso".

A exclusão dos homens na hora do nascimento também pode basear-se na tradição judaica e, com isso, retroceder à base da cultura cristã. Lá as mulheres menstruadas e aquelas de dieta não tinham acesso ao templo e às atividades religiosas, porque se acreditava que os demônios nutriam-se de sangue e eram atraídos por ele. Até hoje os católicos festejam a volta de Maria à vida religiosa do templo, oito semanas depois do Natal (2 de fevereiro: Purificação de Nossa Senhora ou Nossa Senhora da Candelária).

Essas impressões claras também já foram superadas há tempos; no entanto, hoje podemos constatar que a enorme força que uma mulher manifesta durante o parto, é demais para muitos homens: o resultado pode ser adicionais distúrbios de relacionamento. Desse ponto de vista, o parto muitas vezes é um perigo para o homem e, por isso, também para a família.

Muitas vezes os futuros pais sentem isso e tentam *manter-se de fora,* por meio da manifestação de receios como: "Com o meu medo e nervosismo só vou perturbar!", ou mais simplesmente: "Não suporto ver sangue!", ou mais honestamente: "Tenho medo de ficar impotente como o XY!"

Nessas situações é aconselhável interpretar corretamente os sinais sinceros e *desobrigar* o marido do "dever" de estar presente. A futura mãe tem muito que fazer com o parto do filho, e um filho grande na forma de marido pode ser demais e, nessa situação, também uma decepção.

Michel Odent, o grande reformador e renovador da ginecologia moderna, considera os homens fora de lugar num parto. Em sua maioria, eles só perturbam e trazem mais problemas à sua mulher do que a ajudam. Também é fácil imaginar que uma mulher não se solte tão facilmente diante do marido, como é necessário para o parto.

A partir daí, a vida erótica do casal pode correr um grande risco se o homem estiver presente. Ver a sua mulher nessa situação "biológica", em que a "entrada do seu templo de prazer" apresenta-se como uma ferida aberta, possivelmente lambuzada de sangue, fezes e urina pode fixar-se em muitos homens como um quadro que inspira medo. Se esse quadro sempre voltar à tona nos posteriores momentos de erotismo, o desejo dela pode não ter nenhuma chance com ele. Pela condenação à passividade em seu papel de meros figurantes, outros homens sofrem um enorme rombo em sua auto-estima; nesse caso também desenvolvem-se problemas consideráveis. Por um lado, a imagem da fraqueza sempre pode vir novamente à tona em correlação com a força da sua mulher; por outro, ele não pode perdoá-la, inconscientemente, por essa experiência. Mas ambas as coisas podem ter um efeito destruidor sobre a frágil força masculina.

Para dificultar, no momento em que esperam o primeiro filho, atualmente muitos homens e mulheres são tudo, menos maduros do ponto de vista anímico. Uma mulher imatura quase sempre cresce com a gravidez e com um parto normal vivido com consciência, quando ele acontece sob dores e quando com essa força irresistível ela presenteia a vida ao seu filho. O parto a transforma em mãe como num ritual natural e também anímico e, com isso, em mulher adulta, o que *biologicamente* está organizado de modo mais do que significativo. Um marido, que talvez ainda seja um menino, com sua presença durante o parto só se torna pai juridicamente; ele não cresce animicamente.

Principalmente quando não está suficientemente preparado, como acontecia muitas vezes no início deste novo costume, o homem via-se numa situação de desamparo e fraqueza durante o parto, pois ele não tinha nenhuma tarefa definida e, assim, nenhum papel adequado. Enquanto sua mulher ocupava o centro das atenções e, com um violento ato de força para ele irrealizável, doava vida, ele talvez atrapalhasse as especialistas e, provavelmente, também a si mesmo. A partir da sua compreensão masculina do mundo, orientada pelo princípio do realizador, nessas circunstâncias ele não consegue realizar seu (importante) papel como apoio anímico para sua mulher e orienta-se pelos que fazem alguma coisa. Mas assim ele se volta objetivamente para aquele âmbito em que a parteira e a médica trabalham num mundo sangrento ao qual não está acostumado. Essa imagem e a concentração do seu interesse no baixo-ventre dificultou ainda mais a sua situação. Na pior das hipóteses ele se sente muito mal diante do episódio que exige tanto dele. É com essa situação que muitas piadas de ginecologistas se relacionam. Muitas vezes, nelas revela-se como é fácil lidar com a parturiente, em comparação com os cuidados inspirados por um pai desmaiado.

Enquanto o homem vive a grande força da sua mulher e ao mesmo tempo o seu amadurecimento, não raro a sua própria infância e o fato de manter-se criança, bem como o desmaio e a fraqueza, tornam-se impressionantemente conscientes. A mulher transforma-se diante dos seus olhos de uma *menina* na mãe do seu filho comum, ao passo que ele percebe quase o contrário em si mesmo, ou seja, o fato de que não está maduro para o que está acontecendo.

Como conseqüência, surge inconscientemente o medo dessa mulher forte a seu lado. Se ele ainda estiver enredado com a própria infância, por um lado isso pode levar ao fato de ele concorrer com o próprio filho, e isso não só durante o parto, mas também depois dele. Por outro lado, acontece também de ele ter saudade da sua menina, com a qual conseguia relacionar-se sem problemas, e que, ao contrário, tem dificuldades com a mulher madura que substituiu a menina. Quando essa situação não é consciente, ela pode ser perigosa para os três. Felizmente, podemos confirmar que de diversos pontos de vista o preparo do pai para o seu papel durante o parto melhorou muito. Entretanto, o desafio do salto de desenvolvimento anímico da parceira para mãe e mulher madura, que acontece na maioria das vezes, é um problema até hoje.

A isso acrescente-se que a menina com quem ele se casou, muitas vezes viveu só para ele, ao passo que "a nova mulher ao seu lado" está sempre ao lado do filho e quase não tem tempo para ele, e muitas vezes pouca força e paciência. Se esse tema das dificuldades for aprofundado, muitas vezes é atribuído à concorrência do seio. Esses pais não raro dizem que a amamentação é a razão da sua falta de desejo, o que é uma transcrição mal encoberta do próprio ciúme.

Se incluirmos toda essa possível dificuldade na reflexão, chegamos à conclusão de que em nosso tempo não se conhecem regras fixas para o comportamento do pai durante o parto, tampouco que haja indicações gerais e diretrizes. Portanto, não se sabe ao certo se o homem deve estar presente ao parto, se ele *precisa* ou *pode* fazer isso.

Por certo, da parte da ginecologia é bom que ele possa, o que ocorre na maioria dos casos. A partir daí, ambos, homem e mulher, podem perguntar se ele *quer* estar presente e se *ela* o quer ali — e então, perguntar também se, com base no relacionamento deles, ele pode dizer que não quer e se ela pode afirmar que não o quer presente ao parto. E, finalmente, ele terá de se perguntar se pode suportar animicamente estar presente, ou se está preparado para ver como sua amada não só se transforma em mãe, mas também muitas vezes numa verdadeira mulher.

Ela também não só pode perguntar-se se deseja a presença dele, mas também se talvez até precise dela. E ambos podem ter certeza de que é bom para a criança se ela tiver de lidar desde o início com o pai. Isso coloca desde cedo todo o relacionamento entre ele e seu filho numa base mais profunda.

O papel do acompanhante

A futura mamãe precisa perguntar-se de vez em quando quem ela quer presente ao parto. Talvez prefira uma amiga em vez do parceiro, talvez escolha seus outros filhos, a filha primogênita ou a mãe.

O acompanhante, especialmente o pai, terá um papel importante que, entretanto, nos homens talvez esteja mais no campo da assistência anímica. No verdadeiro sentido da palavra, o pai não tem muito a *fazer*, a não ser enxugar as gotas de suor da testa dela e outros pequenos gestos de carinho. A partir daí convém esclarecer desde o início que sua presença só pode ser útil quando o acompanhante se mantém longe de todos os aspectos ginecológicos do parto; em outras palavras: ele deve concentrar-se totalmente na mãe e em dar-lhe assistência — deixando todos os cuidados com o baixo-ventre dela nas mãos da parteira e da ginecologista.

Às vezes a parturiente também aprecia quando o parceiro acompanha sua respiração, faz-lhe uma massagem nas costas, onde dói, ou até mesmo que a ampare. Quando ela optou a tempo por uma posição em pé, ele pode apoiá-la muito bem por baixo, o que também é possível na posição sentada, caso em que ele toma posição atrás dela, podendo ela apoiar-se no seu peito. Na história da obstetrícia houve até um ferreiro que chegou ao mestrado nessa posição, e assim ficou conhecido regionalmente como um parteiro masculino.

Em essência, a co-ajuda do acompanhante limita-se a auxiliar a mãe a descontrair-se nos intervalos das dores e a estimulá-la nas dores, inspirando-lhe coragem. Uma bela possibilidade de facilitar a fase final pode ser mostrar a ela a cabeça do bebê com a ajuda de um espelho. Mas muitas mães nesse momento já estão num *outro estado* e circunstâncias para ainda poderem prestar atenção a algo exterior.

O Parto

É importante, sobretudo, esclarecer o quanto a mulher pode ser o centro das atenções. Por melhores que sejam os acordos firmados antes, ela precisa ter todas as possibilidades de modificar essas combinações a qualquer hora numa situação como a do parto, que nem com a melhor boa vontade ela poderia imaginar como seria, e da mesma forma mandar o acompanhante para fora. Para este seria bom desde o início acostumar-se com essa possibilidade, a fim de evitar as correspondentes decepções. Um pai ambicioso, fixado num parto suave e perfeito, pode no calor da situação aguda de tensão, que exige toda a atenção da mãe e também da parteira e da ginecologista, tornar-se um fator de perturbação.

Em muitas clínicas já se permite aos pais estar presentes ao parto por cesariana. Aqui, do ponto de vista psicológico, isso até é especialmente importante, pois às vezes a mãe está inconsciente (devido à anestesia) quando a criança é retirada e, assim, ela não pode vê-la. Aqui o pai pode intrometer-se, pois é muito mais harmonioso quando o filho vê primeiro o rosto do pai, em vez de o rosto de uma ginecologista estranha.

Se todos esses aspectos forem levados em conta, por certo será mais uma vantagem do que uma desvantagem, que os pais venham sendo incluídos com freqüência cada vez maior no processo. Podemos até ver nisso um movimento contrário à crescente destruição das famílias. Um pai que ajudou o filho a nascer, desde o início tem um relacionamento mais profundo com ele e também é mais digno de confiança para o filho e a família. Já sabemos muito bem como é difícil a manutenção de um relacionamento estável para ambos os pais quando o bebê desde o início tem de ficar numa incubadora na Unidade de Tratamento Intensivo. Segundo Vitus Dröscher, 39% dos bebês maltratados pelos pais são bebês de incubadora. Obviamente, a falta de um vínculo anímico profundo entre os pais favorece esses abusos.

Na situação em que o recém-nascido tem de ir para a incubadora, pediatras conscientes da responsabilidade e da dimensão anímica aceitam a presença dos pais perto da incubadora e até — mesmo que em condições de dificuldade — estimulam o contato de pele entre eles e seu filho. O método canguru ou aquele dos cuidados da senhora dra. Marina Marcovich,[17] em Viena, solucionam o problema até mesmo pela renúncia às incubadoras, na medida em que a mãe deixa a criança *amadurecer* sobre o seu corpo.

Às vezes as crianças participam dos partos e vêem sua irmãzinha vir ao mundo. Isso pode ser bonito e trazer vantagens para os irmãos mais velhos. Dessa maneira, são reduzidos os ataques de ciúme que costumam ocorrer; esse era o método com o qual as mães das sociedades arcaicas se poupavam da conseqüente guerra psíquica. Assistir ao parto traz outras vantagens importantes para as meninas: elas podem aprender como se dá à luz, motivo pelo qual nas culturas arcaicas as meninas pequenas já assistiam à mãe dar à luz um filho.

A pior variante é certamente quando uma criança sem preparo percebe que a mãe desaparece por alguns dias e depois surge outra vez com uma rival no colo. Mas se a criança já foi iniciada durante toda a gravidez, se sentiu os movimentos da irmãzinha na barriga da mãe, se foi incluída na escolha do nome, se ajudou a escolher as coisas do bebê ou (em partos domésticos) conviveu com as visitas da parteira, então sua presença no parto da irmãzinha é um grande acontecimento na sua vida e sua inclusão se tornará uma grande vantagem para a família.

Entretanto, crianças menores precisarão de uma outra pessoa de referência, ao menos na fase do trabalho de parto, visto que o pai, concentrado na mãe, já está sobrecarregado. Naturalmente, muita coisa depende da idade e da motivação da criança. A presença por certo só é aconselhável no caso de um bom preparo; e no caso do pai, a presença dele não deve degenerar em mero cumprimento do dever. Não é preciso ter medo de que as crianças não possam suportar o sangue ou as manifestações de dor da mãe. Se estiverem adequadamente preparadas, em geral elas saberão lidar com isso.

Com o pressuposto de que os possíveis problemas sejam levados em conta e se converse antes sobre eles, a presença do parceiro ou de outra pessoa de confiança traz um grande progresso à obstetrícia. É preciso observar que muitas vezes as mães e as ginecologistas dominam muito bem a sua parte na nova situação; os pais ainda têm de desenvolver-se para o novo papel.

A iniciação do parto

O nascimento é bem mais do que um parto, ele é o passo para a verdadeira vida. Do mundo da unidade o bebê passa por um desfiladeiro estreito para a nova amplidão do mundo polarizado dos opostos.

Essa temática fica muito clara no âmbito físico. No ventre materno o nascituro ainda é totalmente nutrido pela mãe, e o sangue flui numa ampla corrente pela única grande câmara do coração, enquanto a respiração pulmonar propriamente dita ainda descansa. Com o nascimento e o desenvolvimento das duas asas do pulmão, a criança está ligada à inspiração e à expiração e, com isso, à polaridade. Em seu centro, o coração, agora surge o fechamento da parede divisória, e de um coração provêm dois claramente separados: o esquerdo, que bomba sangue para a circulação do corpo, e o direito, que o envia para os pulmões.

A ligação com a unidade é interrompida pela primeira vez — no que diz respeito ao cordão umbilical —, ela até é cortada. Para a criança devem abrir-se novos caminhos em seu novo mundo, para que ela possa ter experiências paradisíacas de unidade. Quando mais tarde ela estiver aninhada nos braços da mãe e sentir seu calor do lado de fora, ao menos se recordará delas.

O parto foi interpretado de diferentes maneiras nas diversas épocas. Na visão de uma concepção espiritual do Universo, ele é o salto ou também a queda na polaridade e, com isso, um acontecimento necessário, porém pouco euforizante. Shakespeare colocou estas palavras na boca do rei Lear: "Quando nascemos, choramos, porque pisamos no grande palco dos tolos."

No mundo burguês, que se concentra totalmente no aquém e aqui busca a realização, o parto é, ao contrário, uma festa de alegria, visto que a criança assegura um novo trecho de continuidade à cadeia familiar da vida. Quando se tratava de um assim chamado primogênito, até o nome era transferido para a geração seguinte e era salvo. Pessoas espiritualmente engajadas interessam-se menos por essas idéias, visto que vêem o desenvolvimento na polaridade principalmente com vistas à unidade que, da perspectiva terrena, parece ser o além.

O parto também é uma situação arquetípica. Não é à toa que falamos em outro inter-relacionamento de "partos difíceis", talvez ao mencionarmos a puberdade. Assim, o parto torna-se um protótipo para todas as experiências de transição e, com demasiada freqüência, mostra de modo dramático do que se trata.

Sem que se possa culpar ninguém, a vida paradisíaca na proteção do ventre materno com suas experiências oceânicas acaba aos poucos no aperto da saída da pelve materna. Do paraíso ilimitado surge uma prisão apertada e depois até uma espécie de sala de torturas, quando entre dores a cabeça infantil é forçada para a pequena pelve da mãe, como em um torno. O antigo paraíso precisa ser sacrificado para que um novo fique à vista, sem que exista nenhum tipo de perspectiva. Ao contrário, a criança agora está presa no típico país de ninguém entre duas fases de vida, e sofre um estado de total falta de poder e entrega. Só quando ela fez a sua parte nessa viagem noturna, a viagem para o país desconhecido continua e, com a entrada no útero, abre-se para ela uma perspectiva inteiramente nova.

Como depois de cada transição de vida, agora começa tudo outra vez, desde o início. As etapas são sempre as mesmas: perda e possível sacrifício consciente do costumeiro espaço vital, sofrimento no país de ninguém entre os mundos e, finalmente, a ruptura para o novo trecho de vida, deixando para trás todas as seguranças conhecidas. Quanto maior for a consciência com que essas etapas de desenvolvimento forem dominadas, tanto mais cedo se pode falar da festa do nascimento da perspectiva infantil.

Meios naturais e alternativos para facilitar o parto

Em quase todas as medicinas populares existe um grande número de receitas para facilitar o parto. Entre as mais fáceis estão mudanças constantes de posição, o movimento da mãe na fase de dilatação, de modo que a dor seja ativamente mitigada e fornecida uma válvula de escape à inquietação ocasional. Na posição ereta a mãe também pode respirar melhor e, assim, a criança recebe um melhor suprimento de oxigênio. Além disso, o parto é apressado, porque a cabeça da criança pressiona o útero.

A mudança de posição de pé para a sentada, ou da de joelhos para a de cócoras, ou da postura sobre os joelhos e cotovelos novamente para a posição deitada, etc., é um alívio para algumas mulheres. Quando a posição é mudada a cada meia hora, as dores diminuem, seu efeito aumenta e, afinal, esse é o objetivo. Dores mais fracas de grande efeito aceleram o parto com menos dor. Os ginecologistas Michael Adam e Volker Korbei[18] dão a seguinte média de tempo: na troca entre as posições sentada e em pé o período de dilatação leva 3 horas e 31 minutos; na troca entre as posições em pé e deitada, 3 horas e 55 minutos; na posição exclusivamente deitada, no entanto, 6 horas e 20 minutos, portanto, quase o dobro do tempo.

Banhos relaxantes também têm sido mantidos e trazem em certa medida as vantagens de um parto na água, que tantas vezes acontece sem um planejamento. A criança não está mais ameaçada, o perigo de infecção não é maior, e o perigo da asfixia não existe devido aos reflexos infantis. Em compensação, graças ao calor, os tecidos da mãe podem amolecer melhor, o que facilita o parto. *O uso de calor* relaxa os tecidos e impede as dores em certas circunstâncias.

Massagens feitas pelo parceiro ou por uma amiga também podem ajudar, à medida que ao menos estimulam um relaxamento agradável e desviam a atenção da dor. Algumas mulheres nessa situação fazem questão de não serem tocadas, o que deve ser respeitado. Quando isso for agradável para ela, as massagens nas costas preservam enfaticamente a região do osso sacro e da região lombar.

O alcance e as grandes vantagens de uma *medicação homeopática* já foram mencionados. Também a *fitoterapia*, com seus valiosos remédios à base de ervas, pode oferecer algo que facilita o parto da mulher.

A medicina chinesa abrange mais do que a *acupuntura*, sendo que esta já foi testada por nós e apresenta grandes vantagens no apoio à gravidez. Com ela, por exemplo, podemos estimular a irrigação sangüínea nos quadris, especialmente na região do útero, e segue-se um agradável relaxamento e tranqüilidade. Não é obrigatório que se espete com agulhas, embora a ameaça seja exagerada, mas há métodos como a acupressura, a massagem

O Parto

dos pontos, ou a moxibustão que também cumprem seu objetivo na mão de pessoas experientes.

As vantagens do método da acupuntura também podem isoladamente ser comprovadas com números. Um estudo da primeira clínica da universidade feminina em Viena chegou aos seguintes resultados com mais de cem parturientes: as mulheres tratadas com a acupuntura tiveram claramente partos mais curtos do que o grupo de comparação, e elas não precisaram de analgésicos. Na clínica de Semmelweis, também instalada em Viena, pôde-se demonstrar que a fase de dilatação pode ser encurtada pela acupuntura no caso de primíparas em 21,5% e nas mulheres com vários partos, em 17%.

As vantagens do *treinamento autógeno* para a descontração quase não chegam aos pés das meditações orientadas, mas são melhores do que nada, e hoje já estão amplamente incluídas na medicina convencional. Entretanto, esses métodos não acompanham realmente a força do nascimento.

Também a *hipnose* pode mitigar as dores do parto, desde que se encontre uma boa hipnoterapeuta.

Uma boa preparação básica para o parto, que também pode aliviar a gravidez, é oferecida pelo Qi-Gong,[19] e pelos exercícios de yoga. Ambos os métodos podem ajudar a manter os tecidos flexíveis, e, além disso, são prazerosos, se não forem praticados com esforço obstinado.

Truques para a indução do parto

Um meio fácil para isso é o *estímulo dos mamilos* pela massagem e sucção, quando as contrações do útero podem acontecer por reflexo. O sexo cuidadoso pode ter o mesmo efeito, visto que o hormônio prostaglandina no sêmen masculino tem um efeito suavemente estimulante das dores do parto e pode suavizar o canal do parto em sua consistência e encurtá-lo.

As parteiras recomendam com freqüência um *banho relaxante completo*. Mas banhos quentes demais podem levar o bebê a uma situação de *stress* e a problemas da circulação.

Um *passeio de carro* por caminhos bastante irregulares, por exemplo, um passeio pela floresta também pode ajudar.

Um *clister* pode estimular as dores, como toda diarréia, motivo pelo qual a antiga medicina popular recomendava a cura com *óleo de rícino*. Três a quatro colheres de sopa pela manhã deviam fazer maravilhas. Dessa forma, o intestino estará limpo para a fase de pressão do parto, mas não devemos minimizar os outros efeitos colaterais, que hoje nos manteriam longe dessa medida tão violenta.

Obrigações superadas

Há um ditado que diz: "Os moinhos de Deus moem devagar." Os moinhos da medicina científica às vezes moem mais devagar ainda e, assim, temos em parte de lidar com preconceitos e medidas há muito ultrapassados. Numa época tão acelerada como a nossa, parece fazer parte do contexto que certos âmbitos venham claudicando atrás, à medida que se referem ao exposto aqui — somente em virtude de as pessoas envolvidas experimentarem o que não deveriam mais tolerar.

Na maioria das maternidades, hoje, renuncia-se *à lavagem interna e ao clister*, medidas que antigamente eram consideradas obrigatórias. Nunca uma mulher se sente tão "cheia" como pouco antes do parto. Quando além da inquietação que precede o parto uma enfermeira ainda injeta um litro de água nos intestinos da parturiente, muitas vezes isso é considerado um ato de violência. Como medida de limpeza, a lavagem tem um valor limitado, visto que uma limpeza realmente completa do intestino nem é possível dessa maneira, muito menos nas condições que precedem um parto.

Apesar disso, uma lavagem pode dar às mulheres que estão acostumadas a ela devido ao jejum ou que ao menos nada tenham contra ela, uma agradável sensação de limpeza. Nesse caso, a lavagem não faz mal. Muitas mulheres sentem-se naturalmente melhor com o intestino vazio, porque não precisam ficar com receio de ter vontade de evacuar ao fazer força. Do ponto de vista objetivo, isso não é nenhum problema, mas muitas parturientes consideram isso muito desagradável. Seja como for, é importante que não se faça uma lavagem com muita água, o que poderia intensificar as sensações desagradáveis, mas sim um esvaziamento com clister ou uma pequena lavagem. Estes têm a vantagem de não introduzir no corpo uma quantidade muito grande de água. Um miniclister seria uma boa medida para as mulheres que têm uma necessidade compulsiva de limpeza, que são muito envergonhadas ou ainda que dão muito valor à estética.

Finalmente, também o soltar-se com a lavagem é uma espécie de preparativo para um soltar-se muito maior por ocasião do parto. A defecação é uma espécie de pequeno parto, que estimula igualmente a musculatura lisa através do estímulo e, portanto, às vezes tem o caráter de introdução ao parto. Os intestinos e o útero compõem-se de músculos lisos semelhantes, que obviamente estão mais ligados entre si do que supúnhamos até agora. Assim, pode-se tentar fazer a lavagem na fraqueza primária sensível das dores do parto como um primeiro estímulo e na fraqueza secundária das dores do parto, portanto, quando as dores diminuem outra vez. Além disso, seria útil acrescentar chás à água da lavagem. No primeiro caso, da fraqueza primária, Ilona Schwägerl[20] recomenda um chá de folhas de tília; no segundo ca-

O Parto

so, costuma-se usar um chá de mil-folhas, folhas de amora silvestre e framboesa, cominho, losna e *outras plantas* em partes iguais (4 colheres de sopa em um litro de água).

Jejuar é uma medida de purificação e desintoxicação formidável da medicina natural e não perde nada da sua eficácia como preparativo do parto, a não ser nas raras situações de contágio já mencionadas. O fato de ainda ser costume, na Alemanha, deixar a parturiente em jejum por seis horas antes do parto deve-se à medicina de alta tecnologia, que quer prevenir a eventualidade de uma cirurgia para todos os casos. Infelizmente, as médicas anestesistas em geral ainda não estão tão adiantadas no caminho de volta à naturalidade como as ginecologistas, o que também se deve à sua especialização muito diferente. Elas podem partir do princípio de que numa parturiente a atividade do estômago e do intestino cessa porque toda a energia flui para o grande esforço do trabalho de parto, e isso não é possível obter com a parturiente totalmente em jejum. É por isso que hoje podemos e devemos poupá-la da tortura associada ao ato de ficar em jejum. Os exames mostram que o estômago das mulheres em estado avançado de gravidez esvazia-se muito mais devagar, que mesmo depois de um jejum de seis horas ainda pode haver restos de alimentos nele. Entretanto, nas últimas horas antes do parto, na fase de dilatação e expulsão, a maioria das mulheres não sente fome, mas muitas vezes bastante sede, e elas devem poder saciá-la. De resto, com a ajuda da assim chamada anestesia de surpresa, hoje se pode operar a qualquer momento. Assim, a quase obrigatória agulha de infusão torna-se supérflua, pois é fundamentada no fato de levar líquidos à mãe com sede por meio das veias. Tudo o que é supérfluo, e no mínimo transforma a parturiente em doente, deve de preferência ser deixado de lado.

Ao contrário, a mulher deve beber bastante água, a fim de compensar a perda por meio do suor. Às vezes, o açúcar ministrado rapidamente tem efeito subjetivo, agradável e animador, e efeito objetivo, dando energia. Quem trabalha tão duro, deve poder comer e beber quando quiser. Além disso, convém mencionar aqui o pólo oposto. O fato de a maioria das mulheres na fase do parto propriamente dito não desejar mais comer, tem um sentido mais profundo, pois um estômago cheio durante as pressões do parto seria tudo menos confortável e útil.

A depilação dos pêlos pubianos é outra relíquia típica dos velhos tempos, que revela muito da opinião vigente na época. Raspar os pêlos foi durante muito tempo um procedimento-padrão do pré-parto, e era um preparativo executado rotineiramente antes de uma cesariana. As ginecologistas gostam de contar com o pior — como todas as médicas —, às vezes com razão. No entanto, mesmo antes das cirurgias a depilação é totalmente desnecessária. Como pesquisas do ramo constataram recentemente, o risco de infecção não diminui por isso; ao contrário, aumenta ainda mais quando a depilação é feita prematuramente, como era costume acontecer. O motivo deve ser a tendência a pequenas inflamações dos folículos dos pêlos, que não estão acostumados à depilação.

Posições do parto

O parto, como toda crise de transição, é tempo de balanço da fase anterior de vida, neste caso, a gravidez. Se esta foi marcada essencialmente pelo bom humor e alegre expectativa, isso facilitará o parto e o estimulará, visto que a mãe saberá lidar com o processo do parto por meio de sua própria força e coragem.

Afinal, somente o acontecimento do parto deve bastar para descobrir-se que o desejado pensamento masculino sobre um "sexo fraco" é uma ficção. Assim, o músculo do útero é o mais forte e o mais resistente músculo do organismo humano, que mesmo sem treinamento não degenera, e apesar disso é capaz de um grande esforço. O "sexo forte" conseguiu manobrar colocando a mulher durante o parto numa posição de fraqueza, deitada de costas, e em nenhum lugar isso é tão claro como na ginecologia da velha escola.

Hoje, no sentido estrito da palavra, nem sequer é mais necessário decidir-se definitivamente pela posição antes do parto. Sob o conceito de parto ativo, a mulher pode e deve movimentar-se livremente até mesmo durante a fase das dores, aliviando-as assim ativamente. Ela continua móvel e durante uma troca ativa entre a posição de cócoras, de joelhos, em pé, indo e vindo, por um lado ela se distrai um pouco, mas por outro também sustenta a pressão das dores. Sentar-se nos intervalos sobre uma bola de ginástica também é possível, assim como tomar um banho. Tudo isso encurtará a fase das dores do parto, ao contrário da desamparada posição de costas.

A posição de costas

As índias misteca do México se ajoelham com as pernas bem abertas sobre uma esteira de palha trançada para esse fim específico; as mulheres da ilha de Páscoa ficam em pé de pernas abertas apoiando-se em suas parteiras; as mulheres de Bornéu se sentam sobre bacias de madeira aquecidas — quase em todos os lugares do mundo a nova vida nasce da posição de força. Somente nos assim chamados países adiantados foi escolhida durante muito tempo, pelos homens, uma posição demonstrativa da fraqueza das mulheres durante o parto. Em última análise, é essa mesma posição conhecida como apresentação dos missionários para o ato sexual e também foi introduzida pela primeira vez pelos missionários como "avançada" nos países cristãos.

A posição de costas tem, portanto, uma história bastante curta e pouco conhecida. Somente no último século os ginecologistas conseguiram desse modo deitar as mulheres *sobre a cruz*. Com isso, embora tardiamente, acabou surgindo um campo que às vezes ainda surte efeito até o presente; e muitas ginecologistas, mas também parteiras e até algumas mulheres adotam essa posição totalmente inadequada.

Mesmo quando a parturiente começou de outro modo, em certas circunstâncias ela se sente muito esgotada e sem forças; e com isso, talvez fique contente se conseguir deitar-se e passar a responsabilidade para as médicas dispostas a ajudar. Quando ela está *assim exausta* já no início do parto, naturalmente as parteiras profissionais, tecnicamente preparadas, são muito valiosas. Então elas resolvem a dificuldade a seu modo, e todos ficam gratos por isso. Hoje em dia temos de *re*conquistar as posições e as condições naturais.

Em toda discussão sobre as posições do parto de antigamente, não podemos deixar de ver que a maioria das mulheres da nossa sociedade industrial não tem mais a boa forma física e as condições das suas antepassadas. Portanto, sempre é preciso cuidar para que a mulher possa escolher "a sua" posição — mesmo que se trate da posição de costas — sem criticá-la ou pressioná-la a adotar alguma outra forma de desempenho.

Contudo, fora a posição de cabeça mais baixa que o corpo, não existe nenhuma posição mais desfavorável para a mãe e a criança. A posição de costas não só é um impedimento na hora da pressão, porque dificulta o desenvolvimento da força e torna a gravidade uma inimiga da parturiente, como aumenta as dores do parto e perturba o seu ritmo. Os homens poderão entender como a posição de costas é devastadora para o parto se fizerem a tentativa de fazer força para evacuar deitados de costas.

A posição de costas empurra a cabeça da criança para a direção errada. Ela faz pressão diretamente sobre o períneo, em vez de pressionar a abertura da vagina. Como as ginecologistas modernas dominam bem o corte do períneo, essa oportunidade é procurada não raro sem a menor necessidade. Naturalmente, hoje, os bebês são maiores devido à fartura de alimentação, mas o fato de entre nós os bebês serem cada vez mais freqüentemente paridos sem o corte ou a ruptura do períneo é ao mesmo tempo encorajador e desmascarador. A verdadeira tarefa da parteira é ensinar à mãe as posições mais favoráveis já durante os preparativos para o parto, em vez de rotineiramente deixá-la adotar a posição de costas.

Além disso, a posição de costas no parto impede o desenvolvimento da circulação da criança, porque o peso do útero pressiona a artéria da barriga, o que leva também ao desagradável fenômeno de congestionamento para a mãe.

A isso acrescenta-se o sofrimento anímico das crianças nessa posição, conhecida da terapia da reencarnação, pois não é só a mãe que tem suas forças bloqueadas e está igualmente deitada desamparada e indefesa, como para uma violação; também a criança, pressionada contra a parede, não pode trabalhar ativamente para a sua libertação. O médico e psiquiatra checo Stanislav Grof descreve que as crianças nessa posição passam por terríveis opressões e têm sentimentos de desamparo. O ginecologista alemão, Friedrich von Zglinicki, avalia a posição de costas como "antinatural, inútil, debilitante e improdutiva". Quando numa tentativa no contexto dos anos de 1980 deixou-se a escolha da posição às parturientes que dariam à luz, em Feldkirch, 90% das mulheres optaram espontaneamente por outras posições.

O argumento básico das médicas clínicas de que o registro das dores só funciona na posição de costas é típico da antiga postura de submeter mãe e filho às exigências da medicina tecnológica, em vez de agir no sentido oposto. Mas, ao que parece, isso está mudando, e as pessoas que realmente contam, mãe e filho, ocupam a posição central. Para isso colabora o moderno controle por ultra-som, que também tecnicamente pode renunciar à posição de costas, porque a descrição das dores do parto funciona igualmente bem na posição sentada.

A posição de costas deve ser amplamente evitada durante toda a gravidez avançada, visto que — como já mencionamos — o útero pressiona a grande veia do abdômen (*vena cava*) e provoca fenômenos de estagnação (síndrome da *vena cava*). O retorno do sangue ao coração é dificultado, o que provoca mal-estar ou até desmaios. No início da gravidez já seria bom acostumar-se a usar uma posição levemente de lado. O significado dessa sintomática resulta da posição de costas, que é uma postura de entrega e de submissão. Obviamente, a pessoa envolvida não tem consciência de quanta resistência interior existe contra essa posição. Somente o corpo a torna consciente de quão desamparada e fraca sente-se nela.

A posição de cócoras

Como as pessoas das sociedades arcaicas não dominavam o corte do períneo, elas tinham de arranjar-se sem esse meio de ajuda, o que, por exemplo, é muito possível na posição de cócoras.

A posição de cócoras é uma posição de parto experimentada por inúmeras gerações. Nessa posição, a futura mãe tem a pressão contrária ao fazer força e de fato pode com energia e com toda a sua força pressionar a criança para fora, dando-lhe a vida.

Não é à toa que a fase das dores é chamada nos países de língua anglo-saxã de *labour* (= trabalho). Realmente, trata-se de um trabalho incrível que a mulher tem de executar no parto — na verdade, trata-se do trabalho humano básico. Do ponto de vista do emprego de força, esse trabalho não pode ser comparado com nenhum outro esforço humano. Comparadas com ele, as atividades de um decatlo atlético leve ou de uma luta de boxe são inofensivas, com pausas confortáveis entre elas. Para esse grande e importante trabalho que um ser humano é passível de realizar, uma posição que o propicie é indispensável. Nesse sentido, a posição de cócoras, preferida há séculos, se não há milênios, é muito apropriada. Naturalmente, é importante apoiar e dar estabilidade à mulher, por exemplo, providenciando para que ela tenha um encosto, o que nos leva à próxima posição.

O parto na posição sentada e na cadeira de parto

A cadeira de parto igualmente tem uma grande tradição. Enquanto nos povos arcaicos encontramos principalmente a posição de cócoras ou agachada, nas culturas superiores da antigüidade já encontrávamos as cadeiras de parto. Nos templos de nascimento do antigo Egito as cadeiras de parto eram bastante comuns. No templo, as celas para parir eram até mesmo chamadas de "casas das cadeiras". Num relato de mais de quatro mil anos menciona-se uma dessas cadeiras. Cadeiras de parto semelhantes são conhecidas na Palestina, na Ásia, na Mesopotâmia, na África, no Japão e na China. Elas parecem ter surgido ao mesmo tempo em todas as partes do mundo. Sociedades mais primitivas conheciam a assim chamada estrutura para partos, que foi introduzida de modo semelhante ao das cadeiras, em cabanas e tendas reservadas para fazer os partos.

Ao longo dos séculos também na Europa a cadeira foi o requisito mais importante das parteiras, que a tinham de transportar para cada parto. A palavra *Hebamme*, parteira em alemão, vem de *Heb-Amme*, significando uma ama que quase pega a parturiente no colo e a levanta. Essa técnica de levantamento exigia uma evolução, pois representava um esforço excessivo e impedia que a parteira tomasse todas as outras medidas de ajuda. A cadeira de parto, no que se refere a isso, foi um grande avanço. Nela, a mulher pode sentar-se e naturalmente tem um bom suporte para exercer a pressão.

Hoje a cadeira de parto — naturalmente muito mais desenvolvida — voltou a ser usada em diversas maternidades e é oferecida em primeiro lugar à parturiente antes das outras diversas possibilidades. Costuma-se usar a cadeira de parto em associação com um colchão sobre o qual a parteira pode trabalhar quando surge a cabeça da criança.

A (estável) posição de lado

Esta posição oferece um ótimo apoio para a parturiente, visto que o esforço para a expulsão deixa-se exercer com facilidade — de modo mais simples por meio da beirada inferior de uma cama estável. A vantagem dessa posição, se comparada às posições de cócoras ou de pé, é que a parturiente pode soltar o corpo totalmente entre as contrações e assim descansar. Uma desvantagem é que o desenvolvimento da força na posição deitada não é tão favorecido como nas posições anteriormente mencionadas.

O importante é que a própria mulher escolha a posição que melhor lhe convém, e uma posição de lado, numa sociedade que durante décadas se decidiu pela tortura de uma posição de costas, muitas vezes é um bom começo.

O parto em pé

Naturalmente, será um esforço tremendo ficar em pé *durante todo o parto*, mas algumas fases isoladas podem ser bem controladas assim. Nesse caso, é preciso providenciar um apoio firme e um amparo significativo.

Até hoje as assim chamadas parteiras equilibristas do Sudão deixam uma corda pendurada no teto da cabana para que a parturiente possa agarrá-la e segurar-se nela, enquanto é apoiada pelas mulheres da sua família que a seguram pelos quadris, a fim de estimular as contrações do parto dessa maneira. Assim, a mãe tem um amparo e a escolha entre ficar em pé ou de cócoras.

No entanto, também entre nós há a estratégia de prender um cinto ou uma tira larga de tecido forte num gancho que pende do teto, no qual a mulher possa segurar-se ou em que ela — passando-a por sob os braços — possa se pendurar. Quando essa posição não é exagerada, podem-se obter bons resultados com essa evolução do método da corda. A mulher pode até girar e balançar-se nessa posição estável. Ao pendurar-se, naturalmente todo o soltar-se se torna mais fácil.

A roda-de-roma e camas de parto especiais

Um método inédito, que como muitas coisas é na verdade mais uma redescoberta, é a roda-de-roma, com cuja ajuda a mulher pode adotar praticamente qualquer posição que lhe seja confortável. Trata-se na verdade de uma combinação da cadeira de parto e da corda. Devido a uma doença nas costas, um arquiteto suíço descobriu essa roda, na qual balança uma estrutura para sentar-se; e então ele continuou a desenvolvê-la para o parto do seu filho. Hoje se trata de um aparelho muito apropriado, tecnicamente refinado que, no entanto, tornou-se também tão caro que não são muitas as maternidades que o possuem. Em última análise, trata-se de uma versão moderna da corda, em que esta é combinada com o apoio da cadeira e assim possibilita quase todas as posições desejadas.

Hoje existem novas versões das assim chamadas camas de parto, que também permitem muitas variantes de posições. Mesmo que se use a denominação cama para defini-la, trata-se muito mais de construções de alta tecnologia com o preço de cem camas normais. Elas podem ser viradas para qualquer direção e têm o objetivo de tornar o parto o mais confortável possível para a mãe, para a ginecologista e para as parteiras. Sua principal desvantagem talvez seja a denominação cama, pois esta é quase tão inconveniente para o parto como nos milênios passados.

O parto na água

O parto na água foi desenvolvido na Rússia por um médico ligado aos esportes que se ocupava da natação para crianças e ao qual chamou a atenção a surpreendente adaptação dos recém-nascidos ao mundo aquático. Passando pela Inglaterra e pela França, o parto na água foi disseminado na Alemanha, como tantas outras inovações, por Michel Odent.

A extraordinária adaptação do recém-nascido ao reino aquático, na verdade, é tudo menos surpreendente, pois a criança provém de um mundo aquático, que a sustentou durante dez meses de modo ideal. O pensamento de que esse ser pudesse ser sustentado na água por um tempo maior, deu aos pioneiros a coragem de fazer tentativas com esse tipo de parto. A descrição que segue, de um parto normal e feliz, mostrará com muito mais clareza as grandes vantagens do método para a mãe e para o filho (veja p. 140ss.).

O parto na água é quase impossível de realizar em casa, e pode mostrar as vantagens de centros maiores até mesmo na perspectiva das alternativas integrais. Introduzido nas casas de parto, e também nas maternidades influenciadas por Odent, o método já conquistou adeptos famosos e já é considerado nas maternidades orientadas pela medicina convencional. Numa clínica de partos normal, como a de Straubing, atualmente um terço de todos os partos é feito na água. Em pouco tempo o parto aquático transformou-se, de uma possibilidade para os terapeutas e as maternidades especializadas, em um caminho geral para a vida.

Sob a direção de leigos inexperientes, o método consistia num grande risco. Propagá-lo como uma possibilidade que pode ser executada por controle próprio, se possível no mar, é totalmente irresponsável — tanto em relação à criança como em relação à mãe. Problemas como hipotermia, que acontecem mesmo a temperaturas de 30 graus, não podem ser dominadas nesse caso.

Uma das muitas vantagens do processo é a descontração positiva que a mulher experimenta na água à temperatura do corpo, e a resultante diminuição das dores. A isso acrescenta-se que os tecidos na água quente tornam-se claramente mais relaxados e flexíveis. Para a criança também é agradável manter-se no meio líquido aquecido. Ela mergulha do líquido amniótico para a água do primeiro banho. Em vez de ser submetida ao costumeiro choque frio, ela continua no meio conhecido e na temperatura costumeira. Assim, o choque do parto é impedido de modo ideal. Valendo-se de um reflexo que funcionou até então, a criança está protegida contra o risco de engolir a água ou de inspirá-la. Ela nunca fez isso enquanto estava mergulhada no líquido amniótico e, seja como for, ali pôde praticar durante nove meses. Só quando o rosto infantil entra em contato com o ar, surge o reflexo da respiração.

A fase imediatamente posterior ao parto, quando a mãe permanece algum tempo ainda na água com o filho, pode ser muito bela. Entretanto, o tempo que a mãe pode ficar na água à temperatura do próprio corpo — cerca de 34 a 36 graus —, não deve ultrapassar duas horas. Para a expulsão da placenta a mulher muitas vezes é retirada da banheira, a fim de poder-se controlar melhor a perda de sangue. Na água, porém, a perda não é maior do que no ambiente seco.

Um processo ideal de parto no exemplo de um parto clínico

Como entre nós tornou-se normal ter filhos no hospital, descrevemos a seguir um parto clínico. Mas com isso não estamos afirmando que esse parto seja normal, natural ou o mais indicado.

Por um lado, o parto exige um máximo de força ofensiva, mas, por outro, toda a dedicação deste mundo. Ele pede toda a coragem e energia disponíveis, mas também muita confiança primordial e a capacidade de soltar-se. Seu decurso esclarece como a criança lida com o tema da agressão, isto é, com a força de Marte, e mostra a capacidade da mãe de dar e de se separar do fruto "incubado" e, em certas circunstâncias, também seu desejo de retê-lo além do tempo ou de livrar-se prematuramente dele.

Exemplo: *A última visita à parteira aconteceu há três dias e já estava três dias além do prazo calculado. Todos os exames estavam em ordem.*

À noite, por volta das duas horas da madrugada, a mulher grávida acorda devido a um leve puxão e endurecimento da barriga. A princípio, ela espera e tenta adormecer nos intervalos. No entanto, os puxões aumentam aos poucos; às quatro horas, o marido percebe a inquietação de sua mulher, que se levanta para tomar um banho de chuveiro. Ambos se perguntam se esse é o início das dores do parto.

Mais uma hora, às cinco, os futuros pais, com as malas feitas há alguns dias, decidem ir para o hospital, pois as dores agora vêm com regularidade e as contrações tornam-se cada vez mais fortes.

Comentário: O parto anuncia-se por diversos sinais e prenúncios. As ginecologistas dizem que a mulher "desenha", quando em sua calcinha minúsculas gotas de sangue (muitas vezes mais marrons do que vermelhas) marcam o acontecimento que se aproxima. Pode haver uma produção aumentada de muco. No período anterior ao parto, uma leve perda de peso é um bom sinal. Ela significa que a quantidade de líquido amniótico está diminuindo. A saída do líquido amniótico não precisa anunciar obrigatoriamente o parto que se aproxima, embora muitas vezes o faça, assim como os intensos puxões no baixo-ventre e as dores.

O início da primeira fase do parto, em que ocorre a dilatação, é sinalizado quase sempre também pelas dores nas costas. Isso pode durar horas e às vezes dias e então cessar totalmente.

O início das dores do parto deixam tudo claro e mostram irrefutavelmente o início do processo. A palavra dor expressa, de outro ponto de vista, também um certo aviso: a iminência do parto.

Exemplo: *Os futuros pais percorrem juntos o conhecido caminho para a maternidade, escolhida com grande antecedência. No trajeto, a futura mãe percebe que está perdendo um pouco de muco. Às cinco e meia eles chegam ao hospital; também aqui conhecem o caminho e vão diretamente para a sala de partos. Felizmente, a parteira de plantão avisa que o turno da parteira com que prepararam intensivamente o parto começa em meia hora, portanto, a partir das seis horas. A parteira em serviço comprova que os batimentos cardíacos da criança estão normais e anuncia, depois do primeiro exame, que há uma dilatação de três centímetros do colo do útero e que ele está muito macio, que a cabeça da criança está bem posicionada e que a bolsa ainda não rompeu. O CTG (cardiotocograma que mostra a freqüência cardíaca do bebê e a atividade das dores do parto) feito na posição sentada é tranqüilizador. A parteira diz aos pais que um terço do parto já está realizado e que tudo está correndo da melhor maneira.*

Agora, a parteira conhecida já inicia seu turno e se informa com sua predecessora sobre as condições favoráveis verificadas. Ela oferece chá aos futuros pais e, ao tomá-lo, conversam os três mais uma vez sobre as próximas horas. Eles estão de acordo de que não há nada de excepcional ocorrendo e que é tempo de esperar. A parteira anima os pais a darem um passeio pelo setor e os corredores limítrofes, pois a movimentação facilita a etapa seguinte do parto.

Por volta das oito horas as contrações tornam-se mais fortes e um pouco mais incômodas; a mãe opta por um banho relaxante. Enquanto isso, o marido toma o café da manhã que lhe é servido. Ela não está com fome, mas tem muita sede, que mitiga com chá de ervas ao qual são acrescentadas algumas gotas do floral de Bach, o Rescue Remedy. Uma boa ajuda é dada pelo chá típico da época natalina, composto de gengibre, canela, anis, cravo, laranja, mas também verbena, que estimula as dores.

Comentário: Das tensões irregulares do útero, que podem demorar até meia hora entre si, finalmente formam-se as contrações regulares.

Inicia-se, então, a fase da dilatação do colo do útero, que tem de atingir cerca de 10 cm — largura semelhante à da cabeça da criança. O acúmulo de secreção mucosa, que em geral fecha o colo do útero, agora é expelido; seja como for, em mulheres que deram à luz várias vezes, isso pode acontecer muito antes e não é indício do parto. Em primíparas, em geral, a partir de agora decorrem cerca de 12 horas até a expulsão da criança. Em mulheres que já deram à luz duas vezes são de 8 a 10 horas; em quem teve três filhos, de 6 a 8 horas ou menos. Esses números são valores médios e devem ser analisados com muito cuidado. O que demorar mais, também pode ser igualmente bom. Enquanto a parturiente se sentir bem, pode até dormir nas fases das dores irregulares a fim de poupar energia para os momentos decisivos.

Exemplo: *Com as dores que se tornaram bastante incômodas nesse meio tempo, ela entra na banheira. Ela considera a água quente uma mudança agradável. Enquanto as dores regulares continuam, de certa forma ela pode relaxar na água à temperatura do corpo. Ela bebe chá, o marido segura sua mão, e ambos sentem que está tudo correndo da forma esperada.*

Depois de uma hora, ela sai da banheira, e todos estão curiosos sobre até que ponto o processo do parto evoluiu. O CTG feito na posição confortável de lado é tão bom quanto o primeiro das seis horas da manhã — dadas as circunstâncias, a criança passa obviamente bem. O exame manual confirma o resultado de que o colo do útero agora tem uma dilatação de 6 cm e está muito relaxado. A cabecinha já se projetou um pouco mais. Os pais percebem pela expressão do rosto da parteira e pela sua calma descontraída que tudo está correndo às mil maravilhas.

São dez horas e meia. As contrações são muito fortes e cada vez mais dolorosas, e para obter algum alívio ela se senta sobre a bola mole de ginástica, sendo apoiada por trás pelo marido, enquanto ela, como praticou durante muito tempo, balança-se levemente sobre a bola. Assim, por algum tempo as dores são mais facilmente suportadas. Apoiada nos braços do parceiro, ela se deixa carregar um pouco, tomando um gole de chá de vez em quando. Depois de meia hora ela prefere levantar-se outra vez e perambular pelo local.

Até às onze horas ela se apóia no peito do marido durante as contrações, o que prefere a apoiar-se num corrimão. A partir do meio-dia e meia as contrações são tão fortes que ela resolve — depois de receber da parteira o remédio homeopático Pulsatilla — ir até o cinto. Como mencionamos e ela praticou, ela se pendura no cinto pendente, preso no teto. Embora tenha treinado bastante, agora tudo é diferente. Ela tenta, segurando-se pelos braços, pendurar-se dentro dele pela frente, encaixando o cinto embaixo das axilas, a fim de se balançar um pouco — mas tudo é cada vez mais difícil de suportar e não lhe traz nenhum alívio. A mãe queixa-se da situação à parteira, quando então a bolsa se rompe e uma torrente de água quente escorre pelas suas pernas até o chão.

A parteira percebe que o líquido amniótico é claro e constata, finalmente, que a abertura do colo do útero é de 8 cm. Eles decidem então fazê-la entrar na banheira, e ao meio-dia e meia a mãe está na banheira para o planejado parto aquático. Mesmo que as contrações agora sejam muito dolorosas, a água quente proporciona algum alívio, e todos têm consciência de que se iniciou a última e a mais decisiva fase do parto.

Comentário: Com a evolução do processo do parto os intervalos entre as contrações são cada vez mais curtos e, finalmente, seguem-se a cada três até quatro minutos. Esta primeira parte do parto dura até a total abertura do colo do útero e pode ser acelerada e aliviada por constantes movimentos e freqüentes mudanças de posição, bem como com os correspondentes remédios homeopáticos. A posição ereta do corpo acelera a dilatação do colo do útero, visto que a força da gravidade aumenta a pressão sobre ele, o que provoca mais derramamento do hormônio das dores, a oxitocina, que sustenta todo o processo do parto. Na verdade, sob a ameaça de um parto repentino, recomenda-se a posição deitada para tornar o processo mais lento.

No assim chamado período de transição, a cabeça da criança vai lentamente para baixo, encaixando-se. No mais tardar agora, na maioria dos casos, rompe-se a bolsa amniótica, o que pode provocar uma verdadeira inundação. As dores agora são muito fortes e seguem-se em curtos intervalos. Elas aumentam gradativamente da freqüência inicial de 10 a 20 minutos para cada dois minutos. As dores eficazes do parto, ao contrário das dores prévias, duram no mínimo de 30 a 40 segundos e vêm com (mais ou menos) regularidade e com crescente intensidade; as dores da dilatação duram de 60 a 90 segundos.

Exemplo: *As dores continuam fortes e regulares, a mãe embala-se sentada na água e sua expressão facial é outra vez bastante mais relaxada, tanto que o alívio atinge também o marido. Ela experimenta a posição de joelhos e de cotovelos na banheira, o que não acha agradável, motivo pelo qual volta à posição sentada. Na água sente-se melhor do que antes, mas as dores a fatigam bastante, mesmo que em geral, desde a mudança para a água, tenham cedido um pouco.*

Depois de cerca de um quarto de hora as dores voltam no mínimo com a antiga força, mas na atmosfera aquática a dor é mitigada. Nas pausas entre as contrações ela ainda consegue relaxar. A agradável música de meditação que ela trouxe a acompanha. O aroma de óleo de lavanda enche o ar. Por volta de uma hora e meia a necessidade de pressionar fica cada vez mais forte. Nessa fase de transição, a parturiente é motivada mais uma vez pela parteira e pelo marido a agüentar — mesmo que agora pareça especialmente difícil fazer isso.

Comentário: Para a maioria das mulheres esse período em que a criança é empurrada totalmente para baixo num giro de meia espiral é de longe a mais desagradável de todo o parto. É a hora de deixar acontecer, de soltar, de esperar o momento certo, que muitas vezes é acompanhado por sentimentos como: "Eu não agüento mais!"

Uma pressão considerável sobre o intestino reto faz com que o desejo de pressionar fique cada vez maior, o que, no entanto, deve ser evitado, porque a cabeça da criança ainda não chegou à saída da pelve. O trabalho de movimentar a cabeça para baixo, para o meio da pelve, onde, no entanto, ela ainda não pode ser vista, cabe ao útero; no caso ideal, a própria criança ajuda. A mãe só pode ceder à necessidade de pressionar no máximo com um leve "empurrão".

Exemplo: *Finalmente, o exame sensível da parteira embaixo da água constata a descoberta: o colo do útero está totalmente dilatado, a cabeça já está no centro da pelve. A parteira a encoraja a pressionar a partir da próxima contração, e notifica a médica de plantão.*

Agora que tudo progride, a parturiente se transforma e alegra-se com a fase da pressão. Seu marido constata surpreso e aliviado como a situação se modificou depressa.

Depois de mais seis contrações, em que mãe também pressiona com toda a força, a cabecinha surge na vagina. A parteira dirige a mão da mãe para baixo, no colo, para que ela possa sentir como a cabeça do bebê pode ser apalpada na vagina. Com as três contrações seguintes a cabeça vem à luz, e a mãe coloca suas duas mãos em volta dela. Com as próximas contrações todo o pequeno corpo desliza para a água, seguro pelas mãos da mãe e da parteira.

O Parto

Comentário: O período de expulsão, em que a mãe pode e deve trabalhar ativamente, muitas vezes é aceito com alívio. As endorfinas ("hormônios da felicidade") entram aumentadas no jogo e dão nova força à mulher. Agora a cabeça da criança já pode ser percebida na vagina — ela "abre um corte profundo" — e a parturiente pode e tem de fazer força junto.

As pressões ativas envolvem os músculos da barriga e da cavidade da pelve até a saída da mesma. Segundo opiniões mais recentes, é melhor permitir que a mulher descubra o próprio ritmo, visto que assim ela pressiona mais eficazmente e ao mesmo tempo, poupando mais a criança. A parteira agora pode encorajar a mãe a descobrir o próprio ritmo. Depois disso, ela só precisa fortalecer verbalmente o aumento de pressão e permitir e exigir o máximo de descontração profunda e regeneração possível na depressão das ondas.

Seja qual for a posição de parto em que a mulher esteja — e especialmente se está deitada de costas — a parteira precisa sustentar o períneo na fase de pressão para impedir uma ruptura. O bom trabalho conjunto entre a parturiente e a parteira reduz a lesão do períneo a um mínimo também em primíparas. A motivação e a força da mãe são especialmente decisivas para um parto rápido e sem complicações, e, portanto, ela deve ser apoiada por todos os participantes nesse sentido.

A medicina moderna pode facilitar alguma coisa, mas as possibilidades decisivas estão além de toda técnica, no plano humano. Hoje determina-se o tamanho exato da cabeça da criança por meio do exame de ultrasom ou da pintomografia, e, em comparação com as antigas avaliações exteriores e mecânicas, representam um verdadeiro progresso. Mas nem sempre elas permitem afirmações exatas, porque não é calculável até que ponto a cabeça da criança cederá ou até que ponto a pelve da mãe poderá se dilatar. Quando ambos os lados, mãe e filho, cedem ao máximo, são possíveis verdadeiros milagres e, afinal, essa é a regra geral no parto. Onde ambos ficam estagnados existe, ao contrário, o perigo de atraso. Neste momento decisivo depende bastante da mulher e da parteira conquistarem esses décimos de milímetros que podem decidir tudo. Aqui começa a arte elevada da obstetrícia.

Exemplo: *Com a ajuda da parteira a mãe traz a criança para o colo com um sentimento de felicidade e permite ao mesmo tempo que ela venha à tona. Com exceção da cabeça, a criança continua embaixo da água — e assim ela faz a primeira respiração entre os seios da mãe na água quente. Em primeiro lugar ela espirra, e com isso elimina o muco do nariz e da boca. Não existe nenhum motivo para gritar, e assim ela não o faz. A tensão do pai orgulhoso — ele deve ficar atento ao momento exato da saída e do primeiro alento — desfaz-se com um abraço e um beijo. A criança — uma garotinha — continua a respirar serenamente. O pai esqueceu de anotar o momento exato do nascimento, mas a parteira sabe com exatidão: 13 horas e 44 minutos.*

A parteira pega o cordão umbilical flácido, que já não pulsa mais e flutua na água quente, e pede para o pai fazer o mesmo. Ela pinça o cordão com duas presilhas e dá uma tesoura ao pai para que corte o cordão. O pai está com lágrimas nos olhos, e então o filho pertence definitivamente a este mundo da respiração e da polaridade associada a seu ritmo.

Comentário: Quando a criança nasce, ela é imediatamente deitada sobre a barriga da mãe. É preciso esperar que o cordão umbilical pare de pulsar antes de cortá-lo, a fim de impedir esse choque ao recém-nascido, com um sentimento de sufocação. Especialmente as crianças que não se sentem tão bem, deveriam poder ficar mais tempo presas à placenta. Cortar o cordão depressa demais e levá-las aos aparelhos de reanimação tem muito menos sentido do que buscar os aparelhos e trazê-los até a criança. No entanto, no caso de doenças do sangue é preciso cortar o cordão umbilical imediatamente. O argumento de que o corte imediato é sempre necessário a fim de determinar o pH exato do sangue do cordão umbilical não tem respaldo médico.

Quando uma mulher aprendeu a lidar com a respiração associada, o problema da falta de oxigênio, uma das mais graves ameaças durante o parto, não representa nenhum perigo, visto que, como descrevemos antes, há uma oferta maior de oxigênio. De modo que aí está a melhor chance de prevenção já no início da gravidez ou até mesmo antes dela.

Exemplo: *A parteira examina se o pós-parto está tranqüilo e pede à mulher para pressionar mais uma vez para expelir a placenta, o que acontece facilmente com as primeiras pressões, dez minutos depois da passagem da criança. A água se tinge de vermelho devido ao sangue. Parteira e ginecologista tiram a placenta da água e observam a sua perfeição.*

A parteira entrega o filho ao pai e ajuda a mulher a sair da água e a tomar um banho de chuveiro, envolvendo-a em seguida numa grande toalha de banho macia e pré-aquecida, antes que ela suba com sua ajuda à cama preparada e aquecida. A parteira examina o períneo ileso, constatando, além disso, que o útero contraiu-se muito bem, e a mãe pode ver a placenta de relance. Ginecologista e parteira dão os parabéns a ela e também ao pai. Só então o parto realmente se encerrou.

Comentário: Algumas dores e algum tempo depois que a criança nasceu, a placenta é, via de regra, "dada à luz". É indiferente quanto tempo isso leva, desde que não se estenda por mais de uma hora e desde que o útero não esteja sangrando. Deve-se prestar atenção para que a placenta, quando é expulsa logo depois da criança, seja erguida juntamente com o be-bê, para que o sangue continue a fluir para a criança e não ao contrário.

A placenta é o órgão humano que tem a menor vida útil. Seu processo de envelhecimento — por exemplo, na forma de enfartes e bloqueios de vasos — colocam o parto em andamento. Agora o quadro hormonal de HCG e de progesterona diminuem. Assim, a morte do velho dá origem ao nascimento do novo. Depois que a criança nasceu, a parede da placenta se retrai como uma sanfona e normalmente se solta.

Na Alemanha, confirma-se com uma pressão atrás do osso pubiano se a placenta está solta. Quando o cordão umbilical não se retrai, ela está solta, e pode-se continuar puxando sem perigo. Mas se o colo do útero se fechar por reflexo devido à pressão, pode-se pensar na prática comum nos Estados Unidos: ali, desde o início, puxa-se o cordão com muito cuidado a fim de testar se a placenta está solta.

Quando a placenta não vem, em geral é possível soltá-la manualmente. Se a placenta já não está inteira, o resto precisa ser tirado por curetagem, o que pode tornar-se difícil, visto que todos os tecidos ainda estão frouxos e relaxados. O útero, estimulado pela primeira sucção do bebê, depois da expulsão da placenta se contrairá para conter a hemorragia.

Depois que foi expulsa, a placenta cumpriu seu objetivo e em geral é queimada com os restos orgânicos da clínica. Há casos raros de mulheres que a levam consigo e a usam para um ritual. Mas também existe uma outra função adicional para a placenta, muito útil e que salva vidas. Ela contém 200 ml de sangue rico em células, mesmo depois que o cordão umbilical cessa de pulsar, e que pode ser usado para o transplante de medula óssea no caso de doentes com leucemia. Só na Alemanha muitos dos 5 mil doentes com leucemia poderiam ser salvos anualmente desse modo. Não existe nenhuma desvantagem para o recém-nascido nem isso custa esforço algum aos pais (na verdade, basta uma assinatura). Ao contrário, o nascimento do próprio filho torna-se também a esperança e não raro a salvação da vida de outra pessoa. Também simbolicamente parece significativo ligar o primeiro passo para a vida com uma tal ação de ajuda a outras pessoas. No sentido mais profundo acontece assim um parto duplo, pois também o receptor desconhecido recebe uma nova vida de presente.

Exemplo: *Depois que o recém-nascido passou algum tempo sobre a barriga da mãe, ele é pesado e medido com toda a calma, é rapidamente auscultado pela médica e examinado para verificar se é perfeito. Se tudo estiver no lugar, a criança já deixou para trás o primeiro exame, o U1. O pai já pode telefonar e notificar os parentes e amigos.*

Ainda na mesma noite, por volta das 19 horas, depois de um breve exame da mãe e da criança pela ginecologista, eles podem ir para casa. Na manhã seguinte, por volta das nove horas, a parteira faz a primeira visita em casa, a fim de controlar a dieta, examinar a retração do útero, constatar se o bebê está mamando bem e ensinar uns pequenos truques à mãe.

Comentário: Bem um quarto de todos os partos acontece como descrevemos acima ou com semelhante ausência de complicações e com um mínimo apoio do âmbito doméstico, o qual hoje muitas mães e parteiras estão voltando a utilizar. Se durante a preparação para o parto for usada a meditação associada, a chance de um parto rápido, com poucas dores é ainda maior.

Outro grande número de partos acontece com um apoio de leve a mediano, o que é igualmente bom. Sobre as complicações, que afinal seriam em número bem menor se não fosse feito um número exagerado de cesarianas, firmaremos posição na segunda parte deste livro.

Remédios naturais de apoio ao parto
(em caso de partos normais)

Remédios homeopáticos

De preferência dois glóbulos do remédio adequado devem ser dissolvidos num copo de água e mexidos com uma colher de plástico (não usar metal). Por necessidade, a *mulher* toma um pequeno gole (uma colher de chá cheia). Os remédios são tomados durante o intervalo entre as dores (isso quer dizer, depois de cada contração).

- *Caulophyllum C 200:* quando o colo do útero está firme e rígido durante as contrações boas e fortes, como se elas batessem fortemente contra uma parede fechada.
- *Cimicifuga C 200:* no caso de colo do útero rígido, como se tudo estivesse contraído; contrações fracas e dores acontecem de vez em quando; a parturiente está assustada e, por isso, contraída.
- *Gelsemium C 200:* no caso de colo do útero duro, contrações bem-sucedidas diminuem, a dor se transfere para as costas; grande nervosismo, que bloqueia as contrações; alternadamente inquieta, fraca até apática; cabeça vermelha "congestionada".
- *Pulsatilla C 200:* no caso de colo do útero flácido com contrações fracas e irregulares; às vezes há grandes pausas entre as contrações; a disposição também é de moleza chorosa, necessitando de apoio.
- *Nux vomica C 200:* quando a cada contração surge uma forte vontade de urinar e evacuar; disposição irritada e hipersensibilidade (à luz, a ruídos, a odores, a pessoas presentes).

- *Sepia C 200:* no caso de dores espasmódicas, insuportáveis; dores agudas do colo do útero para cima; sensação de peso e pressão para baixo, e fraqueza dolorosa na espinha.
- *Chamomilla C 200:* no caso de dores extremamente espasmódicas, dolorosas, que levam ao desespero; colo do útero muito rígido; disposição irada, raivosa (como uma gata selvagem); ninguém consegue fazer nada certo para ela; extrema sensibilidade, hipersensibilidade a dores; a *mulher* grita ao examinarem sua vagina; inquieta, quente, tem muita sede.
- *Kalium carbonicum C 200:* no caso de dores extremas na parte inferior das costas (melhora com forte pressão contrária); quase não há relaxamento no intervalo entre as dores; extremamente sensível a odores; disposição controlada, mas crítica e insatisfeita. O remédio pode levar à desejada rotação da criança da posição de deitada de costas para a posição deitada de frente.

Remédios florais de Bach

- *Rescue Remedy:* pingar 5 gotas num copo de água e com ela mitigar a sede, aos goles, durante todo o parto. Ele atua harmonizando e pode ser tomado em combinação com os remédios homeopáticos.

Marte, o princípio primordial do parto

A força de Marte oferece a chance de resolver o parto com energia e impulso. O parto pode tornar-se uma crise, quando por um lado falta a confiança primordial e, por outro, a força de expulsão.

Se no período intra-uterino, no ventre materno, a criança não desenvolveu suficiente confiança primordial, ela dificilmente se desligará de uma situação em que não lhe foi dado o suficiente do que esta lhe deve. Num exemplo do outro lado da vida, isso fica mais compreensível. Somente quem criou suficiente segurança material e recebeu recompensa suficiente nos mais diversos planos poderá deixar o mundo do trabalho voluntariamente e sem problemas.

Na nossa época, que por sorte aprendeu a lidar de modo mais sensível com os partos, mas para isso cada vez menos com a concepção e com o importante tempo depois da mesma, a confiança primordial diminui, sem que muitas pessoas tenham consciência do mecanismo. Com isso, o parto como um passo para a vida que requer coragem torna-se mais difícil, porque as crianças ainda não estão suficientemente nutridas para "já" abandonarem seu ninho. O número sempre crescente dos assim chamados partos de risco pode ter aí suas raízes. No sentido figurado, eles mostram também as dificuldades que acontecem relativamente ao corte do cordão umbilical na puberdade e na adolescência.

No segundo ponto — a fraqueza de expulsão —, em geral existe uma falta de capacidade de decisão e nossa lida inconsciente, até desamparada, com o princípio de agressão ocupa o primeiro plano. A palavra agressão vem da palavra latina *aggredi* (= enfrentar, investir, avançar, atacar) e primariamente não significa nada de mau, mas sim, uma ativa aproximação do mundo. Por isso, convencionou-se usar o nome antigo de Marte para esse princípio em vez de a palavra agressão, em geral encarada como negativa.

Para o parto é imprescindível uma certa porção da energia de Marte ou de agressão. Mas se desvalorizamos todo o princípio, fica difícil lidar com ele de modo significativo. A força de Marte não é necessária somente da parte da mãe, para poder enfrentar algo tão violento como as dores da pressão; mas também da parte da criança, pois é preciso que ela ouse um corajoso salto de cabeça para a vida. A energia de Marte, que controla todo novo início, pertence, portanto, tão intimamente como nenhum outro princípio, ao início da vida. Ela é o "motor" por trás de cada nascimento.

Mesmo o pintainho mais diminuto e doce precisa da agressão para sair do ovo. Com o seu bico pontudo ele tem de destruir a casca do ovo a partir de dentro para livrar-se dela e poder sair. Esse bico mostra a assinatura do princípio de Marte com toda a clareza. O pontudo, agudo e também o perigoso representam Marte e o seu princípio, que não é do gosto de todos, mas é irrenunciável neste mundo — tão irrenunciável como todos os outros diferentes princípios primordiais. Em essência, trata-se da mesma ponta que se encontra em toda lança e em toda faca, em todo avião a jato e em todo foguete, que se mostra também em coisas insuspeitas como botões e germes de flores. Assim, a primavera como um reinício também é o tempo natural de Marte, e, com isso, do parto. A maioria dos animais nasce nessa época, as árvores dão frutos e as verduras brotam com violência do solo; milhares de sementes perfuram a Mãe Terra e botões incontáveis rasgam seus envoltórios. Tudo isso é *natural* e não é maldoso nem brutal, mas está totalmente impregnado pela força de realização agressiva de Marte.

Seja como for, nós não podemos eliminar esse princípio, ao qual Heráclito chamou de "pai de todas as coisas" do mundo, mas podemos tirar dele lados mais resolvidos, além dos da briga e da guerra. Por exemplo, na medida em que *decidimos* ousar dar os primeiros passos em terrenos desconhecidos, viver em geral com mais coragem, solucionar tarefas urgentes imediatamente e *malhar o ferro enquanto está quente*. Em vez de militarmente, podemos ultrapassar e *ferir* os limites pensando — e *conquistar* novos horizontes intelectuais. Quando, ao contrário, recusamos juntamente com a agressão todo princípio de Marte, nós nos tornamos automaticamente *inimigos da agressão*, o que não resolve nenhum problema, porém cria muitos. Tornamo-nos agressivos não resolvidos, pois a agressividade não elaborada escorrega para a sombra e continua a pressionar ali, como tudo o que é reprimido. Assim ela se torna realmente perigosa. Em vez de desenvolver uma cultura de briga e nos mostrarmos corajosos e brigarmos entre nós, queremos a todo custo viver pacificamente e, surpresos, vivemos exatamente o oposto. Embora todas as pessoas e povos, como também seus políticos lutem pela paz e vivam falando dela, nosso mundo parte das armas e tem disposição acentuadamente guerreira.

No âmbito individual, esse problema se reflete no grande aumento das alergias, que no microcosmo se parecem com manifestações de agressão não elaboradas como as guerras no plano macrocósmico. Para onde olhamos, deparamo-nos com exemplos da agressão não elaborada e mergulhada na sombra.

Assim, chegamos às raízes mais profundas das crescentes dificuldades com o parto. Embora a medicina convencional queira nos sugerir que em seu campo tudo se torna mais seguro e melhor, o parto — avaliado pelo número crescente dos partos de risco — obviamente tornou-se cada vez mais perigoso. Isso nos remete outra vez a um problema básico de muitas crises de desenvolvimento: a fraqueza da decisão. Quem não chega no tempo certo ao uso da necessária força e energia, colhe posteriormente o mesmo princípio de Marte, só que em suas formas não resolvidas. Ele sempre está no jogo (da vida), quando se tem de usar um bisturi e o sangue jorra no corte do períneo. Na cirurgia cesariana também tem de ser usada a energia de Marte, como no parto natural, só que no primeiro caso pela ginecologista, com os seus escalpelos, em vez de pela mulher, em forma de contrações.

Quando uma mulher alemã apresenta duas vezes mais possibilidade de fazer um parto cirúrgico com o mesmo risco, se comparada com uma sueca, isso significa que o princípio de Marte é duas vezes mais freqüente na Alemanha, em geral não resolvido e inconsciente. Na Alemanha um número excessivo de mulheres grávidas passa pelo corte do períneo, uma entre cada cinco até faz uma cesariana. Isso perfaz 20% das parturientes, quando há uns dez anos a média estava em 15%.

Naturalmente, médicas excessivamente cuidadosas tendem mais para a cesariana, pois tendem mais a considerar uma situação como de risco. Podemos fazer justiça a Marte tanto com a coragem como com o bisturi. O desejo de excluí-lo totalmente é compreensível do ponto de vista humano, mas é um empreendimento absolutamente sem esperança. Isso raramente fica tão claro como no parto, o âmbito mais primordial do princípio de Marte.

De todo modo, nessa necessidade crescente de partos naturais existe um certo risco. A partir de casa, muita agressão direta faz parte de todo parto. A tentativa de eliminar a agressão por meio de um parto em casa especialmente suave, é tendenciosamente perigosa, porque ela deslizará para planos não resolvidos. Se uma mulher recusa o direito ao princípio de Marte devido a esse mal-entendido e produz contrações insuficientes, uma médica terá de assumir seu papel e trazer ao jogo a necessária impressão. Se, no entanto, essa médica faltar porque os pais querem fazer tudo *de acordo com a natureza*, não é raro que haja risco de vida. Agora Marte entra em jogo pela ameaça ou por dores mais intensas e prolongadas. É exatamente a naturalidade que pede em grande medida uma compreensão holística e isenta de valorizações.

Dessa maneira, as mais compreensíveis e, na verdade, bem-intencionadas reações ao procedimento funcional e muitas vezes pobre de sentimentos da medicina convencional podem provocar lados de sombra perigosos. Quando as crianças sofrem danos nos partos alternativos em casa e nos verdadeiros partos na água, principalmente porque os métodos (marciais) da medicina moderna foram excluídos, a criança é jogada fora com a água do banho. Por sorte, os acontecimentos ocasionais relativos a isso não são tão numerosos, como o lado da medicina convencional com freqüência afirma,[21] mas já são numericamente medidos pelas possibilidades de impedi-los. Quem se aproximar do princípio de Marte basicamente de modo positivo, como deve ser a cada recomeço e acontecimento de parto, se aproveitará disso durante toda a vida. Pois o parto não é somente o passo decisivo para a vida; em seu modelo se desenham todos os demais partos necessários no curso da vida. Afinal, todo recomeço visto simbolicamente é um parto, como também o são todo passo para novos horizontes e todo ultrapassar de limites. Assim, faz sentido conhecer o padrão do próprio parto, a fim de adaptar-se aos problemas individuais especiais com seus recomeços e suas transições.[22]

O significado das circunstâncias do parto

As condições iniciais da entrada na polaridade são extremamente marcantes. Assim, devemos pensar mais conscientemente sobre o que incutimos nas crianças. Entretanto, é claro que não queremos obrigá-las desde o início *a sair batendo a cabeça na parede*, isto é, passando através do períneo, pois simbolicamente trata-se de um início mais difícil e de uma sintonização mais difícil com a vida. Que desse modo no início corra muito sangue supérfluo, pode dar-nos o que pensar. A criança durante muito tempo *pressionada contra a parede* pelas contrações, precisa finalmente ser tirada, não raro pelas ajudantes, através de uma ferida sangrenta. Simbolicamente, seria muito mais bonito se ela pudesse vir através da própria força e da força da mãe, a fim de conquistar um mundo comparativamente muito mais pacífico, mesmo que a preço de força e determinação.

Afinal, o recém-chegado a esta Terra merece uma introdução suave. No entanto, para que todos (ajudantes profissionais) possam ver bem, ele ainda é saudado pela luz ofuscante de um holofote. Depois de passar dez luas na suave escuridão da cavidade que lhe dava vida, o recém-nascido só pode considerar isso um ataque doloroso. Quando à luz que cega se seguir uma queda violenta num mundo frio, a recepção transforma-se em choque. Uma queda de temperatura de mais ou menos 15 graus do calor do ventre materno (37 graus) para a temperatura da sala de partos (cerca de 22 graus) é muito mais do que todo adulto gostaria de suportar. Mas o recém-nascido não pode se defender, a não ser pelos seus gritos. Estes, no entanto, são mal-interpretados positivamente e lhe trazem mais alguns pontos no assim chamado esquema Apgar. Em vez de providenciar uma mudança do ambiente de acelerada atividade da sala de partos do hospital a fim de torná-la mais semelhante à sintonização pacífica de união com a mãe, todos os participantes deixam muito claro que o maravilhoso tempo de vida a dois e de proteção chegou definitivamente ao fim.

Cegar alguém e confrontá-lo com o frio são coisas que não precisam de nenhuma interpretação especial. Antigamente, além de tudo isso, logo depois da torturante saudação cortava-se imediatamente o cordão umbilical. O corte de um cordão que ainda pulsa é sentido pela maioria dos bebês como um choque doloroso, visto que provoca momentaneamente uma sensação de asfixia. Embora as maternidades modernas ainda hoje considerem isso impossível, porque o cordão umbilical não contém nervos, isso em nada muda o pânico sentido e a dor ardente da primeira respiração apressada demais. Infelizmente, incontáveis sessões de terapia da reencarnação não deixam nenhuma dúvida a esse respeito.

Hoje em dia, quando parteiras sensíveis têm voz ativa, as crianças ficam ligadas ao cordão umbilical até que este cesse de pulsar por si mesmo. Isso poupa à criança sensações de asfixia, pânico e dor pungente. As asas do pulmão não precisam inflar-se explosivamente, mas o recém-nascido pode abri-las com suavidade. Além disso, em geral a criança é hoje colocada imediatamente sobre a barriga da mãe, para que volte logo ao seu escudo protetor de calor.

Uma criança que apesar disso tudo ainda não chorasse, antigamente era colocada de cabeça para baixo, segura pelos pés e recebia palmadas na bundinha descoberta até finalmente gritar. Com a criança aos berros, pingava-se ainda uma solução de nitrato de prata nos olhos para impedir uma cegueira caso a mulher tivesse uma gonorréia não diagnosticada. Hoje usam-se gotas de antibiótico muito menos agressivas ou prescinde-se de qualquer tratamento. Com todas essas medidas encenadas antigamente de modo muito intrigante, nós ensinávamos às crianças, desde o início, que a vida é antes de tudo uma tortura.

A imediata retirada de sangue do calcanhar do bebê por meio de uma pequena agulha também cabe nesse quadro e tem até mesmo um modelo mitológico prévio. Aqui as médicas representam o papel da serpente, seu símbolo animal, e ao mesmo tempo o braço prolongado do diabo.[23] Na história da Criação, a serpente recebeu expressamente a tarefa de atentar contra Eva e suas filhas pelo calcanhar. Hoje, devido a grande exatidão médica, os filhos logo são envolvidos também.

Naturalmente, essas medidas presumivelmente terríveis têm motivos científicos. Tirar sangue do calcanhar é necessário, por exemplo, para pesquisar eventuais doenças hereditárias. Mas mesmo quando esses atos da medicina moderna são significativos, em última análise são totalmente impróprios como saudação a um recém-chegado e podem muito bem ser adiados por algum tempo. Mesmo que se tenha conquistado muita coisa na medicina, neste caso seria possível fazer mais progressos. Esse progresso foi impedido principalmente porque a maioria das médicas ainda acha que os recémnascidos não sentem o que se passa. Assim, elas também acreditam naturalmente que os métodos desumanamente frios não deixam vestígios. As psicoterapeutas, que em suas sessões de tratamento regridem e acompanham as pacientes até o momento do parto, podem facilmente ajudar a esclarecer o assunto. No entanto, as terapeutas que vão tão longe, são ignoradas pela medicina científica, são ridicularizadas como criadoras de fantasias e rejeitadas juntamente com os seus resultados.

Diante de tal dureza e das circunstâncias difíceis não devemos esquecer que o parto continua sendo uma crise de transição. O aperto natural precisa ser superado com a agressão ou a energia de Marte. Nenhum parto poderá ser um acontecimento realmente suave, mas com mais capacidade de empatia e melhor preparo é possível fortalecer significativamente a força materna de Marte e facilitar com isso todo o processo.

Na verdade, um recém-nascido nunca sentirá o seu parto como suave. De todo modo, em vez da descrita encenação falsa do momento da libertação, este pode ser sentido com um sentimento de alívio e até mesmo de triunfo. Uma vivência orgásmica da parte da mãe pode determinar o ato final do parto, de modo que com razão se pudesse falar da festa do nascimento.

No caso normal, a mãe sente um alívio ilimitado quando a pressão cede e ela não tem mais de carregar o fardo que vem carregando há meses. A alegria com a criança e a sensação de força ilimitada podem ser descarregadas juntamente com o fruto do ventre gritando, como uma explosão, com a última contração bem-sucedida. O *grito primordial*, ao encalço do qual estavam os terapeutas primários como Arthur Janov, por certo não é outra coisa senão esse grito original, que contém tudo: alegria explosiva, um louco sentimento de triunfo, dor insuportável e alívio inacreditável. Conforme a experiência, a mãe "esquece" as dores e a "prova de dilaceramento" no momento em que a criança chega. Resta a experiência de ter realmente vivido inteiramente no aqui e agora — o que se mostra depois no fato de todas as mães gostarem de falar sobre seus partos. Quanto mais conscientes estavam, tanto mais intensa foi a experiência de serem confrontadas diretamente com a violência primordial da força da criação. A vivência dessa força primordial pode modificar a estrutura da mulher.

Ainda mais freqüente é o total esgotamento do desapego final e da transição para um sono reparador. Outras mães, por sua vez, estão tão elétricas que não conseguem fechar os olhos. Tudo é possível num momento tão especial, e seria insensato querer pretender um decurso normal ou organizado.

Depois do Parto

Desenvolvimento na polaridade

Depois de passar pela pressão do canal do parto e de dar o salto de cabeça para o mundo dos opostos, este toma formas cada vez mais concretas para a criança. No ventre materno ela ainda tem um único coração aberto, e sua função pulmonar está em repouso. Com a primeira respiração, no entanto, a criança passa a pertencer ao reino do ar e desdobra ao mesmo tempo suas asas interiores dos pulmões. De respiração em respiração, ela se enreda cada vez mais no mundo dos opostos. Se até então era alimentada exclusivamente pelo sangue materno, agora ela precisa cuidar da provisão energética respirando por conta própria.

Por meio do desdobramento dos pulmões, por reflexo, fecha-se a parede divisória do coração, e a criança, a partir de então, tem um coração esquerdo e um direito. Essa divisão do coração é importantíssima para a sua (sobre)vivência no mundo (dos opostos). Se ela não acontece, falamos de um buraco no coração, de uma falha congênita do coração. A criança continua na unidade e, com isso, mais próxima do além. Quando lhe falta a separação do coração, ela não pode (e não quer) realmente entrar no mundo dos opostos com as suas exigências.

Depois do corte do cordão umbilical, na melhor das hipóteses ela é logo amamentada e, assim, no seio da mãe, ainda se sente perto da unidade. Depois de alguns meses, no entanto, isso termina no duro ato de negação da amamentação. Mas ao menos ela ainda é alimentada. Finalmente, ela tem de comer sozinha, e no início da adolescência, ainda por cima, tem de lutar pelo *pão* diário. Assim, a tensão no modelo de vida da mandala no caminho para fora do ponto central — que corresponde à unidade — para a periferia do círculo aumenta cada vez mais. Na margem mais exterior do círculo, no tempo da meia-idade, ela atinge o seu ápice.

Em todo o caminho através do círculo de vida da mandala pode-se observar como o tempo no início se estende, para então conquistar cada vez mais velocidade. Antes da concepção, impera a ausência de tempo, o eterno aqui e agora. Os nove meses no ventre materno correm muito devagar: sobretudo no início, nos momentos extáticos da proximidade da unidade, o tempo parece parar. Com a aproximação do parto, o decurso subjetivo do tempo lentamente ganha velocidade. Os primeiros meses depois do parto já passam mais depressa, mesmo que, comparativamente com os primeiros meses dos cinqüenta anos, ainda passem caracteristicamente devagar.

A nossa vida em geral ganha velocidade; a vida moderna leva essa tendência ao auge. No caminho de retorno ao lar da periferia da mandala da vida para o seu ponto central, o fluxo do tempo também deverá tornar-se mais lento; seja como for, temos de contribuir conscientemente para isso, coisa a que poucos estão dispostos hoje. E assim, muitas pessoas mais idosas até têm a sensação de que o tempo lhes foge por entre os dedos.

O parto é o balanço da gravidez e com ele ela se encerra, mas as reações a essa fase inicial do novo capítulo da vida ainda são grandes, e uma suave mudança nos costumes é importante tanto para o recém-nascido como também para a sua mãe.

A maioria dos adultos não sabe como essa fase é decisiva para o recém-nascido, porque eles não vivem o tempo a partir da própria percepção. Quando se lembram como o tempo da própria infância passava subjetivamente devagar, eles conseguem sintonizar-se com a grande importância dos primeiros momentos.

Momentos marcantes imediatamente depois do parto

Hoje, conhecemos muito bem o fenômeno da formação direta depois do parto, graças às pesquisas sobre o comportamento dos animais. Konrad Lorenz aproximou-se de jovens gansos cinzentos logo depois do parto, e os animais foram levados a considerá-lo como "mãe". Em todas as circunstâncias possíveis e impossíveis, eles o seguiam como se ele fosse a sua mãe — por exemplo, quando ia nadar na lagoa, o que está documentado em quadros que se tornaram famosos. Da mesma maneira, seguiam-no no seu aposento de trabalho, reunindo-se ao redor da sua escrivaninha.

É pena que a obstetrícia ainda não tenha se decidido pela pesquisa do comportamento relacionada a esse fato, caso contrário não separaria os filhos das suas mães desde o início por tanto tempo, e permitido que fossem marcados por rostos estranhos, em vez de pelo rosto da mãe ou, melhor ainda, de ambos os pais. A apresentação do pai como primeira pessoa de contato, talvez no caso de parto por cesariana, tem muitas vezes o efeito de que o bebê se transforma num típico filho de pai, o que mostra como a fase de formação é importante também entre nós humanos. Como a medicina convencional até hoje não descobriu a formação logo depois do parto, ainda não se examinou o que acontece animicamente com as crianças que são formadas por parteiras, que depois nunca mais voltam a ver. Os métodos de parto natural segundo Leboyer e Odent encerraram esse procedimento, por sorte em quase todo lugar.

A primeira inspiração, a primeira mamada

Hoje em dia o recém-nascido muitas vezes é colocado diretamente sobre o colo da mãe e fica assim protegido pelo calor materno. Sua primeira inspiração profunda deve desenvolver-se por si, em geral podemos muito bem renunciar à antiga costumeira sucção. O importante é um aposento agradavelmente quente e uma toalha pré-aquecida sobre o colo da mãe e sobre o bebê. Ela dá à mãe esgotada uma sensação de bem-estar e protege a criança ainda úmida contra a friagem. Outras parteiras deixam a criança descansando entre as pernas da mãe até cessar a pulsação do cordão umbilical. Com isso, termina a vida física conjunta dos dois. Ao alisar o cordão umbilical, a parteira transfere para o recém-nascido o restante do sangue que lhe pertence (exceto no caso de incompatibilidade dos grupos sangüíneos*).

Ainda existe controvérsia entre os adeptos de Leboyer e as parteiras sobre o momento correto do corte do cordão umbilical. Também neste caso, a solução está no meio-termo de todos os extremos. Pulsar é sinal de vida; quando a pulsação pára, o cordão pode e deve ser cortado. Quando, depois disso, se espera por um tempo muito longo, a criança pode perder o sangue para os grandes vasos do cordão umbilical e da placenta.

Em qualquer momento o recém-nascido pode fazer a primeira mamada. Quando o parto não foi demasiado cansativo, isso acontece espontaneamente. O fato de sugar o dedo durante a estada no ventre materno foi o melhor treinamento para isso. A moda antiga de começar a vida com um ou dois dias de jejum, porque não havia nenhum leite, felizmente hoje chegou ao fim. O primeiro leite, o colostro, é amplamente reconhecido como importante para o bebê, e no cenário da medicina alternativa também para pacientes adultos (nesse caso o colostro das vacas), como um remédio muito valioso para o aumento da resistência. O colostro, como todas as medidas tomadas pela natureza, faz muito bem ao bebê.

Obviamente, a natureza previu que o bebê só tome nos primeiros dois ou três dias o fino colostro, antes de o leite materno descer estimulado pelo derrame de prolactina do cérebro da mãe. Assim, nos primeiros dias, o trato digestivo da criança ainda não é carregado (pelas calorias), mas já vai se acostumando a trabalhar e, principalmente, a criança já recebe da mãe a resistência necessária na forma dos seus anticorpos.

As necessidades do recém-nascido

Os adultos muitas vezes têm a sensação de terem primeiro de acostumar-se diante de uma nova situação. Eles nunca mais terão de realizar um ajuste maior do que no início da vida. O bebê nunca respirou antes e não conhece a sensação do ar nos pulmões. Ele nem sequer conhece a sensação do ar na pele. Em compensação, ele acaba de perder seu reino aquático, onde tanto fora como dentro do corpo era igualmente quente. Se esse ar for frio, ele sentirá que essa nova atmosfera é hostil e a sentirá com uma rejeição. Se ela for agradavelmente quente e o recém-nascido puder sentir o calor e o amor da mãe, ele continuará a sentir-se bem e protegido também no novo plano. Assim, vale a pena dar ao recém-nascido aquele tempo, que qualquer adulto exigiria para si mesmo, depois de uma mudança tão marcante.

Igualmente desnecessárias e falsas como o abrupto corte do cordão umbilical são as compulsões de lavar o bebê logo depois do parto. Hoje comprova-se com clareza cada vez maior que a serosidade que cobre o recém-nascido é uma boa proteção e que deve ser mantida durante algum tempo. Antigamente, quando a compulsão da limpeza era praticada de forma muito incisiva, o comportamento de muitas parteiras tornava-se obstinado. Não era raro que elas tentassem pegar tanto dessa serosidade quanto possível para si mesmas — sabendo que ela constitui um dos melhores cremes para a pele. De todo modo, as parteiras modernas mantêm esse primeiro cosmético e não o retiram logo no primeiro banho. Caso o banho distancie a criança da mãe, no início ele é muito contraproducente, mormente quando é colocado como ponto principal numa série mais longa de medidas médicas de um regime rígido.

A idéia antiga de que o recém-nascido tem de ser lavado imediatamente, tinha a ver com a suposição de que tudo o que provém do ventre materno é sujo. Mas com o que o bebê se teria sujado tanto? Ele pode ficar sobre o colo da mãe sem ser lavado, mesmo enquanto a médica sutura uma ferida de um ocasional corte ou ruptura do períneo. Nas sociedades arcaicas, sobre as quais já aprendemos muita coisa e ainda poderíamos aprender mais, a lavagem prematura via de regra é desconhecida, e os recém-nascidos vivem muito bem sem ela.

Quando todo o parto se desenrola na água, o bebê tem a transição mais fácil, pois ele continua em seu mundo conhecido. Numa banheira com sua mãe, ele pode acostumar-se bem à temperatura um pouco mais baixa.

Quando o banho prematuro do bebê no hospital não pode ser evitado, o pai pode cumprir essa tarefa, de modo que a criança é logo cuidada pela família. Disso pode surgir um pequeno, mas belo, ritual de saudação da parte do pai, que pode ser um passo importante dele com relação ao filho. Provavelmente, esse também é um passo correspondentemente importante do filho na direção do pai. Também aqui se deve prestar atenção para que ele possa sentir prazerosamente a água quente nas mãos amorosas e o aspecto da limpeza do bebê passe para o segundo plano. Isso será naturalmente muito difícil num hospital alemão, porque as enfermeiras, desde Ignaz Semmelweis estão totalmente direcionadas para a higiene e muitas vezes presas aos antigos padrões. De resto, é possível lavar quantidades pequenas de sangue sem remover totalmente a camada protetora de serosidade.

Em tudo o que acontecer daí em diante, o fator decisivo é o calor, pois a regulação térmica da criança ainda não funciona tão bem como nos adultos. Em todo caso, a criança precisa ter sempre uma proteção quente. A melhor proteção vem da própria mãe na forma de calor corporal, como mostraram as pesquisas com o assim chamado método canguru. As roupas infantis, em comparação, são apenas uma solução de emergência. Entretanto, elas não devem ser apertadas, para que a criança, acostumada à sua nudez e à liberdade do seu reino aquático, não se sinta tolhida. Uma roupa feita de tecido natural, que permita a respiração, é o mais apropriado. Seja como for, fazer um embrulho apertado tem vantagens para um bebê que tenha nascido muito antes do tempo, porque imita a situação no ventre materno pouco antes do parto e transmite à criança segurança num mundo estranho. Lã tosquiada, que não arranhe, é uma boa possibilidade, visto que armazena melhor o calor do que outros materiais e atua compensando a temperatura.

Medidas médicas superadas e necessárias

O já mencionado *Credé-Prophylaxe*, que, no caso de uma infecção por gonorréia não detectada da mãe, impede a cegueira do recém-nascido e segundo o qual se pingava uma solução de nitrato de prata nos olhos do bebê, é cada vez menos realizado, desde que foi cortado da lista de deveres de uma parteira. Cada vez mais maternidades desistiram dessa medida polêmica e os pais podem impedir seu uso com uma simples assinatura. Em primeiro lugar, o efeito era de tortura para o recém-nascido; em segundo lugar, cientificamente sempre incerto e, em terceiro, supérfluo na maioria dos casos. Além disso, a medida não ajuda contra as hoje comuns infecções dos olhos com clamídias, mas com freqüência leva a muitas inflamações das conjuntivas. Cientificamente, com vista a quaisquer infecções maternas, hoje se oferece proteção muito mais segura com gotas de um antibiótico.

Antigamente, a icterícia do recém-nascido* exigia tratamento; hoje age-se de forma muito mais defensiva. Não se trata de uma icterícia, mas de uma função do fígado, ainda não totalmente acostumado às suas novas tarefas. Somente a partir de uma amostra de sangue com mais do que 20 mg de bilirrubina por decilitro de sangue se usa a assim chamada fototerapia, isto é, o banho de luz com ultravioleta, para uma criança não prematura.

Ao contrário desses procedimentos ultrapassados, imediatamente depois do parto são realizados mais testes com o sangue infantil e as fezes. Hoje em dia, felizmente, os resultados são quase sempre negativos. Mas desvalorizá-los ou ignorá-los por isso, seria compreender mal toda a essência da medicina. Mesmo que seis a sete testes não tragam nenhum resultado para a maioria das crianças, ainda assim é muito importante filtrar os poucos recém-nascidos com deficiência de oxigenação, que muitas vezes podem levar uma vida totalmente normal com uma simples mudança de alimentação.

Tirar uma gota de sangue por meio de uma picada no calcanhar na ocasião oportuna, não deve ser considerado um grande incômodo para a criança. Nós deveríamos nos precaver de chegar a uma perigosa recusa generalizada partindo dos extremos da medicina de alta tecnologia, como já podemos observar hoje. O abandono da medicina convencional é compreensível no movimento contrário generalizado, mas contra uma criança isolada não pode ser endossado. Uma constatação do tipo "diz respeito unicamente a 1% das crianças" tem pouca utilidade e não deve levar a tirar conclusões. Quando o próprio filho é esse recém-nascido tão especial e o exame inofensivo foi recusado por qualquer motivo ideológico, será difícil perdoar a não realização desses exames.

As necessidades anímicas da mãe, do filho e do pai

Muitas medidas médicas podem estar muito aquém das necessidades anímicas dos três personagens principais, muito mais importantes: mãe, filho e pai. Algumas medidas como a realização do esquema Apgar podem muito bem ser realizadas, por exemplo, enquanto a criança está deitada sobre a barriga da mãe. A respiração e a irrigação sangüínea, a freqüência cardíaca, a atividade muscular e os reflexos podem ser muito facilmente determinados e fornecer uma informação sobre o estado físico da criança. A coleta de sangue para exames (importantes) quanto aos problemas do metabolismo como a fenilcetonúria podem esperar horas ou até o dia seguinte, assim como o exame pela pediatra.

Mais importante é colocar logo o bebê ao seio da mãe, pois sem levar em conta o feito mencionado de aumento de defesa do colostro, pela sucção é despejado no organismo materno o hormônio oxitocina, que não só estimula a produção de leite, mas também atua na última contração do útero, com a qual a placenta se solta. Essas reações tão perfeitamente determinadas, que se interpenetram, podem nos levar a um grande respeito diante da maravilhosa organização da natureza, na qual devemos interferir o menos possível. Respeitar e levar em consideração essas modificações e melhorias aparentemente pequenas no todo leva a um modelo bem diferente do parto e do tempo posterior.

Para todos os três — mãe, filho e pai — é muito mais fácil acostumar-se um ao outro desde o início, do que tentar recuperar o tempo de conhecimento em casa. Os primeiros momentos depois do parto são mais decisivos para o futuro relacionamento do que todos os posteriores, e essa oportunidade pode ser usada hoje. Ideal, naturalmente, é quando os três podem ficar juntos num ambiente bonito e alegrarem-se juntos com a nova vida.

Já se comprovou que exatamente aqueles que se manifestaram firmemente a favor desse idílio, muitas vezes são escolhidos pelo destino para realizar tarefas maiores e têm de arranjar-se com processos mais difíceis. A melhor atitude básica é organizar tudo para um início comum e harmônico, e adicionalmente preservar em si a franqueza do "Seja feita a Tua vontade..." A vontade Dele acontece de qualquer modo. Ver isso é menos uma questão de fé do que de inteligência, mas animicamente é infinitamente mais vantajoso adaptar-se desde o início.

Na verdade, quando se quer um filho, deve-se estar interiormente disposto a recebê-lo em todas as circunstâncias. Isso corresponde exatamente ao "Seja feita a Tua vontade...", uma sintonização que é encontrada de resto em todas as religiões numa forma ou noutra e que não representa de modo nenhum uma fórmula exclusivamente cristã. Todo o resto tem a ver com determinação de condições e não faz justiça à exigência cristã ou espiritual.

Rooming-in ou onde colocar a criança?

Depois de uma campanha que durou séculos para a imediata separação da mãe e do filho logo depois do parto, a medicina convencional hoje constata surpresa que o resultado de todas as pesquisas aponta para o ficarem juntos. O mencionado método do canguru é um dos argumentos mais fortes, que aqui salva a vida conjunta íntima e a própria vida. Mas primeiro foi preciso constatar também cientificamente, que o risco de infecções apontado durante séculos sempre ocorre natural e especialmente nas clínicas; mas nos berçários é visivelmente maior do que no quarto, junto da mãe. Assim o *rooming-in* diminui comprovadamente o risco de contaminação da criança. Além disso, pôde-se mostrar que os filhos que podem ficar com suas mães, choram menos à noite e durante o dia estão mais satisfeitos. A amamentação é mais bem-sucedida, sem pressa e com mais facilidade do que com as mamadas na hora prescrita e em períodos limitados de tempo.

A relação entre mãe e filho pode desenvolver-se mais depressa e melhor, quando ambos têm suficiente folga para sintonizarem seu ritmo um com o outro. A pesquisa fala sobre isso, diz que a ligação é mais fácil. Finalmente, a vida conjunta já na maternidade é uma boa prática prévia para a vida cotidiana em casa.

Neste ponto é especialmente importante que fique bem claro à mãe que ela e seu filho são as personagens principais. A maternidade tem de estar à disposição dela, conforme o caso — e não o contrário, como acontecia muitas vezes no passado. O importante é assegurar à mulher que ela pode ter o filho junto a si, segundo as suas necessidades pessoais. O *rooming-in* não significa automaticamente que o bebê também possa permanecer com ela durante a noite. O argumento de que é preciso levar a criança ao berçário para que seja observada não é plausível, uma vez que a mãe em geral pode observar muito melhor o filho do que uma enfermeira noturna.

Por outro lado, deve ser possível entregar espontânea e temporariamente a criança à noite, no caso de grande exaustão. Muitas mães de fato alegram-se quando não têm de ficar com o filho nas primeiras noites, a fim de se recuperarem melhor e mais depressa. Seria bobagem não usar as vantagens que a clínica oferece. Uma enfermeira que critique essa atitude falha em sua profissão, e isso deve tornar uma mãe consciente mais tranquila.

Que o *rooming-in* tenha chegado à Alemanha como a mais nova descoberta dos Estados Unidos, embora há milênios fosse o mais natural do mundo, em si é uma piada. Hoje cerca de 5% das mães fazem uso dele; a maioria delas ainda entrega seus bebês à noite pelos mais diversos motivos. Por um lado, ainda existem muitas enfermeiras pediatras que lutam pela justificação da sua presença e contra o *rooming-in*; por outro lado, obviamente o relacionamento entre mãe e filho é mais fraco em nosso tempo. Isso pode ser comprovado pelo fato de mais de 90% das mulheres entregarem os filhos à noite, porque querem ter um pouco de tranquilidade.

Sabe-se que nos primeiros quatro dias as mulheres ainda têm pouca relação com o filho, devido às imensas rupturas na distribuição dos hormônios. Por um lado, a mãe precisa desenvolver-se primeiro, quando o seu estado excepcional interior se normalizar. A criança, ao contrário, reconhece a voz da sua mãe já no ventre, como comprovam estudos feitos na Holanda, e parece estar visivelmente ligada a ela — segundo os conhecimentos da medicina convencional. Do tesouro de experiências da terapia da reencarnação, a ligação íntima da criança com a sua mãe no ventre já é conhecida há muito tempo e foi comprovada vezes sem conta.

O biólogo Vitus Dröscher parte do princípio de que o instinto materno já existe, mas que o amor materno tem de desenvolver-se um pouco e que tudo isso pode acontecer nos primeiros dias. Tanto mais importante é que as médicas parem de fazer perguntas higiênicas sobre a relação entre mãe e filho, pois uma ausência total de germes a todo custo, muitas vezes também sufoca o germe do amor!

Uma experiência que constata isso de modo indireto provém do âmbito da adoção. Mães que querem entregar seus filhos para adoção precisam separar-se deles logo depois do parto, a fim de terem uma chance de superar animicamente o fato. Os primeiros dias, portanto, são de decisiva importância para a relação da mãe com seu filho. Dröscher parte da constatação de que as crianças que passaram pela incubadora não só são maltratadas com mais freqüência pelos pais, mas têm dificuldade durante a vida toda para encontrar alguém que as ame de todo coração. Ao que parece, a experiência inicial de serem rejeitadas penetra tão fundo em sua carne e sangue que não conseguem mais livrar-se dela. É importante esclarecer que não deve se tratar de nenhuma atribuição de culpa, pois os pais nessa situação muitas vezes nem sequer tinham escolha. Aqui também se encaixa a afirmação de médicas pediatras corajosas, como a dra. Marina Marcovich, de incluir também a mãe nos tratamentos da medicina intensiva.

Antigamente, quase toda mãe tinha de cuidar do filho desde o início; nos tempos modernos essa compulsão tornou-se cada vez menor. O amor materno dos homens foi perturbado pelo intelecto, diz Dröscher. Crianças que não experimentam o amor desde o início da vida, tendem a amar-se pouco, e por isso têm mais dificuldade para encontrar alguém que as ame incondicionalmente, o que, por sua vez, leva ao fato de não poderem realmente amar. O resultado é o reflexo da nossa época sem amor.

O puerpério

O tempo do puerpério dura de seis até oito semanas e corresponde ao tempo do fluxo puerperal. Nos primeiros seis até quatorze dias depois do parto, o útero sangra normalmente de forma constante, eliminando sangue coagulado. Se houver hemorragias depois disso, é preciso consultar a ginecologista pois, ainda que seja raro acontecer, um pedaço da placenta pode ainda estar preso ao útero.

No caso ideal, neste primeiro período não se faz justiça ao clichê costumeiro da mãe feliz com o seu filho feliz. Certamente, o parto é o ponto alto da vida, e segurar um filho nos braços é um sentimento paradisíaco. Mas ninguém pode ficar para sempre no ponto máximo — como tampouco pode permanecer no paraíso. De modo que a descida às reduções da vida normal é algo comum e, de nenhum modo algo doentio, embora possa causar muita desilusão.

Para a maioria das mães, a volta à realidade da vida com um bebê nos braços tem algo de muito fixador à terra e, muitas vezes, desapontador. Sob certos aspectos agora falta-lhe definitivamente alguma coisa. Sua barriga ainda redonda, antes cheia, está vazia. Manter o quadro da mãe radiante diante de todas as visitas pode tornar-se cansativo e deveria ser desnecessário. Seria bom que a mãe tivesse suficiente confiança em si mesma para *desconvidar* as visitas diante das quais ela não deseja estar, que a cansam, ou pelo menos adiá-las para mais tarde.

Principalmente as três personagens principais e, em certos casos, os filhos mais velhos, precisam de muito tempo uns para os outros. Não é somente o recém-nascido que exige dedicação, mas também a mãe — e os irmãos, que precisam notar como são importantes no novo capítulo da vida. Às vezes o pai também precisa de atenção, mas o ideal naturalmente é que ele possa estar junto da família nesse momento, mantendo-se livre por todo um mês. De resto, também os avós podem ser levados em consideração nesse período, bem como as pretensões deles.

O sentimento corporal da mãe modifica-se perceptivelmente. O que ela com seus hormônios construiu devagar, retrai-se muito rapidamente, em especial no caso das mães que não amamentam. Quanto mais suave a transição, tanto mais fácil ela é. A mãe que amamenta preserva, por exemplo, a forma física mais arredondada, e assim também fica visivelmente mais próxima da gravidez aos olhos de todos.

Por meio da amamentação, no entanto, as modificações no baixo-ventre acontecem mais depressa e, sendo assim, ela não precisa exagerar na ginástica durante o puerpério. Muitas mães não sentem vontade de fazer ginástica nem de praticar esportes nessa fase. Seria bom que ela tivesse suficiente autoconfiança para manter ainda essa forma arredondada do corpo e a sensação de vida, amamentando durante algum tempo. E será que ela deseja realmente correr atrás do ambicioso ideal das garotas esbeltas feito varas? Para muitas mães esse tema se encerra com o parto, e muitos parceiros gostam muito disso. Quando os homens sofrem com isso, eles precisam de *ajuda psicoterápica para amadurecer*, para tornarem-se um pouco mais adultos. Partes essenciais da alma de um homem, que adora "manequins" viciadas em magreza, ficaram paradas antes da puberdade no que diz respeito ao seu desenvolvimento. Ele procurou uma garota, mas depois do parto, na maioria das vezes, tem ao seu lado uma mulher.

O sentimento elevado proporcionado pela gravidez e, com ele, a força que muitas vezes o acompanha, aos poucos dão lugar a outras experiências bem diferentes para a jovem mãe. Quando uma enorme (tensão) se formou antes do parto, a mãe depois deslizará dessa montanha para um vale profundo e às vezes também cairá. Ela pode sentir-se ferida e vulnerável no corpo e na alma. É normal que ela derrame lágrimas e isso não é sinal de depressão. As lágrimas purificam a alma, lavam os olhos e ajudam a eliminar o que já passou. Assim, a estagnação das tensões, emoções e sentimentos pode fluir. Um parceiro pode secar as lágrimas, mas não deve impedi-las, e sim, deixá-las correr. O fato de hoje não podermos mais ver nenhuma lágrima sem nos intrometermos ativamente é sinal de um tempo que toma a frente de todos os sentimentos. No puerpério trata-se muito menos de uma "performance" perfeita, mas de chegar lá. Nisso, abrir as represas pode ajudar.

Soltar-se inteiramente, isso só dá certo quando existe ajuda. Esta deve de preferência ser organizada com antecedência. Naturalmente, isso custará dinheiro, mas nesse terreno não convém economizar. Se é preciso economizar, existem boas oportunidades, por exemplo, no enxoval do bebê e na decoração do quarto da criança. Mas é muito típico que poupemos menos nas coisas materiais do que nas anímicas, e isso é triste para mãe e filho. Em lugar nenhum do mundo o quarto do bebê é decorado com tanta perfeição como entre os alemães. Mas, por outro lado, por certo a Alemanha não é a sociedade que mais aprecia crianças. Existe até mesmo a suspeita de que nesse caso se trate de uma compensação.

Muitas vezes, com toda a mudança, ainda existe para a mãe uma exaustão que não pode ser compensada e um profundo cansaço, que podem transmitir o sentimento de que ela não conseguirá realizar tudo. É muito bom para o futuro de toda a família que a mãe não precise reprimir este sentimento em favor da harmonia na casa.

Subitamente, contra todas as expectativas, a sutura do períneo também dói, os peitos intumescem e, no início, o aleitamento muitas vezes não é tão fácil como se pensa e nem sempre é um grande prazer orgásmico. Além disso, a digestão só volta a funcionar bem ao poucos, e o bebê grita, sem que a mãe saiba sempre por quê. Quando, além disso, ainda existem problemas com um parceiro que reage de modo inesperado ou há brigas com a organização da maternidade, os limites estão estabelecidos naquela confusão de sentimentos que é conhecida como *babyblues*,* depressão pós-natal ou depressão do puerpério. Uns bons dois terços das jovens mães caem nesse vazio sentimental, que comprovadamente tem também uma dimensão hormonal. No plano dos sentimentos, ela sente uma perda e os hormônios refletem essa situação.

Para o parceiro pode não ser fácil fazer justiça a ela nesse momento, e muitas vezes ela tampouco será justa com ele. Quando tantas tensões são liberadas, outros problemas antigos e muito diferentes, em última análise, estagnados, vêm à tona. No caso do parto normal, ela foi iniciada animicamente no fato de ser mãe; ele, ao contrário, mesmo quando está presente, não viveu nenhum ritual nem de longe comparável. Agora talvez ela avalie se ele será um bom pai, se está animicamente crescido e se se sente pronto a realizar as tarefas. Quase toda mulher simplesmente espera tudo isso *do homem*.

No caso de uma mãe que cria o filho sozinha, primeiro ela terá de enfrentar um tempo difícil, que pode ser melhor dominado por meio de bons relacionamentos com as mulheres da própria família ou com amigas íntimas. O puerpério é uma oportunidade ideal para aprofundar o vínculo com a própria mãe e assim dar-lhe a chance de ser uma Grande Mãe. Muitas coisas relacionadas com ela são agora mais fáceis de compreender e aceitar — agora que a filha também é mãe e teve a própria experiência de dar à luz.

Já as modificações ginecológicas no puerpério são muito fáceis de dominar. Uma bolsa térmica na coluna pode aliviar as fortes dores. Entre a 8ª e a 10ª semanas depois do parto podem surgir hemorragias, que na maioria das vezes nada têm a ver com a menstruação, mas devem ser entendidas como uma limpeza do útero. Com isso, sua regeneração está encerrada, e a primeira mucosa muitas vezes é expulsa por meio desse sangramento.

Problemas com as veias,[24] que às vezes se anunciam com mais intensidade antes de apresentarem uma melhora geral, devem ser tratados com a elevação das pernas por breves intervalos. Erguer os pés também no sentido figurado é uma boa idéia, à medida que o ambiente aceite e permita isso.

Remédios naturais depois do parto

Remédios florais do Dr. Bach

- *Star of Bethlehem*: pingar algumas gotas num copo de água e passar a mistura na dobra de ambos os braços do bebê; ajuda contra o choque do parto.

Remédios homeopáticos

Para a mãe:
- *Arnica C 200*: uma dose (5 glóbulos) em dois dias seguidos; permite que a ferida do parto e o trauma do mesmo sarem mais depressa.

Para o bebê:
- *Arnica C 200*: dissolver um glóbulo sob a língua; cura o trauma do parto e ocasionalmente dissolve hematomas ("bicadas da cegonha") existentes mais depressa.

Receitas para o puerpério

- *Arnica C 30*: uma vez por dia uma dose (3 glóbulos) pode mitigar fortes hemorragias ligadas à expulsão da placenta e também no caso das posteriores hemorragias de limpeza; além disso, ajuda nos males que se seguem às feridas no períneo, no caso de ferimentos nos mamilos e principalmente, em todas as lesões dos tecidos.
- *Chá de mil-folhas adoçado com mel* é recomendado adicionalmente pelas parteiras experientes.

A parteira Ilona Schwägerl aconselha o seguinte:

- *Chá para depois das dores do parto*: misturar mil-folhas, melissa e lúpulo em partes iguais para fazer uma infusão; adoçar o chá com mel.
- *Compressa* para dores dos ferimentos na região do períneo: misturar 5 colheres de sopa de extrato de casca de carvalho em 250 g de coalhada magra e esfriar. Colocar parte disso numa compressa e deixar que atue durante uma hora, enquanto a mulher descansa com toda a calma. Essa compressa também é ideal para seios inflamados.

A Alimentação do Bebê

Refeições da primeira infância

No caso ideal, a primeira refeição consiste em imediatamente depois do parto amamentar o bebê ao seio com o colostro. Trata-se de uma variante mais leve do leite materno, que estimula a digestão do bebê, mas não demais. O colostro é a introdução à amamentação.

No caso de uma criança madura, basta tocar o lábio inferior do bebê no mamilo e logo o instinto inato de sugar cuidará dos típicos movimentos bucais estimulantes, que comovem profundamente muitas mães e despertam sentimentos de grande felicidade. Isso pode acontecer, mas não obrigatoriamente.

A produção de leite se regulariza com o consumo. Quanto maior a força com que o bebê suga e quanto maior a freqüência das mamadas, tanto mais leite sai e tanto mais leite se forma. A descontração da parte da mãe também pode estimular bastante o fluxo de leite. A melhor posição para a mãe é sentada confortavelmente ou deitada de lado, a fim de aliviar a pelve. A posição deitada é bastante recomendada quando a criança for do tipo que mama devagar, desfrutando, e não do tipo que mama apressada. Seja como for, aqui como mais tarde na vida não há uma regra para a duração da amamentação. No calor do verão, por exemplo, a maioria dos bebês, por motivos compreensíveis, mama mais vezes e durante menos tempo.

Recomenda-se esvaziar totalmente um seio antes de mudar de lado, pois primeiro flui o leite mais fino para a sede e depois o mais grosso, que sacia. Quando o seio está cheio demais, fica difícil o bebê pegar o seio. Então recomenda-se espremer algumas gotas de leite com os dedos protegendo assim a *pegada* do bebê. Quando o bebê adormece ao seio, um dedo cuidadosamente inserido na boca dele, pelo lado, pode fazê-lo soltar.

Quanto à qualidade do leite materno, a *mulher* que se alimenta adequadamente não precisa se preocupar; não existe leite materno de qualidade inferior. A mulher que amamenta deve alimentar-se tão bem quanto durante a gravidez, talvez um pouco mais (cerca de 500 calorias) por dia. Beber bastante líquidos é importante, e convém pensar em primeiro lugar numa água de qualidade.[25] Quanto a isso cada mãe tem de descobrir o que faz bem ao seu bebê. Com freqüência as cebolas, o alho ou mesmo nozes e couve provocam gases no bebê; o vinagre e todas as frutas cítricas podem ocasionar assaduras; o leite de vaca pode ocasionar cólicas, quando a mãe não o suporta e não sabe disso.

As vegetarianas podem continuar renunciando à carne, como a cultura hindu comprova há milênios. Entretanto, devem cuidar de ingerir proteínas de origem vegetal em quantidade suficiente. Por trás de ocasionais argumentos da parte das ginecologistas existem certos preconceitos. O melhor agora seria confiar totalmente na própria voz interior e segui-la — mesmo que no caso das vegetarianas ela aconselhe carne ou peixe.

A coloração do leite materno não permite nenhuma conclusão *a posteriori* sobre sua qualidade. Ao amamentar, a mãe não precisa adaptar-se a nenhuma dieta adicional determinada para seu filho, pois um bebê de peito não precisa de nada a não ser do leite materno, e da sua melhor composição cuida a própria inteligência corporal. O leite materno sempre é fresco, livre de bactérias, na temperatura certa e tem o melhor sabor. De modo que amamentar não torna a mãe dependente; ao contrário, deixa-a livre, pois pode ir a qualquer lugar com o filho sem levar provisões.

Cuidados com os seios

Os melhores remédios para cuidar dos seios são água, calor, um a dois minutos de radiação solar, ar e o próprio leite materno. Todos os desinfetantes (seja como for, supérfluos), mas também o álcool e o sabonete ressecam a pele muito delicada.

- Algumas gotas de *Mönchspfeffer* podem ajudar nas inflamações dos seios.
- Espalhar as últimas gotas do *leite materno* sobre os mamilos e deixá-los secar ao ar.
- Umedecer o seio com *saliva* e deixá-lo secar ao ar.
- Untar o seio e os mamilos com *emulsão de colostral* (feita com o colostro de vacas).
- *Arnica C 200*: Dissolver 3 gotas em 10 ml de aguardente e molhar os mamilos com isso depois de cada mamada, deixando-os secar ao ar; ajuda a enrijecer mamilos muito sensíveis à dor.

Ajuda para a formação de leite

- Tomar mingau de aveia (o mais quente possível)
- Chá formador de leite da Weleda
- Óleo formador de leite da Weleda
- Banhos de sol: Expor os seios ao sol no máximo de um a dois minutos. O mamilo não deve em nenhuma hipótese sofrer uma queimadura de sol! Como acontece com tanta freqüência, também nesse caso menos é melhor.
- Ingerir muito líquido.
- Bolas formadoras de leite segundo Ravi e Carola Roy:

  250 g de trigo

  150 g de cevada

  100 g de aveia

  1 punhado de nozes picadas

  150 g de manteiga

  150 g de açúcar mascavo

  Moer os grãos bem fino e torrar numa panela com as nozes, até ficar tudo dourado e exalar um cheiro forte. Acrescentar a manteiga e mexer, até derreter tudo. Finalmente, adicionar o açúcar e depois de 10 a 15 segundos retirar do fogo. Acrescentar um pouco de água (2 a 3 colheres de sopa) e formar bolas com um diâmetro de 2 a 3 cm com a massa ainda mole.

  Não se deve comer mais do que três dessas bolas por dia.

  (*Fonte*: Ravi e Carola Roy, *Selbstheilung durch Homöopathie* [Autocura por Meio da Homeopatia].

Amamentar e alimentar a criança pequena

Analisando todos os aspectos, a amamentação, de todos os pontos de vista, é a alternativa nitidamente superior para garantir a saúde do bebê: o recém-nascido continua a receber sua defesa através dos anticorpos da mãe e desse modo fica mais saudável. As crianças de peito são comprovadamente muito menos atormentadas pelas infecções. Nenhuma alternativa garante melhores cuidados com os necessários elementos residuais, vitaminas e substâncias nutritivas.

Do ponto de vista da alma, amamentar é um direito sem comparação. A dificuldade só está na combinação com as modernas formas de vida e de trabalho. Amamentar durante muito tempo — como vimos nas sociedades arcaicas — é especialmente vantajoso. Na verdade, depois dos primeiros quatro meses devem-se adicionar outros alimentos aos poucos. Surgirão muito mais dificuldades para a criança se ela for desmamada cedo demais.

Por sorte, atualmente, 60% a 70% das mães voltaram a amamentar. As demais, em geral se deixam levar por dificuldades superáveis ou por valorizar demais — na maioria das vezes sem ter consciência — os motivos estéticos ou simplesmente por questão de comodidade. O fato de nas sociedades modernas predominar o ideal de seios juvenis para todas as idades, faz com que se prefira tirar o seio do jogo (da vida). As sociedades arcaicas com suas preferências muito diferentes mostraram, entretanto, que seus membros reagem animicamente de modo mais adulto. Nelas, o seio que mostra que ele cumpriu sua função e viveu, é o ideal de beleza observado. As pressões da moderna vida profissional e da carreira são outros motivos que aparentemente impedem uma longa amamentação.

Abordaremos os motivos médico-psicológicos que podem impedir a amamentação, todos eles superáveis, na segunda parte do livro. Em última análise, toda mulher pode amamentar, se ela desejar fazer isso do fundo da sua alma. Isso chega a ponto de mães adotivas que se sintonizam totalmente com seu filho muitas vezes terem condições de amamentar, embora nem sequer tenham passado por uma gravidez.

A alimentação adicional já no início é uma maneira segura de perturbar a amamentação e por isso deve ser evitada, mesmo quando a propaganda gosta de sugerir o contrário. A mãe só precisa se preocupar com a própria alimentação. Se esta for saudável e a situação apropriada, ela pode partir do princípio de que seu filho está otimamente alimentado.

Se o bebê mamou o suficiente, observa-se mais simplesmente na sua satisfação e bem-estar depois de mamar. Mães medrosas também poderiam convencer-se disso por meio das fraldas molhadas, pois onde tanto sai, também algo deve ter entrado. Em geral, um bebê molha as fraldas de seis a oito vezes em 24 horas. Além disso, pode-se constatar espremendo o seio levemente com as mãos, se de fato o leite está descendo. Um outro sinal é o arroto do bebê.

Medir o progresso da alimentação do bebê por meio de constantes rituais de pesagem antes e depois das mamadas em geral traz insegurança e deixa mãe e filho um pouco nervosos. Pesar o bebê uma vez por semana basta, e o resultado deveria ser um aumento de 120 g a 200 g. Apenas quando um bebê perde nas duas primeiras semanas mais de 10% do seu peso da hora do parto ou não o recupera depois de três semanas é necessário consultar a pediatra.

Da amamentação e seus problemas essenciais deve-se pensar que a amamentação é um ato inteiramente natural, que funciona maravilhosamente bem há milhões de anos. A sobrevivência da humanidade prova que a amamentação tem sentido e é útil; todos os outros mamíferos demonstram isso

A Alimentação do Bebê

com toda a naturalidade. Apesar disso, entre as enfermeiras e médicas existem os pontos de vista mais estranhos. Sendo assim, seria bom que as mães se aconselhassem com quem já amamentou; ou, no caso de dificuldades, procurar uma conselheira de amamentação ou uma parteira experiente.

O fato de termos complicado a coisa mais natural do mundo é típico do ser humano. Mas muitos tipos mais simples (por exemplo, a consultora de amamentação) conhecem o caminho de volta à amamentação e, com isso, aos momentos maravilhosos e naturais para mãe e filho.

Amamentar ou dar a mamadeira? Para a criança, isso significa antes de tudo a decisão entre o cheiro da própria mãe e seu calor e o cheiro de um frio bico de borracha.

Também não é necessário preparar o seio para a amamentação, isso o organismo faz por si mesmo. O importante é que a mãe se sintonize interiormente com o fato de amamentar logo o seu bebê. Se quiser, ela pode começar antes do parto, fazendo uma massagem suave nos mamilos com os dedos.

Há tantos motivos para a amamentação, que aqui fugiria ao contexto enumerá-los todos — eles vão para a mulher desde a retração completa do útero até a autêntica prevenção do câncer de mama.[26] Em relação à criança comprovou-se que ela fica mais saudável, mais satisfeita e até mesmo mais inteligente, pois o cérebro é mais irrigado pelo sangue e provido de mais oxigênio devido à sucção mais forte e forçada no peito. A proteção contra infecções nas crianças que mamaram durante meio ano pode ser vista até a idade escolar. O desenvolvimento infantil dos dentes e da dentição até mesmo a boa disposição dos dentes é estimulada pela amamentação; pode-se comprovar que as anomalias da mandíbula são mais raras.

E, apesar disso, estes ainda não são os argumentos mais importantes para a amamentação, pois as vantagens anímicas para mãe e filho só podem ser sentidas e não descritas. Todos os preconceitos ainda correntes contra a amamentação remontam ao passado recente da medicina e são, portanto, um típico monstro do patriarcado.

No que se refere à freqüência das mamadas, no passado diversos pontos de vista bateram uns contra os outros. Antigamente, tempos basicamente mais rígidos, o bebê era levado ao peito a cada quatro horas, tanto fazia se não quisesse ou se chorasse no intervalo. Mesmo quando dormia, era despertado para mamar. Uma ordem rígida e um planejamento de horários superavam tudo. Esse sistema rigoroso correspondia a uma época também rigorosa. Hoje chegamos ao extremo oposto: à assim chamada amamentação segundo a necessidade. Isso com freqüência leva ao fato de que basta a criança chorar e logo lhe enfiam o peito na boca. Nem toda manifestação de um ser humano diz respeito à fome. Talvez em determinado caso, o pequeno só quisesse que falassem com ele ou talvez estivesse treinando a própria voz. Quando qualquer reação é logo respondida com a alimentação, logo cedo se desenvolve um modelo e um comportamento alimentar específico, que mais tarde não raro pode levar a problemas com o *peso*.

Toda criança tem um ritmo próprio de mamar, que acaba num relacionamento natural com a comida. Ser escravo de períodos de amamentação e de quantidades, só leva a criança a receber muito cedo a mensagem de que comer e ter fome pouco têm em comum. Com o dilema que surge daí, muitas pessoas se atormentam durante toda a vida.

Sem levar em conta que não é saudável para ninguém comer o tempo todo; isso não faz bem aos adultos e muito menos aos lactentes. O psicanalista René Spitz constatou nitidamente menos cólicas dos três meses* em bebês que nasceram em prisões e foram amamentados de quatro em quatro horas, segundo regras rígidas, do que em crianças cujas mães em liberdade também podiam tomar a liberdade de amamentá-las quando queriam. Do ponto de vista puramente funcional, os problemas de cólicas são previsíveis e compreensíveis quando o leite é misturado, a cada estágio da digestão, com o leite de estágios anteriores de digestão. Assim, surge uma grande confusão que pode durar semanas, até mesmo meses. O trato digestivo precisa primeiro acostumar-se ao seu novo papel, e não se deve tornar isso difícil demais para ele. A cólica dos três meses pode ser melhorada consideravelmente por uma certa ordem no sistema digestivo (veja também dicas práticas e indicações de remédios homeopáticos a partir da p. 366).

Encontrar o ritmo

Como tantas vezes, a solução está no meio-termo, e toda mãe poderia encontrar seu próprio ritmo em combinação com o filho. O velho método severo, e na verdade estúpido, deixava de ver os direitos da alma, e o novo violenta as necessidades do corpo. O meio-termo não é tão difícil de perceber. Afinal, não arrancamos os adultos do sono apenas para comer; isso também não deve acontecer com as crianças.

Antes de uma criança ser amamentada é sempre bom verificar se ela de fato está com fome, senão surge também para os tempos futuros um perigoso círculo vicioso. Nenhuma pessoa deve ser convencida ou pressionada a comer. O relativamente indefeso recém-nascido sofre ainda mais do que um adulto, por causa do seu desamparo, quando pessoas apressadas e de boas intenções não lhe permitem mais determinar quanta fome tem e o que deve comer.

A Alimentação do Bebê

Quando as mães se transformam em fontes de leite sempre à disposição, elas não correm apenas o risco de sobrecarregar a digestão infantil, mas também de ameaçar a própria saúde. Quando não conseguem mais dormir longos períodos, as fases de sonho, que precisam de uma hora de sono profundo, deixarão de existir. No entanto, os sonhos — como descrevemos — são vitalmente importantes para a elaboração de conteúdos anímicos. De fato, seguindo esse caminho, as mães que amamentam de forma tão extrema podem chegar às alucinações. Então elas começam a ver suas imagens interiores de olhos abertos. Nesse caso, não se deve necessariamente procurar uma psiquiatra, mas de preferência chamar uma avó disponível ou o parceiro, para que providenciem para que a mãe possa dormir algumas horas sem ser perturbada. A psiquiatra, numa situação como essa, depressa falará da psicose do puerpério* e, em geral, prescreverá remédios psicofármacos pesados, que encerram a amamentação, porque são altamente tóxicos e podem atingir a criança através do leite. A avó ou o parceiro, no entanto, poderiam cuidar para que a criança ao menos à noite se acostumasse com fases mais longas sem leite, oferecendo chá sem açúcar numa mamadeira cujo bico tenha um furo minúsculo. O diâmetro minúsculo do bico serve para não tornar a criança preguiçosa ao mamar.

Dedicação e amor

Nunca é demais o amor e a dedicação que se votam à criança, a não ser que se trate de uma compensação. Pois caso o bebê receba também o amor que na verdade deveria ser dirigido para o parceiro, cria-se o alicerce para desenvolvimentos neuróticos.

No plano dos arquétipos ou princípios primordiais a diferença é muito clara. Crianças precisam de amor e dedicação, que provêm do princípio lunar: o amor materno. O amor associado ao princípio de Vênus precisa procurar outros caminhos e, principalmente, outros objetivos, como um parceiro. Isso se torna naturalmente um problema para mães que estão sozinhas. O complexo de Édipo, já descrito por Freud, pode desenvolver suas primeiras raízes logo depois do parto. De todo modo, não devemos exagerar este tema no sentido de Freud, nem devemos subestimá-lo. Mais uma vez, seria o exemplo das sociedades arcaicas originais que poderia relativizar posturas muito estritas.

Uma mãe sempre deve ter consciência do quanto abusa do seu filho quando, com sua ajuda, *amamenta* os próprios sentimentos de solidão. Inconscientemente, uma criança sente desde cedo o quanto é responsável pela felicidade da mãe, e em algum momento sentirá isso como um fardo. Uma tal exigência da mãe à criança dificultará o sentimento de independência dela, pois para isso ela tem de desenredar-se da simbiose, que por outro lado a mãe necessitada permite a fim de compensar sua solidão.

Crianças não amamentadas precisam de ainda mais dedicação, que elas podem receber por meio de massagens[27] e de todas as formas possíveis de constante contato da pele. Carregar a criança o mais possível no colo e "mimá-la" com toque e carinhos é muito importante. Uma mãe que não pode ou não quer amamentar deveria precaver-se contra ocasionais sentimentos de culpa e defender seus motivos. Assim como as ginecologistas há duas décadas faziam as mães que amamentavam por longo tempo ficarem com a consciência pesada, algumas o fazem agora às vezes no sentido contrário — provavelmente, a fim de compensar esse erro do passado.

Na vida não se trata de encontrar sempre a melhor solução objetiva. Trata-se de concretizar a própria solução no próprio caminho. De fato, seria até melhor — como as tradições espirituais sempre enfatizam — cometer os próprios erros do que viver as virtudes dos outros. E apesar de todos os motivos de peso a favor da amamentação, uma mãe não precisa amamentar para ser uma boa mãe. Amamentar sem nenhuma vontade e sem nenhum envolvimento com isso, perturba mais a harmonia entre mãe e filho do que a poderia estimular; além disso, é possível alimentar amorosamente um filho com a mamadeira.

Prevenção da gravidez durante a amamentação

Ao contrário de muitas opiniões expressas, durante a amamentação não existe uma prevenção natural segura da gravidez; contudo, a situação hormonal durante a amamentação é tão alterada que a fertilidade diminui sensivelmente. Quando uma mãe amamenta, ela tem uma probabilidade de ovulação de 1% a 5%.

Deve-se levar em conta também que uma gravidez teoricamente já pode acontecer antes da hemorragia da primeira menstruação, visto que a ovulação vem antes da hemorragia.

Dentre outros meios de prevenção no período da amamentação, a pílula antibebê é imprópria devido aos seus efeitos hormonais.

O desmame

Amamentar é o exemplo clássico de uma parceria. Só pode dar certo enquanto ambos os lados tiverem interesse nela. Quando um dos lados não quer mais, o outro é obrigado por necessidade a aceitar essa decisão. Por-

A Alimentação do Bebê

tanto, não pode haver regras fixas para a duração do período de amamentação. Atualmente, a medicina convencional tende a recomendar seis meses de amamentação. Com certeza descobriremos aos poucos que a natureza e os povos que ainda estão ligados a ela também aqui têm mais caráter de exemplo do que confessamos a nós mesmos. No futuro veremos cada vez mais confirmada a noção de que uma amamentação mais prolongada de forma nenhuma é nociva, mas até mesmo favorável. No caso de crianças deficientes em parte já existe essa recomendação e os resultados são muito animadores.

A partir dos seis meses uma criança pode passar para a comida infantil mais sólida, e a partir do nono mês ela é recomendável.

De todo modo, as sociedades arcaicas mostram que isso pode ser muito diferente. Se passamos com uma suave pressão para a comida infantil mais sólida ou deixamos o bebê alimentar-se ao seio até que ele mesmo não queira mais mamar, depende de muitos pontos, como, por exemplo, a situação de vida e de trabalho da mãe.

Depois dos nove meses o paladar do leite ou da criança parece mudar, tanto que nesse período muitas crianças renunciam voluntariamente ao seio, o que por certo é o modo mais harmonioso de desmamá-la. Crianças que mamam mais tempo no peito, mais tarde muitas vezes não encontram mais jeito para largá-lo ou então começam realmente a ter prazer em mamar. No desmame elas sentem muito mais a suposta recusa de amor do que as bem pequenas, visto que estão mais acostumadas ao peito.

Para ambos os lados seria muito mais agradável e sadio fazer o desmame com cuidado, substituindo de início uma mamada por uma refeição com alimento mais sólido ou por uma mamadeira. Na semana seguinte poder-se-ia substituir mais uma refeição e assim por diante. Isso a criança pode suportar melhor animicamente, e o leite dos seios pode secar com moderação.

Como o desmame representa uma renúncia para o bebê, não convém realizá-lo durante uma doença ou no alto verão, quando a criança tem muito mais sede.

Quando o desmame não dá certo, pode-se aventar a possibilidade de que a mãe inconscientemente ainda não queira desmamar o filho. Nesse e em outros casos problemáticos relativos ao desmame, pode-se pensar na possibilidade de consultar uma conselheira em desmame.

De resto, praticamente toda criança — tanto nas sociedades modernas como nas arcaicas — em algum momento até o quarto ano de vida deixará de mamar no peito. Muitas crianças precisam dessa proximidade por mais tempo, talvez para compensar uma carência de confiança primordial. Caso uma criança queira continuar a mamar mesmo contra a vontade da mãe, ela talvez não esteja recebendo em outros planos o amor e a dedicação de que precisa nessa fase inicial da vida.

No mundo moderno, comparado com o antigo, a tendência de amamentar por um tempo cada vez menor é muito problemática, pois a variante moderna em geral é muito menos amiga da criança do que a arcaica. Conseqüentemente, é mais comum as crianças modernas precisarem de um período mais prolongado de amamentação.

Imaginemos nascer tão pequeno e necessitado de ajuda num mundo tão grande que não possibilita uma visão de conjunto e amplamente hostil às crianças. Quem nesse caso não tenderia a saciar suas necessidades de tranqüilidade, consolo e proteção no macio seio materno?

A Recuperação

Se durante a gravidez e a amamentação o jejum está fora de cogitação, mais tarde ele é muito apropriado para ajudar o corpo a recuperar a forma original. O jejum intensifica as tendências naturais presentes na recuperação de modo surpreendente. Entretanto, isso teria muito mais efeito se a mãe, já antes da gravidez, pudesse ter várias experiências de jejum.[28]

No que diz respeito à volta ao antigo peso, indica-se como dieta a que foi desenvolvida nos Estados Unidos para doentes cardíacos com vistas a um emagrecimento moderado. Essa dieta se baseia na seleção dos alimentos. O ponto central da dieta consiste numa sopa de legumes, que não só é gostosa, mas também pode ser ingerida na quantidade desejada. O sucesso na redução de peso é maior quanto mais sopa se tomar.

Receita da sopa de legumes
    6 cebolas grandes
    1-2 latas de molho de tomate
    1 repolho grande
    2 pimentões verdes
    1 maço de aipo
    Cubos de caldo de legumes
    Para temperar: pimenta, salsa, curry ou outras ervas, conforme o paladar.

Cozinhar os vegetais cortados em pedaços pequenos em água, por 10 minutos, em seguida deixar a sopa cozinhar em fogo médio.

A Alimentação do Bebê

Pode-se comer essa sopa a qualquer momento em quantidade ilimitada. Para evitar um erro de nutrição, é importante completar a sopa de vegetais com uma dieta balanceada.

Recomendações para uma semana de dieta:

1º dia: somente a sopa de vegetais e frutas (de todos os tipos menos banana). Tomar chá sem açúcar, água (nenhuma bebida que contenha gás carbônico).

2º dia: somente a sopa de vegetais ou verdura crua ou cozida (de preferência vegetais de folhas verdes; não são permitidos: ervilha, feijão, lentilha e milho). No jantar, ocasionalmente, uma batata assada.

3º dia: frutas e verduras à escolha (menos bananas ou batatas). Ao menos uma porção de sopa de vegetais.

4º dia: 3 bananas e como bebida, leite desnatado. Ao menos uma porção de sopa de vegetais.

5º dia: 250 g de peixe magro com 1-2 latas de molho de tomate. Beber no mínimo 6 a 8 copos de água filtrada. Ao menos uma porção de sopa de vegetais.

6º dia: peixe e verduras à vontade (nada de batatas). Ao menos uma porção de sopa de vegetais.

7º dia: arroz natural e verduras à vontade. Suco de frutas sem açúcar (nenhum que contenha gás carbônico). Ao menos uma porção de sopa de vegetais.

Além da dieta recomendam-se exercícios físicos como yoga ou Qi Gong, mas também programas suaves de manutenção da forma como os do livro *Säulen der Gesundheit* [Colunas da Saúde].

O sono infantil e o sono materno

As necessidades de sono do recém-nascido são tão diferentes quanto as dos adultos. Existem todas as variantes, e isso tem mais relação com o tipo específico da criança do que com circunstâncias e medidas externas. Naturalmente, um bebê recém-nascido dormirá melhor com ar fresco do que num insípido cômodo com calefação central.

Na maioria das vezes, os recém-nascidos também não querem dormir sozinhos na cama e preferem companhia — o que poderá se manter durante toda a vida. Que a própria cama no início não pareça tão necessária, como se costuma dizer, demonstram outra vez as culturas arcaicas. Num grande leito muitas vezes descansam juntas diversas gerações, sem que as crianças ou os pais sejam prejudicados por isso. Ao contrário, a vida nessa atmosfera viva se desenvolve maravilhosamente. De todo modo, exige-se que seja mantida a naturalidade. Quando os pais modernos não pregam os olhos por medo de esmagar seu filho no sono, isso naturalmente provocará problemas. É por isso que as coisas mais naturais só podem ser usadas na medida em que os seres humanos reajam com mais ou menos naturalidade.

A criança, seja como for, em geral preferirá a companhia dos pais ao mais belo berço entalhado à mão. Mas, naturalmente, deve-se sempre levar em conta quantas exigências os pais conseguem suportar — e, neste caso, principalmente o pai, que já tem de lutar contra o ciúme. Um pai que, por motivos compreensíveis — mas nem por isso menos egoístas —, advoga um desmame rápido e faz questão de colocar o pequeno numa caminha separada, tem um problema com o seu filho — muitas vezes porque ele mesmo ainda é uma criança e não quer mais continuar a ser preterido em favor das outras. Nesse caso, estaria na hora de ele fazer sua alma trabalhar.

Por outro lado, na prática também se terá de assumir um compromisso com o filho. Principalmente quando uma mãe logo tem de voltar a trabalhar e outros cuidam temporariamente da criança, ela terá problemas com um modelo de vida natural arcaico. Apesar disso, é bom ter o ideal da forma primordial diante dos olhos, a fim de avaliar as medidas tomadas por ele e ter uma estrutura de orientação, mesmo que o próprio ideal não possa ser concretizado.

Para o desenvolvimento anímico da criança, uma grande família bem organizada, com várias gerações sob o mesmo teto, é uma coisa maravilhosa. Essas condições, no entanto, atualmente não passam de um desejo acalentado. Quando os membros de uma família — principalmente as mulheres — ao menos no sentido figurado vivem sob um mesmo teto, ou estão debaixo da mesma coberta, isso traz grandes vantagens para todos.

Para isso teriam de ser mantidas as estruturas adultas das grandes famílias arcaicas, porque sem elas uma convivência pacífica é inviável. As avós teriam de ter trilhado o caminho para a mulher sábia, no que se refere ao domínio sobre a casa e o quintal, e deveriam ser maduras no plano da maternidade espiritual. Paralelamente, as mães teriam de ter amadurecido, deixando o papel de filhas e tornando-se mulheres responsáveis por si mesmas.

PARTE II

Complicações no Caminho Para a Vida

Não se trata de dar à luz depressa,
com perfeição e sem problemas.
Não precisamos fingir para ninguém que
somos uma mãe cem por cento perfeita.
Amor não é apego.
Você sempre será para o seu filho
a melhor e única mãe.

BEATE JORDA, ILONA SCHWÄGERL

Aceitar as Tarefas de Aprendizado Como Oportunidades

Durante o trabalho de interpretação deste livro logo tomamos consciência da sensibilidade com que os temas gravidez e obstetrícia têm de ser descritos — por um lado, porque a mulher fica mais sensível nesse período, por causa da mudança física e anímica em sua vida, e, por outro, porque toda mulher agora quer o melhor para o filho, interessando-se mais intensamente pelas situações e interpretação das doenças; essa ampliação da consciência torna-a especialmente vulnerável. Nós nunca cogitamos — e muito menos nessa situação sensível — em intensificar a sensibilidade, aumentar os sentimentos de culpa existentes e, menos ainda, estimular novos. Nossa pretensão central é a responsabilidade de procurar respostas e de encontrá-las.

É claro que uma mulher grávida fica ainda mais perplexa quando subitamente conteúdos inconscientes da alma e temas da sombra se manifestam, com mais ou menos intensidade. Tanto na nossa prática como na nossa vida pessoal mostrou-se, no entanto, como pode ser útil e curativo aceitar as correspondentes sugestões de interpretação, apesar da perplexidade.

Nós — Margit e Rüdiger Dahlke — fizemos a experiência concreta de que toda criança é igualmente um mensageiro do destino: ela é enviada para nos salvar, e também para salvar a si mesma. As deusas do destino destinaram-nos uma criança maravilhosa que, contemplada com os olhos da "normalidade", certamente é bem diferente e poderia ser classificada como um "golpe do destino". Nossa filha Naomi tem a chamada Síndrome de Down, uma lesão dos cromossomos. No quinto mês de gravidez suspeitamos disso, e quando a suspeita ficou mais forte, fomos atingidos pela dúvida e pelo desespero. Por sorte, no entanto, a confiança na sabedoria do destino mostrou-nos que precisávamos de Naomi — que vive quase exclusivamente seus sentimentos —, a fim de enriquecer a nossa vida e tornar-nos mais perfeitos. Muitos dos problemas resultantes resolveram-se pelo fato de compreendermos um sentido por trás deles. Mas o período até essas soluções não foi nem um pouco fácil.

Naomi confrontou-nos com muitos dos nossos próprios temas: aprendemos a valorizar outra vez a medicina convencional com as suas imensas capacidades, principalmente por causa das duas cirurgias de coração a que Naomi precisou submeter-se. Tivemos de sentir o sofrimento e o medo da morte se aproximando. Diante das medidas terapêuticas iniciais, orientadas por normas que Naomi recusava, nós tivemos de lutar pelo caminho dela e pelo nosso — contra um sistema médico-pedagógico que achava ter a última palavra e que aprovava a pressão. Ao lado das já conhecidas desvantagens dos antibióticos, aprendemos a conhecer também as suas vantagens. Tivemos de lidar de novo e pessoalmente com as vacinas. Tivemos de aprender que às vezes pode ser melhor colocar em segundo plano o caminho estrito da homeopatia clássica, que só tolera um remédio semelhante, mas ficamos agradecidos por algumas "indicações eficazes". Esses remédios, não-específicos e não-homeopáticos, que foram usados pouparam-nos de usar muitos medicamentos da medicina convencional.

Nós tivemos e temos momentos muito felizes com Naomi. Em suma, ela nos ensina a ser mais abertos. Ela nos mostra que teorias e sistemas podem ser apoios úteis, mas que, em última análise, o ser humano com suas características individuais e sua exclusividade sempre é o ponto central e representa a única realidade válida. Poder continuar aceitando e aprofundando essa experiência é o que desejamos de todo o coração.

Somente a interpretação sem a solidariedade, sem a dedicação amorosa pelo ser humano que sofre (sempre sofre de algum modo) leva ao caminho falso, do mesmo modo que o desprezo pelo sentido contido em todo acontecimento exterior. Nós concordamos com as palavras de Paracelso, que disse: "O melhor remédio para o ser humano é o ser humano; o mais elevado grau do remédio é o amor."

Quando muitas das nossas interpretações sobre as complicações da gravidez e do parto, que descreveremos a seguir, parecem duras de ouvir, o seu único objetivo é, às vezes, tornar mais fácil o caminho difícil. Isso acontece principalmente quando reconhecemos e vemos os problemas a tempo e quando aceitamos no tempo certo e voluntariamente as tarefas de aprendizado contidas neles. As mudanças do rumo das palavras às vezes podem dar a impressão de crueldade; a linguagem corrente em sua franqueza direta muitas vezes pode machucar. Mas antes de tudo é importante saber que tem pouco sentido atacar a fala ou os que falam como os indicadores do problema. É muito melhor atacar o problema. A segunda parte deste livro deve ajudar a fazer isso. "Perigos conhecidos são apenas meios-perigos" diz a sabedoria popular.

Podemos sentir-nos atormentados por grandes desafios, mas, se os encararmos de frente, eles também podem estimular e provocar um forte desenvolvimento. Assim sendo, podemos sentir-nos "excelentes" apesar deles. As dificuldades existem para serem superadas, diz-se corajosamente.

Nisso também queremos contribuir com a nossa interpretação, às vezes muito pesada e, no caso da confusão, não muito fácil de aceitar. Por trás dos quadros mórbidos sempre existe a sombra, e nada é tão difícil de aceitar como as sombras relativas à geração seguinte. Mas nada estimula tanto o desenvolvimento e o crescimento. É por isso que a nossa tentativa é muito difícil, mas também muito gratificante.

A Gravidez no Decurso da História da Humanidade

Temas básicos da gravidez

Atualmente, toda gravidez — quer consigamos entender isso ou não — refere-se ao tema pouco tocante da preservação da espécie. O impulso para isso é muito profundo e muitas vezes nem mesmo requintadas medidas de defesa resolvem, como mostram as gravidezes indesejadas, ainda numerosas. Em última análise, a maioria dos modelos arquetípicos em nós visa a preservação da espécie e são tão antigos quanto a humanidade. Portanto, apesar de toda moral e ética, muitos homens até hoje seguem as pegadas do pai dos deuses, Zeus, e procuram espalhar o seu sêmen, que consideram inconscientemente o melhor no sentido da evolução, cobrindo a maior superfície possível. As mulheres, ao contrário, tanto agora como antes, têm gravado o programa de Hera, sua mulher, e tentam conseguir o melhor doador de sêmen possível e amarrá-lo à própria família para sua proteção e segurança.

Em nossas sociedades modernas, o modelo masculino é considerado moralmente perigoso, e o feminino, compreensível, porém envelhecido. Nós reconheceremos que essa avaliação é relativa se continuarmos a pensar na história. Além disso, o Zeus moderno precisa conquistar as mulheres mais comprometidas com os outros homens. Estas simplesmente seguem a programação delas e, muitas vezes, estão dispostas — apesar da moral e da religião — a fazer uma troca, se um melhor doador de esperma cruzar o seu caminho. Em todo o caso, elas sempre mantêm a esperança (ilusória) de que ele se comprometa realmente com elas (ao contrário das suas antecessoras). Elas acreditam que conseguirão isso porque se julgam melhores, deixando de perceber que para ele — seguindo o seu padrão — não se trata de um compromisso, mas de (uma espécie de) preservação da sua masculinidade.

Um outro ponto, que teria sentido na evolução, é a necessidade de proteção que também existe nas mulheres emancipadas, assim que sentem que são um casal. Hoje isso pode referir-se a temas de dinheiro ou dever-se ao desejo repentino de ter a própria casa ou ninho, o que nem sequer era apropriado ao estilo de vida que levavam até então.

Atualmente, um impulso que saiu totalmente da moda, mas que ainda é compreensível do ponto de vista da evolução, visa a aquisição de reservas. Estas podem consistir nos próprios tecidos e ser provocadas por uma fome aumentada e pelo desejo de comer por dois ou também pelo desejo de ter o seu próprio dinheiro, só para ela e para o filho. Por trás disso, naturalmente existe desconfiança, mas nada que ela tenha de voltar contra ele pessoalmente; vem à tona um tema antiqüíssimo, de fato arquetípico, que tem a ver com as experiências de milhões de mulheres e homens através de milhões de anos. Do ponto de vista histórico, a maioria das mulheres sempre criou os filhos sozinha, quer os homens estivessem na guerra, em cruzadas, em viagens de negócios, dançando ou seja lá onde for.

Finalmente, a evolução "quer" mostrar que relativamente à preservação da espécie ela ocupa o ponto central, e para isso apresentará os sinais correspondentes. Para ela, a mulher grávida — independentemente de todas as correntes sociais e da moda condicionadas pelo tempo — é mais importante do que tudo e todas as outras. De modo que ela lançará seus sinais, quando a mulher em questão não resolver isso por conta própria.

Quando temos essa profunda e inconsciente necessidade da vida continuando a viver em nós, podemos classificar, entender e aceitar melhor todas as muitas modificações que surgem durante a gravidez.

Gravidez e paternidade no reflexo dos tempos

Nas antigas épocas matriarcais, a gravidez ocupava o ponto central da vida como garantia da continuação da comunidade. Nos tempos patriarcais que se seguiram, ela deslocou-se cada vez mais para a margem do interesse. Até há bem pouco tempo, ela ainda era amplamente escondida no dia-a-dia. Só recentemente, uma vez que uma gravidez não acontece mais de modo tão natural e como por encomenda, e há mais especialistas cuidando para que ela ainda seja possível, isso se modificou outra vez. No que diz respeito à gravidez, a paulatina libertação de milênios de repressão a que estava sujeito o arquétipo feminino é altamente vantajosa.

Até que ponto desvalorizamos a gravidez juntamente com o pólo feminino da realidade, pode ser esclarecido pelo fato de a obstetrícia só ter sido integrada à medicina muito recentemente, na verdade há exatos duzentos anos, e ainda como uma atitude condescendente da parte da classe médica, composta quase exclusivamente por homens, que precisaram de muito tempo para se sentirem verdadeiros médicos de mulheres.

Bastam as reflexões mais simples para se ter certeza de que a gravidez e a maternidade ocupam o centro do círculo humano da vida. Enquanto nas épocas do matriarcado a fertilidade era compreendida como um feliz presente da Grande Deusa e aceito com gratidão, o patriarcado estabeleceu condições que eram em parte orientadas pelo poder, em parte pelo desprezo pelas pessoas e muitas vezes por ambas as coisas. Como na antiga Roma, há alguns séculos era costume em muitas regiões colocar o recém-nascido no chão diante do pai para que este tomasse uma decisão: se o pai o levantasse do chão, a criança era considerada aceita, quando não, era iniciada na morte. Ou não se cuidava dela ou ela era enjeitada e levada a um orfanato, o que na verdade dava no mesmo. A mulher não tinha direito de opinar a respeito, o que naqueles tempos valia também para quase todos os outros âmbitos.

Pesquisas históricas, como talvez as de Vitus Dröscher, afirmam que o amor materno só se desenvolveu bem mais tarde e, portanto, é um fenômeno relativamente novo. Isso talvez só se deva ao fato de o patriarcado tê-lo mantido nas sombras, pois em (todos) os outros mamíferos ele existe e, sem ele, a nossa espécie não teria podido sobreviver. Por meio de um truque simples, o seu desenvolvimento natural podia ser impedido. O homem tirava a criança da mãe logo depois do parto, ou fazia com que outras mulheres o tirassem. Com isso, a formação do vínculo natural entre mãe e filho, que se desenvolve logo depois do parto, podia ser profundamente perturbado, o que equivalia à extinção do amor materno.

Mesmo que esses estados tenham sido superados há muito tempo, nós devemos reconhecer que a aceitação natural da gravidez e da paternidade, como era habitual na época da Grande Deusa, está longe de ter sido resgatada. Até hoje, por exemplo, em muitos países ainda existe uma séria discriminação contra mulheres grávidas e crianças, incompatível com os direitos humanos, tanto que as condições socialmente prescritas não são mantidas e a paternidade não está condicionada a um casamento. A legislação de muitos países discrimina os filhos ilegítimos e os castiga juntamente com sua mãe pelo não cumprimento das condições patriarcais para a gravidez e a paternidade. Nesses países, a discriminação familiar é proibida em todos os outros casos e considerada desumana, mas contra o filho ilegítimo ela é lei.

Hoje, enfim, podemos decidir-nos conscientemente a voltar para a postura habitual da época matriarcal com relação à gravidez e à paternidade, a qual ainda hoje é adotada pelas culturas arcaicas remanescentes; portanto, podemos voltar ao sentimento natural de sermos ricamente presenteados com os filhos pela Grande Mãe (natureza).

Em todos os nossos indiscutíveis desempenhos e progressos do ponto de vista tecnológico, devemos reconhecer que os grandes progressos na medicina ginecológica com freqüência foram "retrocessos" aos velhos costumes, ritos e colocações da pré-história. Nós os perdemos há muito tempo e encontramos seus vestígios apenas em estirpes arcaicas. Mas eles podem ser reanimados com sucesso outra vez — como mostra o exemplo da obstetrícia — especialmente quando enfrentamos a vida com atenção e respeito. E onde seria mais fácil respeitar e honrar a vida do que na figura da mulher grávida, que externamente sempre é a imagem da Grande Mãe (deusa)?

Lembranças do poder da (Grande) Mãe

Entre as mais antigas menções escritas do parto estão diversas "cesarianas". Nas religiões patriarcais, a cesariana dava uma impressão de limpeza e poupava às figuras dos deuses, predominantemente masculinas, a passagem pelo mundo do inferior feminino "impuro". Segundo o Gênesis, Eva nasceu do flanco de Adão. Seu filho Abel, por sua vez, emergiu do flanco dela. Também nas outras grandes religiões encontramos esse tipo precoce de magias cirúrgicas. Assim, Buda deve ter nascido dos quadris da sua mãe, enquanto que no mundo dos deuses gregos, Dioniso surgiu da coxa de Zeus, ao passo que Atena foi um verdadeiro parto de cabeça; ela pulou para fora da cabeça de Zeus. Esculápio, o predecessor mítico das médicas, nasceu através de uma cesariana como filho de Apolônio, igualmente de acordo com a sua posição social.

Essas descrições precoces dos partos referem-se antes de tudo às divindades masculinas totalmente inimigas do corpo, que se empenhavam ainda por destacar-se das grandes divindades maternais. Justamente por isso, os homens artistas, pintores e poetas as poupavam, por incumbência dos administradores patriarcais da religião, de passar pelo mundo inferior feminino, a fim de não "sujá-las" desde o início (com a polaridade). Dessas religiões desenvolveu-se uma tendência direta de diminuir e desvalorizar o feminino, que primeiro conteve os limites das grandes deusas (mães), mas que de modo nenhum foi dominado definitivamente, sempre que se apresentava a oportunidade. A sexualidade feminina e, especialmente seu abdômen, transformaram-se assim numa região de horror — dando origem até à idéia de uma *vulva dentata*, a entrada da vagina preservada com dentes, que se assemelhava a uma garganta infernal e não raro era definida como tal. Tudo isso, é claro, produzia efeitos no modo de lidar com a gravidez e o parto.

Naturalmente, houve partos e parteiras desde o início dos tempos, portanto, muito antes da história registrada por escrito e assegurada por dados.

As grandes deusas da pré-história, cujos traços encontramos bem no início dos registros da nossa História, tinham um relacionamento direto com o parto, que na religião da Grande Mãe-Deusa até mesmo ocupavam o centro, segundo a natureza. A transição do matriarcado para o patriarcado pode ser acompanhada, mesmo que a maioria dos historiadores homens até hoje negue a existência do matriarcado. Deusas como Ishtar, Innana, Ísis, Astarte, as posteriores Ártemis, Hécate, Afrodite, Deméter e até mesmo Hera, ainda traziam nítidos os traços das Grandes Deusas e ainda tinham o poder sobre a vida e a morte. Em primeiro lugar, elas davam de presente muitos nascimentos; em último, responsabilizavam-se por eles, de modo não menos decidido. Deusas como a Kali hindu e a antiga Hécate tornaram-se suas sucessoras, já um pouco sem poder, por um lado, mas ainda tão fortes que o pai dos deuses, Zeus, não rivalizava com Hécate. Também Hera, sua irmã e esposa, obviamente era mais forte do que ele, pois o mito conta que do leite dos seus seios surgiu a Via Láctea. No Cristianismo, nós também chamamos Maria de a Mãe de Deus.

As pessoas das sociedades arcaicas até hoje nos dão indicações de apresentações antiqüíssimas, também da época da pré-história. Não pode tratar-se de mero acaso que tantos povos arcaicos diferentes acreditassem, e alguns acreditam até hoje, que a Lua fecundava as mulheres, o que, no sentido figurado, relativamente ao inter-relacionamento entre a Lua e o ciclo feminino, faz todo o sentido. Que os homens tivessem uma participação nisso, era algo estranho para eles, e no decorrer da história da humanidade foi um conhecimento bastante tardio.

Assim, não é preciso muita especulação para reconhecer que deve ter havido um matriarcado, cujo mistério central era o nascimento. Indícios disso podem ser encontrados num espaço de tempo de 35.000 até 10.000 anos antes da nossa contagem do tempo, principalmente na representação artística das figuras femininas. No tempo anterior não houve descobertas artísticas. A Vênus de Willendorf (cerca de 35 000 a.C.), com suas formas femininas marcantes, não só é a mais conhecida, mas também uma representação especialmente típica; mas encontramos figuras semelhantes, entre outros lugares, em Malta e Creta.

Somente a partir de 10.000 anos antes da nossa contagem do tempo foram acrescentadas representações isoladas de animais e cenas de caça. Mas, por que uma época deixou atrás de si somente figuras femininas, quando suas figuras masculinas devem ter sido igualmente importantes ou talvez até mais? Também surpreendente é que dessas descobertas antigas não fossem tiradas conclusões bem diferentes das posteriores, que sustentam o patriarcado.

Um outro motivo depende do ritmo feminino, como é expresso com mais clareza no ciclo menstrual. Hoje sabemos de duas coisas com muita exatidão. Nos tempos mais antigos do desenvolvimento humano ainda não havia luz artificial. Sem luz artificial todas as mulheres menstruavam, como as pesquisas modernas demonstraram, no ritmo da Lua. Isso simplesmente quer dizer que em tempos antigos todas as mulheres viviam e vibravam no mesmo ritmo. Disso resultava um poder tão grande, que a outra metade da humanidade, a masculina, tinha de estar submissa a ela. Quando apenas cem soldados marcham com passo ritmado sobre uma ponte, esta começa a vibrar junto, e há o risco de ela cair. Quando mil mulheres viviam sempre no mesmo ritmo, o campo comum delas deve ter tido uma força extraordinariamente grande, que hoje mal podemos imaginar.

Se refletirmos ainda que a evolução e a manutenção da espécie sempre ocuparam o primeiro lugar, e que esta, nos mamíferos aos quais o *homo sapiens* pertence ao menos do ponto de vista biológico, depende primariamente dos indivíduos femininos, deve ficar claro por que o organismo feminino é mais adaptável e biologicamente mais vital do que o masculino. Até hoje os pesquisadores tentam adivinhar com refrescante ingenuidade por que as mulheres praticamente em toda parte e sob todas as condições possíveis são mais longevas do que os homens. Aqui, no entanto, existe a suspeita de que o organismo delas é biologicamente mais adaptável, além de mais forte. Simplesmente é lógico que na antiga evolução humana as mulheres fossem superiores.

Como a preservação da espécie relativamente ao clã sempre foi classificada como mais importante e os primeiros seres humanos ainda não tinham indicações sobre o papel dos homens quanto a isso, resulta um outro ponto de referência de que ao longo das épocas da antigüidade as mulheres devem ter *dominado* e *regido* — o que as possibilidades da língua de cunho patriarcal expressam de modo magnífico.

A perspectiva da terapia da reencarnação — que a história científica não leva a sério — não deixa dúvidas sobre a existência de sociedades matriarcais antes do tempo da nossa história. Nessas comunidades de vida, o parto estava sob a proteção da divindade materna central e a gravidez era um estado honrado e sagrado além de todas as medidas, ocupando o centro do acontecimento religioso. Isso significa mais ou menos o contrário daquilo em que o patriarcado o transformou.

A supressão do pólo feminino

A supressão agressiva e chocante do pólo feminino da realidade, que dura até hoje, indiretamente mostra que os homens tinham uma amarga necessidade de manter abafado o feminino muito poderoso, com todos os meios disponíveis na ocasião. O papel social masculino, ao menos enquanto sua contribuição para a sobrevivência da estirpe era desconhecida, deve ter sido bastante limitado. É provável que os homens antigos sofressem devido à resultante insignificância; afinal, eles não podiam amamentar a prole e estavam sujeitos sem esperança às vontades centrais da estirpe das mulheres. De ponderações semelhantes, mas principalmente de ponderações jurídicas, partiu o arqueólogo e historiador suíço do Direito, Johann Jakob Bachofen, de que durante todo o período da pré-história o direito materno determinava a sociedade.

Se os homens eram ativamente suprimidos ou até mesmo torturados nas sociedades matriarcais no sentido de uma escravização, como aconteceu posteriormente com as mulheres, não foi possível esclarecer historicamente. A espécie feminina em si fala contra isso, e as experiências com as poucas culturas arcaicas de base matriarcal ainda existentes tampouco dão alguma indicação nesse sentido. Da terapia da reencarnação não se depreende nenhuma discriminação ativa comparável do masculino, mesmo se de vez em quando os homens são relegados, por exemplo, ao papel de rei dos veados. Possivelmente, a assim chamada inveja do homem do dar à luz, descoberta pela psicanálise, tem suas raízes nessa pré-história cinzenta.

É provável que na inveja do dar à luz também exista um motivo para o quase total retraimento dos homens na hora do parto, que se tornou generalizada no patriarcado. Em muitos povos naturais encontramos essa tendência até hoje. Seja como for, o déficit dos homens não era apresentado com tanta clareza, e as mulheres podiam parir protegidas e em paz. Talvez se acrescentasse até mesmo uma espécie de banimento, com o qual os homens da fase de transição tentavam esconder a sua carência. A paulatina danação do feminino e, especialmente, a diminuição do baixo-ventre, bem como a imaginária "sujeira" da gravidez e do parto, devem ter aí suas fontes. Até hoje podemos observar em toda parte como as pessoas fracas ridicularizam as capacidades de outras das quais não conseguem chegar aos pés, tentando obstinadamente elevar-se acima delas.

Mas, sem um relacionamento natural com o parto, como havia no matriarcado, a humanidade não teria conseguido chegar ao patriarcado. O inacreditável tributo de sangue, que era então pago pelas mulheres por causa de sua gravidez e partos, é inteiramente único na natureza. Não existe nenhuma outra espécie de mamíferos que pudesse permitir-se perder tantas mulheres e sua prole, como acontecia nas épocas mais duras do patriarcado. Na pré-história matriarcal, ao contrário, o parto humano era tão destituído de problemas como o dos mamíferos. Indícios disso são apresentados, além das experiências da terapia da reencarnação, também por toda a lógica *biológica* e *natural*.

No tocante a essa questão, a humanidade simplesmente deve ter vivido tempos mais fáceis, a favor do que fala a observação da maioria dos povos naturais remanescentes, mesmo que estes também já sejam uma estrutura essencialmente patriarcal. Em praticamente nenhum povo ou clã em nenhuma época conhecida, as nossas brilhantes mulheres escolheram, por exemplo, a posição de costas, extremamente perigosa para o parto.

Até que ponto no início da época matriarcal era praticada a medicina para mulheres, hoje só podemos responder a partir de fontes subjetivas como a terapia da reencarnação ou a pesquisa dos mitos. Naquela época, com toda a probabilidade — correspondendo ao princípio feminino — simplesmente havia muito menos interferência. Quando se deixa o acontecimento do parto seguir o seu curso natural desde o início, só com isso já se cuida incomparavelmente melhor da parturiente e do seu filho.

Mas tudo indica que nesse tempo antigo já se conhecia uma espécie de medicina da natureza, que se fundamentava no conhecimento das ervas e naturalmente se ocupava também do parto, o acontecimento mais importante para a preservação da raça numa comunidade orientada pelas mulheres. Essa antiga obstetrícia por certo tinha um segundo plano fortemente religioso, pois na Europa da idade da pedra, na posterior fase de transição, as deusas-mãe ainda *imperavam* nas culturas superiores dos sumérios, babilônios e assírios. Conseqüentemente, o tema mãe-filho ocupava o ponto central da vida social e impregnava o acontecimento cultural. Nessa época a medicina também devia estar na mão das mulheres,[29] principalmente no que se referia ao tratamento da própria parturiente. Quanto a isso, as experiências com a terapia da reencarnação também não deixam dúvidas. É por isso que a fase da obstetrícia determinada pelos homens nos dois últimos séculos é um episódio absolutamente curto, se comparado aos muitos milênios de cuidados femininos com o acontecimento que cerca a gravidez e o parto. A tendência de deixar somente mulheres pôr a mão em "coisas de mulheres" manteve-se em parte até o nosso tempo. No Islã, em virtude das opiniões extremamente arraigadas sobre a sexualidade e os mandamentos de pureza, o mundo regente masculino tem problemas até o presente para permitir que médicos homens cuidem das "suas" mulheres.

Obstetrícia — um negócio "sujo"

No Cristianismo e depois, por medo da tentação feminina, o abdômen da mulher era considerado extremamente perigoso e, além disso, era considerado sujo. Com isso, o parto também mereceu a fama de ser perigoso e de contaminar. Isso impediu que durante muitos séculos os homens se misturassem com a gravidez e o parto nas culturas cristãs.

A difamação do feminino em geral e do abdômen em particular, levou os médicos, que eram quase exclusivamente homens, a não se interessarem muito pela obstetrícia até o século XIX. Até mesmo as parteiras dessa época deviam examinar as mulheres grávidas vestidas, sob as saias e, conseqüentemente, no escuro, porque algo tão sujo como os pêlos púbicos e a vagina feminina nunca deviam ser descobertos. Conseqüentemente, elas também chapinhavam no escuro, ao fazer o seu diagnóstico.

No entanto, as mulheres sábias que faziam os partos desde a pré-história podiam ter problemas com a emergente exigência de poder do mundo dos homens, que culminou, no tempo cristão, com as perseguições da Inquisição. Os ginecologistas homens, entretanto, ainda não tinham nada a ver com isso, como hoje repetidamente se ouve, pois eles entraram em cena muito tempo depois.

Acusar alguém de bruxaria, naquela época da mais escura loucura religiosa, era o caminho mais rápido para livrar-se da concorrência. Enquanto os médicos da Idade Média e do início da Idade Moderna ainda não tinham quase nada a oferecer como ajuda terapêutica, as mulheres sábias que ainda podiam recorrer ao seu conhecimento das ervas eram uma concorrência perigosa para os médicos. Com o seu superior conhecimento das ervas, elas tinham condições de ajudar as outras mulheres, principalmente no que dizia respeito à prevenção da gravidez e do aborto, e de livrá-las de muitas das repressões masculinas.

Conquanto só possamos intuir que os homens não estavam presentes ao parto na pré-história, temos certeza de que não estavam presentes na antigüidade e nos povos arcaicos remanescentes. Os partos eram coisa de mulheres e aconteciam no círculo familiar, muitas vezes ainda apoiados pelas predecessoras das nossas parteiras, mulheres experientes ou sábias que corriam para ajudar em todos os partos do clã ou do povo. Elas sabiam como preparar bebidas embriagantes de ervas, a fim de suavizar com elas as piores dores do parto.

O ponto central da casa em geral era escolhido como o lugar do parto. A princípio, era importante a proximidade do fogo sagrado. Depois preferiu-se o aposento maior e igualmente calafetado. Dar à luz no próprio dormitório ou na própria cama era considerado uma grande vergonha.

Além do parto em casa, também houve muito cedo as predecessoras das maternidades. No antigo Egito havia alguns templos que eram reservados unicamente aos partos; e muitos povos arcaicos já conheciam cabanas especiais de parto.

Tanto a maioria dos povos naturais que conhecemos hoje como as culturas da antigüidade já estavam impregnadas pelas estruturas patriarcais e, portanto, também nelas se encontram muitas indicações da diminuição do feminino, até chegar à discriminação das grávidas e das idéias de que o parto era um emporcalhamento. Cerimônias luxuosas de purificação e lavagens rituais eram consideradas necessárias para limpar outra vez as "sujeiras" que apareciam com o parto, e freqüentemente também com a menstruação, como um pequeno parto. Em parte, esses ritos patriarcais, consistiam até mesmo na queima dos vestidos da mulher grávida depois do parto, e muitas vezes a roupa da puérpera também tinha de ser eliminada num sacrifício ritual de fogo. Os sacerdotes, via de regra homens, explicavam que assim mantinham-se os demônios longe e pedia-se a misericórdia dos deuses (nesse período, predominantemente masculinos).

Um mito antigo conta-nos que Réia, depois do parto do pai dos deuses, Zeus, precisou limpar-se intensamente. A vagina era vista como o ápice da impureza. Como nenhuma mão podia tocar esse local sem perigo, os exames, no atual sentido ginecológico, eram tabu nos tempos modernos, o que de todo modo tinha vantagens inestimáveis do ponto de vista da assepsia. Até mesmo se uma puérpera a tocasse por acaso, isso era considerado tão poluente, que somente muitas lavagens e até custosas unções podiam impedir "o pior". Naqueles tempos, os partos prematuros em especial, mas também os que decorriam normalmente, excluíam as mulheres do templo por muitas semanas.

Todos esses exemplos, que poderiam ser amplamente completados, mostram a desvalorização das parturientes durante muitos séculos. Eles ainda podem transmitir uma impressão de como elas devem ter-se sentido abandonadas e delimitadas. Em última análise, elaboramos ainda hoje os efeitos colaterais dessa discriminação tão perceptível, que tem suas raízes principalmente nos sentimentos de inferioridade.

Com isso não queremos despertar a impressão de que o problema sejam todos os mandamentos religiosos de pureza — ao contrário, sob muitos pontos de vista eles são importantes e é antes perigoso quando não são mais cumpridos hoje. O problema do patriarcado foi e é a avaliação da impureza. Um operário de construção está sujo depois de um dia árduo de trabalho, mas não é discriminado por isso. *Bios*, a vida, provém do mar primordial e do pântano, e ambos não são estéreis de forma nenhuma. É exatamente a isso que agradecemos todo o desenvolvimento.

A conquista da obstetrícia por médicos homens

Nas elevadas culturas do Egito e da Grécia, a princípio somente as deusas eram autorizadas a acompanhar o parto. Em Hera, Hécate e Ártemis temos diante de nós as sucessoras diretas das grandes deusas que também eram grandes parteiras. No início de toda cultura que conhecemos — como, por exemplo, entre os sumérios — existia também um conhecimento básico dos inter-relacionamentos durante o parto.

Uma parte do conhecimento sobre o parto e algumas técnicas médicas chegaram dos sumérios até os babilônios e os assírios e, por meio de Alexandre, o Grande, chegaram pela primeira vez à Europa, onde muito se perdeu na confusão das migrações dos povos. Dos mouros, que preservaram o conhecimento, ele chegou mais uma vez até nós através da Espanha, num segundo impulso. De todo modo, esse conhecimento limitado foi pouco útil diante dos problemas sociais e de higiene que se desenvolviam rapidamente. Desse ponto de vista, realmente as trevas da Idade Média significavam uma grande adversidade às regras — uma pelve muito estreita, para mãe e filho, talvez significasse a morte.

Até meados do século XIV, médicos bem formados constituíam uma exceção. E mesmo estes não tinham — graças aos mencionados preconceitos — nada a ver com os partos. Também não havia parteiras em número suficiente. Essas parteiras muito mal preparadas eram mal pagas e levavam uma vida digna de pena. A partir do século XV, em diversos lugares tentou-se minorar os problemas das parteiras por meio da lei, mas o sucesso foi mínimo. Aos médicos homens ainda era geralmente impedida a intervenção nos partos, o que, com o seu nível de formação, não era nenhuma desvantagem. De um jeito ou de outro, todo parto naquela época representava um risco de vida.

As parteiras já tentavam fazer cesarianas, mas, na maioria das vezes, em mulheres mortas. A criança, no entanto, não podia ser salva, porque a sua libertação levava um tempo excessivo. Naquela época acreditava-se que bastava manter a boca da mãe aberta para que a criança continuasse a respirar. Do ponto de vista cristão, o único motivo exigido por lei para, de vez em quando, fazer uma cesariana na morta, devia-se ao fato de ainda poder-se batizar o bebê natimorto. Sob a influência dominante da Igreja, impunha-se a norma de colocar a vida da criança acima da vida da mãe. Mesmo que o despedaçamento de uma criança grande demais no ventre materno fosse a única salvação da parturiente, as leis da Igreja o impediam, de modo que ambos, mãe e filho, tinham de morrer.

Mesmo onde algumas parteiras isoladas faziam progressos, as inovações não puderam ser divulgadas antes da descoberta da arte da imprensa.

A Gravidez no Decurso da História da Humanidade

No entanto, os primeiros livros das parteiras estavam cheios de superstições e preconceitos e, conseqüentemente, muito pouco ajudavam. De resto, as parteiras em geral eram analfabetas. O pior de tudo era, no entanto, a falta de qualquer conhecimento sobre higiene.

No início do século XVI os médicos começaram a escrever livros sobre obstetrícia, embora por lei qualquer participação nos procedimentos lhes fosse proibida. O médico de Augsburgo, Bartholomäus Metlinger, redigiu uma nova versão do livro *Über die Geheimnisse der Weiber* [Sobre os segredos das mulheres] de Albertus Magnus (cerca de 1200–1280), que teve novas edições até 1669 e se baseava nos conhecimentos do médico Hipócrates (460–375 a.C.) e de Avicena (980–1037). O grande espaço de tempo entre eles não trouxe nenhum progresso, e a situação tornou-se muito pior sob a influência da Igreja e da estreiteza espiritual e inimizade pelas mulheres que ela disseminava. Mas também o crescente apinhamento nas cidades atacadas por catastróficas condições de higiene piorou a situação do parto.

Quando finalmente os médicos começaram a cuidar eles mesmos dos partos, eles passaram a combater energicamente as parteiras, entre as quais, a essa altura, havia boas e famosas obstetras. Louise Bourgois, da França, e Justine Siegmund, que ficou famosa sob o nome de Siegismundin, eram conhecidas muito além dos limites dos seus países. Ambas haviam escrito livros e, certamente devido às suas experiências e capacidades, eram vistas como concorrentes pela classe médica e ardorosamente combatidas. Com placas e bilhetes manuscritos, que advertiam contra as curandeiras e estimulavam as mulheres a procurar somente os médicos, a luta foi levada até às ruas. Justine Siegmund era conhecida principalmente pela sua dupla manipulação, com cuja ajuda ela conseguia virar uma criança no ventre materno e, com isso, possibilitar um parto normal.

No final do século XVII deve-se agradecer ao Rei Sol, Luís XIV, que os médicos passassem a ser mais procurados nos partos, visto que ele fazia suas muitas amantes darem à luz com um cirurgião conhecido.

Um progresso real quanto ao conteúdo foi finalmente o fórceps, que já aparece descrito no século XVI e foi construído e utilizado na Inglaterra, no século XVII. Em virtude das limitações impostas pela Igreja ele não conseguiu se firmar, visto que tinha de ser usado secretamente sob as saias. Assim, seu uso disseminou-se somente no século XVIII.

Também nesse século, os médicos também conseguiram dar o grande passo do impedimento ao parto para a verdadeira obstetrícia, principalmente porque aos poucos um trabalho conjunto com as parteiras eliminou a rivalidade existente até então. Em Mainz, já em meados do século XVII, foi fundada uma escola para parteiras que só aceitava como alunas parteiras que já tivessem trazido à luz várias crianças. Somente no século XIX, muitas instituições para parto, que enquanto isso surgiram em vários lugares, anexaram escolas para parteiras. A partir daí a obstetrícia realmente progrediu.

Por outro lado, a situação geral continuou lamentável, pois o índice de mortalidade tanto das mães como dos filhos tornou-se terrivelmente alto, devido à falta de assepsia. A verdadeira ruptura só aconteceu com Ignaz Semmelweis (1818–1865) e sua descoberta da higiene. Anos mais tarde, quando o cirurgião inglês Joseph Lister (1827–1912) empreendeu a luta ativa contra os germes na ferida por meio da desinfecção, até mesmo a cesariana tinha mais chances de dar certo. A descoberta da anestesia e o desenvolvimento de técnicas de sutura do útero foram bem-sucedidas e melhoraram ainda mais a situação. Mas, apesar desses progressos imensos, uma criança entre quatro ainda morria no parto, o que deixa realmente claro o sofrimento da antiga obstetrícia.

Logo que surgiram as primeiras ginecologistas especializadas no seu campo, as assim chamadas curandeiras foram as primeiras a serem afastadas da medicina oficial. De todo modo, felizmente a medicina convencional não conseguiu até hoje eliminar totalmente essas sábias mulheres. O anseio de curar com ervas sadias e forças mágicas — modernamente também poderíamos dizer com as formas curativas da própria natureza — ficou enraizado na população e hoje vive uma espécie de ressurreição. Até o presente, a lógica da luta contra os que a medicina convencional considera excêntricos continua a mesma: onde a medicina convencional *não pode fazer mais nada*, nada mais deve ser feito. Mas quando alguém apesar disso obtém resultados, questionam-se os meios. Antigamente, falava-se de bruxaria e queimava-se a pessoa envolvida; hoje acusam-nas de crime, o que é fácil, se não puderem apresentar as correspondentes legitimações. De todo modo, a medicina convencional não pode contar hoje com a Igreja como ajudante de realização e, graças a isso, as curandeiras modernas têm outra vez as melhores chances.

Os primeiros ginecologistas do sexo masculino eram, na verdade, cirurgiões que estenderam suas operações ao baixo-ventre feminino. Até 1972, ainda havia a especialização comum em cirurgia e obstetrícia para os médicos. A última chegou — devido ao tabu já mencionado — só mais tarde. O verdadeiro cuidado do parto em grande estilo por médicos começou somente na transição do século XVII para o século XVIII. Nesse ponto do tempo eram especialmente os clínicos gerais que assumiam, e que no contexto das visitas em casa, faziam antes de mais nada partos com fórceps. A responsabilidade pela maioria dos partos também agora ficava nas mãos das mulheres da própria família e das parteiras. Da pré-história, passando pela

A Gravidez no Decurso da História da Humanidade

antigüidade, até o século XIX, o cuidado com os partos estava predominantemente nas mãos das mulheres.

Mas, com o desenvolvimento das técnicas cirúrgicas e principalmente a anestesia no século XX, os homens assumiram o comando nas salas de parto — as parteiras foram sistematicamente excluídas dessas conquistas — o clima ficando durante muito tempo sustentado pelo pólo feminino. Amamentar era natural, o moderno *"rooming-in"* era normal nos anos vinte. A completa tomada do poder pelo pólo masculino estendeu-se em lugares afastados da Alemanha, como talvez na Baixa Baviera, até os anos cinqüenta do século XX em vários lugares.

A evolução do parto em casa para o parto em clínicas

Historicamente, o parto em casa era a única alternativa até há bem pouco tempo, simplesmente porque a ginecologia foi um desenvolvimento muito tardio da medicina e, segundo as regras, os médicos homens dessa especialidade foram durante muito tempo proibidos de ajudar nos partos. De fato, uma porção deles adiantaram-se ao seu tempo e esgueiravam-se secretamente até as parturientes, na maioria das vezes disfarçados de mulheres.

Numa época em que a higiene nas moradias comuns das cidades ainda em crescimento era catastrófica segundo os padrões atuais, o número de mortes durante os partos era muito alto. No início, as primeiras clínicas não trouxeram mudanças significativas, visto que as condições de higiene nelas eram tão ruins ou ainda até piores. Em meados do século XIX, a febre puerperal era típica nas grandes instituições para parto das cidades, que cobravam um terrível tributo de sangue de mães e filhos. Os próprios médicos e alunos infeccionavam as mulheres, porque eles — naquela ocasião, sem nenhuma noção de assepsia — examinavam cadáveres e parturientes, uns em seguida aos outros. Naquela época a medicina não conhecia os germes e outros estimulantes de doenças. Professores catedráticos falavam sobre um *"genius epidemicus"* que consideravam mais ou menos maligno.

Devemos agradecer apenas ao já mencionado Ignaz Semmelweis que esse mal encontrasse paulatinamente um fim, porque ele compreendeu os inter-relacionamentos higiênicos e introduziu a desinfecção. Durante muitos anos ele foi ridicularizado, porque os médicos não queriam reconhecer que eram o principal problema e a fonte básica da infecção. O fato de Semmelweis ter provas e seus sucessos serem convincentes, de início pouco mudou a situação. A verdadeira ruptura da higiene só veio tardiamente e depois da morte de Semmelweis. Ele mesmo, o mais importante médico da história da medicina, cuja exigência de assepsia aumentou a expectativa de vida como nenhuma outra medida médica, não pôde ser perdoado pelos seus colegas. Na opinião deles, ele havia conspurcado o ninho médico. Deixaram-no morrer numa clínica psiquiátrica sofrendo de feridas que teriam sido facilmente curadas pelo seu método, naquela ocasião inconveniente, de desinfecção com cal de cloro.

Com a assepsia finalmente disseminada, as condições das clínicas de parto melhoraram rapidamente. Como também depois da anestesia e do parto com corte, a solução de situações difíceis tornou-se cada vez mais bem-sucedida e realizada, as clínicas ganharam terreno sobre os partos em casa. Entretanto, por um determinado tempo tornou-se mais seguro para as mulheres da cidade procurar uma clínica para dar à luz, porque em casa lhes eram negadas as possibilidades de ajuda da medicina moderna, no caso de complicações. Apesar da desinfecção cada vez maior, ainda restava nas clínicas de parto o risco de contaminação por germes, visto que essas clínicas a princípio não eram separadas das alas gerais de ginecologia, e os médicos — sem medidas preventivas — se alternavam entre uma e outra. Com uma melhor organização e a elevação da ginecologia a uma área de especialização, a tendência foi de melhorar cada vez mais o atendimento e, assim, o parto em clínicas, primeiro nas cidades e finalmente também no campo, continuou a conquistar terreno sobre os partos em casa, com o efeito de até hoje a maioria dos partos acontecer nos hospitais.

Temas Importantes Para os Pais Durante a Gravidez

O relacionamento com os médicos e suas possibilidades

Em primeiro lugar, é importante compreender que a gravidez não é nenhuma doença, mas o acontecimento mais natural do mundo. Quanto mais duradoura e rapidamente voltarmos para a naturalidade dos primeiros tempos, sem com isso desistir das conquistas modernas obrigatórias, tanto melhor para todos os envolvidos. A tendência de classificar a gravidez e o parto como perigosos é um lado de sombra da medicina moderna. Quanto mais a gravidez e o parto forem encenados e vistos como perigosos, tanto antes eles cairão naturalmente nas mãos dos médicos e, de preferência, no hospital. Somente o fato de que na Baixa Baviera o primeiro ginecologista estabeleceu-se apenas em 1930, poderia servir de indício de que antes disso as mulheres obviamente conseguiam fazer tudo sem ele. Também o conhecimento rudimentar de que a Terra era povoada antes e depois dele, demonstra que os caminhos naturais para a vida nos primeiros tempos funcionava bem. Mas isso não significa em absoluto que eles fossem melhores do que os atuais. Da ligação entre a naturalidade consciente e a capacidade mais moderna, também tecnológica — como a primeira parte deste livro deve ter mostrado — resultou uma combinação fascinante, que une a simplicidade natural à mais elevada segurança.

Em toda parte na natureza vemos um constante dar à luz na simplicidade *mais natural,* sem grandes complexidades e sem complicação. O fato de vigiarmos de modo tão intensivo um acontecimento tão bem regrado e controlarmos exatamente cada desenvolvimento, logo transformou o todo em um esforço e uma complicação. É importante entender que as médicas derivam sua legitimação de toda complicação e, conseqüentemente (ainda que inconscientemente), têm interesse nela. Como uma mãe não pode ter nenhum interesse primário numa complicação, há um certo conflito de interesses pré-programado para os pais conscientes, sobre o qual eles têm de pensar desde o início.

Muitas médicas hoje em dia desenvolveram a tendência totalmente anticientífica de atender aos seus próprios interesses que, em geral, não combinam com os interesses das suas pacientes — talvez como amortização de aparelhos caros — infligindo-lhes medo. Por exemplo, quando a mãe não quer concordar com a retirada do útero sugerida, fala-se sobre o perigo da degeneração. Isso, infelizmente, muitas vezes ocorre também no parto. Assim, não raro os perigos de um parto em casa são exagerados, simplesmente pelo motivo de que as médicas das futuras mães as preferem nas clínicas e, mais precisamente, *precisam* delas.

Para as médicas é como andar na corda bamba, pois certamente elas também precisam explicar as vantagens dos métodos que prescreveram; no entanto, elas devem tomar cuidado para não desvalorizarem os métodos que conhecem menos, com o objetivo de realizar a sua vontade. Muitas vezes elas fazem as mulheres assinar papéis em que estas fazem questão de firmar sua vontade contra a das médicas, responsabilizando-se por coisas pelas quais nenhum ser humano, mas apenas Deus ou no máximo o destino, podem responsabilizar-se. Muitas vezes até parece que a mulher, a partir do momento em que pisa na maternidade, passa a pertencer às médicas e só pode libertar-se por meio de uma assinatura. A dificuldade dessa situação está no fato de que a parturiente, em sua premência anímica, muitas vezes não consegue distinguir entre o que é realmente necessário e o que se assemelha a uma violação. Pois é justamente na gravidez e no parto que uma mulher fica especialmente frágil, vulnerável e influenciável. Conseqüentemente, todo medo infligido cai em terreno muito fértil. Se uma médica sugerir sentimentos de culpa, sobre que mãe irresponsável ela será se não fizer isto ou aquilo, ela precisa ter uma personalidade muito firme para resistir a um ataque tão intenso.

Nessas situações, muitas vezes, a presença de um pai consciente vale ouro nos partos realizados nas clínicas, pois ele na maioria das vezes se lembra melhor das conversas anteriores mantidas por ele e sua mulher com a médica e — por não estar sob pressão física — pode analisar se uma mudança do plano original atende ou não ao interesse da sua mulher, podendo em determinados casos fortalecer a posição dela. Ele pode também mais facilmente assumir a responsabilidade de assinar algo do que a sua mulher parturiente, pelo fato de ela estar muito mais sensível devido ao seu estado. Em todo caso, a última decisão sempre deve ser dada à vontade declarada da mulher grávida.

A única prevenção real, no que se refere ao dilema da diferenciação entre o que inflige medo e o que é uma ameaça real, é escolher previamente a médica responsável e aprender a conhecê-la bem. No entanto, os pais sempre têm de contar com o fato de que, num caso de emergência, a médica conhecida nem sempre estará presente no hospital, por ser o plantão de outra médica. O mesmo, infelizmente, vale para a parteira. Nos hospitais pode acontecer até mesmo que, em virtude da tabela de serviços, haja uma troca — do ponto de vista da mulher — totalmente inaceitável de parteiras durante o parto. Do ponto de vista da clínica e também das parteiras, isso talvez seja normal e de modo nenhum feito com má intenção, mas para a mulher grávida não existe então a oportunidade de acostumar-se à outra pessoa de referência. Por outro lado, deve-se considerar que parteiras e médicas são apenas pessoas e que, depois de doze até vinte e quatro horas de serviço, chegam ao seu limite natural — e então, mesmo com a melhor boa vontade, já não podem ser boas ajudantes. Mas atualmente também nesse aspecto já há melhoras sensíveis, e as parteiras modernas muitas vezes organizam seus turnos de modo tão hábil, que são evitados casos de sobrecarga. Mas esclarecer isso antes é melhor do que assustar-se depois.

A parturiente precisa do constante apoio de parceiras conhecidas e de confiança durante o parto. O principal, portanto, é não perturbar as chamadas ajudantes com uma troca inesperada.

No que se refere ao local do parto, as vantagens de um são as desvantagens do outro. O lema de que o melhor é ter todas as possibilidades e, portanto, que é melhor preferir o hospital, há tempos não vale mais. Exames constataram com clareza que onde há mais médicas à disposição, os problemas também aumentam automaticamente. Muitas dentistas significam muitos tratamentos dentários; um grande número de pediatras produz um acúmulo de sintomática infantil. Aqui também está o segundo plano político de manter os médicos e médicas dentro dos limites. Como todas as pessoas querem viver (bem), elas também tentam fazer o necessário para isso. No caso dos médicos e médicas isso tem um ressaibo desagradável e deve ser melhor conhecido como um problema. A probabilidade de que sejam utilizados os aparelhos existentes é em si muito grande, e é preciso uma grande ética médica para manter-se livre dessas *exigências práticas*. No caso de uma medicina que é mais determinada pelas notas do boletim do que pela vocação, e que depois fica sujeita ao princípio do desempenho, isso não pode mais ser previsto. Exige-se, entretanto, num sistema em que cada aparelho precisa ser amortizado pelas médicas, que elas não prestem atenção a essa regra básica do nosso sistema social. Algumas conseguem fazer isso com sucesso, outras têm muita dificuldade. Portanto, hoje, cabe aos pais a tarefa de reconhecer a tempo as inter-relações e aprender a distinguir entre as intervenções e os ataques.

Para dificultar ainda mais o quadro, acrescente-se o fato de que as médicas relacionam todo o seu reconhecimento com o domínio das complicações, casos de emergência e intervenções grandiosas e impressionantes. Isso vale tanto do ponto de vista ideal como do ponto de vista econômico. Assim, é preciso uma grande medida de força pessoal de caráter para renunciar a esses impressionantes "atos heróicos". O agradecimento e a recompensa quando tudo corre bem também nada têm de espetacular, são comparativamente modestos. Não é somente entre as médicas que existe o fenômeno de primeiro criar os problemas para depois resolvê-los com bravura. Mas em nenhum lugar isso é tão impróprio como na medicina.

Algo semelhante vale não só para as intervenções cirúrgicas, mas também para o uso dos medicamentos. Basicamente, é preciso lidar com os remédios de modo tão controlado e econômico quanto possível. No período tão especialmente sensível da gravidez, isso vale sobremaneira. É preferível usar remédios homeopáticos, que via de regra apresentam claramente menos efeitos colaterais. Entretanto, é preciso entender muito sobre esses remédios a fim de receitá-los com propriedade. Isto exige — especialmente na homeopatia — muito mais responsabilidade do que na prescrição de remédios da medicina convencional, visto que sempre vale, além da situação aguda, também abranger o ser humano como um todo. Uma homeopatia ruim é imprópria e até mesmo mais perigosa do que a medicina convencional bem controlada. Também nesse caso vale a pena fazer uma boa avaliação.

O melhor, naturalmente, seria marcar os limites a tempo, de tal modo que não fosse necessário nenhum remédio. Um exemplo pode explicar isso. Quando o teor de hemoglobina atingir valores abaixo de 12 g/dl é aconselhável buscar ajuda. Entretanto, seria melhor chegar ao objetivo por meio de uma dieta especial rica em ferro do que ingerir medicamentos com ferro, relativamente indigestos. Uma boa alternativa pode ser o sangue de ervas. O melhor seria, no entanto, uma alimentação *natural* que não permitisse que a situação chegasse a esse ponto.

Ao lado dos possíveis problemas que podem resultar dos interesses pessoais das ginecologistas, estas também têm a grande chance de atuar positivamente sobre a situação e sobre as mulheres, despertando sua confiança. Durante a gravidez e o parto as mulheres são extremamente dóceis e influenciáveis. Como os cuidados e a compreensão do parceiro muitas vezes deixam muito a desejar e as ginecologistas entendem os problemas da gravidez porque conhecem esse estado, elas não raro assumem o papel de protetoras solidárias e, com isso, conquistam por muito tempo grande influência sobre a mulher.

Afirmações dos especialistas que devem ser analisadas criticamente

Muitas das afirmações dos ginecologistas não são intencionalmente más, no entanto os seus efeitos são. Como as ginecologistas, todas as médicas são treinadas para diagnosticar o doentio e tiram disso a justificativa da sua existência; muitas vezes, elas escolhem a profissão de médicas por medo das doenças, tendendo a achar por toda parte motivos para a sua própria existência, descobrindo problemas que necessitam de tratamento. Quem vive das dificuldades, automaticamente desenvolverá certa ressonância com elas. Que as médicas tentem elaborar o próprio medo das doenças em suas pacientes é um fato apenas natural, acontecendo o mesmo na maioria das profissões.

"A cabeça do bebê é grande demais" é o exemplo clássico de uma dessas afirmações fatais que, além disso, nunca corresponde à verdade, pois crianças com cabeças grandes nascem constantemente, mesmo de mães pequenas. O mesmo vale para "a sua bacia é estreita demais". Em primeiro lugar, a medida da pelve mesmo com os métodos mais modernos da tomografia nuclear não é decisiva; em segundo lugar, na hora do parto a pelve é muito flexível e adaptável. Tudo depende de até que ponto a cabeça da criança se adapta e até que ponto a mulher pode dilatar-se e abrir. Os dados (duros como ossos) da avaliação óssea divertem bastante o pólo masculino, mas não fazem justiça ao corpo feminino, com sua enorme capacidade de adaptação e flexibilidade. A medicina dos realizadores procura sempre produzir resultados objetivos, mas não existe uma situação mais subjetiva do que o parto.

Muita confusão e preocupação são criadas pela frase "o colo do útero ainda não está maduro". Aqui bastaria que a ênfase fosse dada à palavra "ainda", pois em muitas mulheres o processo é mais demorado, o que em si não representa nenhum problema. Não é a mulher inteira que é imatura, somente o colo do seu útero; e isso não é problema, mas simplesmente uma questão de tempo. Antigamente, usava-se a expressão "as boas coisas levam tempo", e no acontecimento do parto trata-se de uma expressão muito mais apropriada.

"A senhora tem contrações fracas" é um comentário terrível durante o parto. Não é a mulher que tem a fraqueza, mas sim, que as suas contrações podem ainda ficar mais fortes. Trata-se, portanto, de uma motivação e da capacidade de colocar-se na situação da mulher, e não na situação de crítica. Talvez o organismo precise de mais uma pausa antes da tempestade. Uma fraqueza de contrações desse tipo não é motivo para um imediato medicamento de indução, embora seja usado cada vez mais nessas situações. A futura mãe não pode fazer nada além de descontrair-se e esperar — em ambos os casos ela deve ser estimulada e fortalecida — mas de forma nenhuma criticada ou amedrontada. Uma pequena pausa nas contrações não exige nenhuma medida médica, mas simplesmente um encorajamento sensível; uma pausa para descansar serve — *nomen est omen* — para respirar. Infelizmente, hoje em dia, paciência e espera são palavras femininas cujo sentido e vantagens as pacientes e médicas conhecem cada vez menos.

Caso surja o *stress* do medo, isso eleva o teor de adrenalina, o que naturalmente enfraquece as contrações. Nesse momento, a mulher está bioquimicamente preparada para a fuga e não para o confronto com o parto. Disso segue-se que todas as medidas médicas e todos os cuidados devem visar criar uma situação em que *ela* se sinta descontraída e não tenha vontade de fugir. Os antigos mecanismos que se formaram durante milhões de anos de evolução, contrariam em parte o estilo moderno de vida. Toda a atual medicina de aparelhos transmite à maioria das mulheres mais medo do que sentimentos de segurança. De modo que, durante o parto, ela é uma faca de dois gumes.

Frases como "Você já passou dez dias do tempo" significam muito pouco — como ainda veremos ao abordar a questão do atraso — mas trazem muito mais insegurança. Seria melhor observar: "Você está *somente* dez dias depois do prazo calculado" e acentuar que, de qualquer forma, trata-se de um cálculo que nem sempre dá certo, porque somente 5% das crianças realmente chegam no prazo calculado. Todos esses números devem deixar claro o quanto a contagem na ginecologia é exagerada e como são pequenos os seus resultados. Portanto, esses fracos resultados não devem ser mal utilizados, deixando as mães inseguras.

"Com esses seios você não conseguirá amamentar" é uma sentença igualmente desanimadora e totalmente inadequada. Mesmo que na maioria dessas afirmações sempre se trate de insensatez sem sentido, esta — principalmente devido à constante repetição — atuará de modo a criar obstáculos e limitações. O milagre da vida é muito maior do que confessamos muitas vezes a nós mesmos, e aqui as provas sempre passam pelo estudo. Comentários negativos no terreno anterior às primeiras tentativas só afirmam que as pessoas que cuidam da parturiente em dado momento são inábeis e pouco sensíveis e sofrem de falta de confiança na Criação. Sobre a capacidade de amamentar, nada se diz com isso. É sempre surpreendente quanto leite pode fluir de seios pequenos e como as crianças se arranjam bem com mamilos chatos ou até mesmo recolhidos.

Quando as mulheres grávidas ouvem conversas das médicas — mesmo que não sejam dirigidas a elas — será difícil para elas ignorar o que ouviram. Por isso, seria aconselhável fazer todas as perguntas logo, principalmente o que pareça ser questionável ou causar medo. Muitas coisas se resolvem nesse momento, e a pessoa envolvida deve ficar sabendo tão cedo quanto possível o que for realmente problemático. A idéia de poupar a paciente, na maioria das vezes objetiva poupar as médicas, que em geral têm pouca instrução psicológica para falar sobre as dificuldades com sensibilidade adequada.

A pergunta "O que as médicas podem decidir sozinhas?" perde cada vez mais significado. Por motivos jurídicos, hoje é imprescindível iniciar as envolvidas. Apesar disso, ainda existem tendências isoladas, principalmente da parte dos ginecologistas homens, de esclarecer as dificuldades diretamente com os futuros pais, sem levar as mulheres em conta. As médicas devem manter-se tanto quanto possível longe dos processos de decisão que determinam a sua vida e continuar sendo tão objetivas quanto possível. O que a mulher de fato precisa carregar, ela também deve poder decidir sozinha!

Como lidar com os problemas médicos

As estudantes de medicina deveriam ter de aprender constantemente que o freqüente é freqüente e que o raro é raro. Hoje em dia, 97% das crianças vêm saudáveis ao mundo. Numa universidade que se especializou em casos delicados e na mais difícil e complicada tecnologia de tratamentos, a formação médica demonstra exatamente o contrário e isso se repete na prática das médicas de consultório. Na especialização, elas gostam de contar os "casos" mais espetaculares e apenas estes lhes trazem o desejado reconhecimento, segundo o lema: a verdadeira medicina superior é a da universidade, e deveríamos aproximar-nos dela tanto quanto possível.

Essa postura, no entanto, faz com que (inconscientemente) de bagatelas se produzam coisas grandes, pois com ninharias não é possível conseguir fama. Contudo, na prática predominam as bagatelas, bem como os problemas (médicos) menores. O que é uma sorte para as pacientes, é sentido de forma bem diferente pelas médicas com grande especialização. Com bagatelas não é possível brilhar nos congressos. Infelizmente, é muito humano alegrar-se com todo acontecimento que gere reconhecimento e dê bons lucros. Isso, no caso das médicas, é igual a outros grupos profissionais, só que delas se espera um padrão ético muito mais elevado.

Os grandes problemas da gravidez e parto, graças aos progressos da medicina nos últimos duzentos anos, diminuíram graças à compreensão da sociedade e a um estilo diferente de vida. Ainda nos últimos vinte anos houve uma sensível melhora na situação e, com isso, uma diminuição das complicações, tanto com relação à taxa de mortalidade infantil quanto à taxa de mortalidade materna.

Como esse desenvolvimento positivo também se deve ao desempenho das médicas, ninguém pode censurar-lhes que gostem de gabar-se dessas conquistas. Mas quem se certifica constantemente nos congressos de que tudo ficou essencialmente melhor, em virtude de métodos e aparelhos melhores, precisa valorizar mais estes últimos. A arte consiste em ter consciência dos progressos obtidos em razão do próprio desempenho, sem valorizar demais esse desempenho ou querer fazê-lo valer em todas as circunstâncias. Mas não é possível deixar de ver que a tendência do momento é fazer mais cesarianas, o que tem a ver com o fato de que de cada mosquito se faz um elefante. O fato de haver maternidades que conseguem realizar apenas 6% de cesarianas, quando a média é de mais de 20%, não permite que se tire outras conclusões. Do ponto de vista estatístico, isso significa que a maternidade com 6% de cesarianas está muito à frente de uma com quase 40%. Com isso, a parturiente opta essencialmente pela escolha da clínica no caso de haver parto com corte ou não. As estatísticas alegam que é mentirosa a afirmação de que isso só é decidido em caso de urgência médica. Por sorte, entre os verdadeiros problemas, os menores são os mais freqüentes e os maiores os mais raros (leia também o capítulo "Sintomas da gravidez"). O **enjôo matinal** atinge muitas mulheres, até que o seu organismo se adapte à nova situação hormonal. A pressão natural crescente no baixo-ventre não raro é transmitida até o alto e causa **arrotos** e **azia**. Naturalmente, há muitos arrotos azedos durante a gravidez, que ela podia disfarçar antes, mas com os quais ela tem de aprender a lidar. Se ela lidar com as soluções básicas ao reconhecer as mensagens dos seus sintomas, a gravidez pode ser, principalmente no sentido da saúde em geral, um grande progresso.

Problemas graves como a **síndrome da hipertensão** dão à mulher grávida uma indicação clara das suas tarefas de vida. Ela fica de tal modo sob pressão como só fica quem está sob pressão no sentido figurado, quer ela confesse isso ou não. A tendência às **câimbras** (eclâmpsia) mostra claramente uma situação convulsiva — em toda a sua interpretação no sentido exposto em *A Doença como Símbolo* —, que em ambas as situações deve-se tratar em todos os planos. Não é somente a situação da alma que deve ser considerada, e talvez tratada por meio de psicoterapia, mas deve-se imediatamente tratar com a medicina convencional e, quando possível, adicionalmente com os métodos naturais.

Depois do parto podem surgir problemas como a **perda do desejo sexual**. Nos primeiros tempos isso é totalmente natural; mais tarde, indica problemas anímicos que chegam aos planos do padrão arquetípico e devem ser tratados com psicoterapia. Um problema agravante como a **depressão puerperal** indica a falta de sentido com que a vida é vivida, e deve ser trata-

Temas Importantes Para os Pais Durante a Gravidez

da de preferência psicoterapeuticamente, assim como a **psicose da amamentação**. Esta última quase sempre leva à ingestão de remédios psicofármacos pesados, o que, entre outras coisas, exige a interrupção imediata da amamentação. Muitas vezes uma psicose da amamentação — como já foi apresentada na primeira parte, no capítulo relativo aos sonhos — pode ser curada bastando a recuperação de um ritmo sadio de sono. A já mencionada contribuição de uma avó pode ser mais valiosa aqui do que todos os remédios químicos. Entretanto, o sono — e com ele os problemas dos sonhos — não são um fardo leve para a mulher, nessa época.

Com a criança naturalmente também pode haver algumas dificuldades, mas estas são mais raras do que se supõe. A maioria dos problemas dos recém-nascidos, como a assim chamada **icterícia** (*ikterus* do recém-nascido), são facilmente controlados, e para os problemas graves, muito raros — mesmo depois de um parto em casa — sempre existe a medicina convencional à disposição.

O pai também pode ter dificuldades, que também oferecem oportunidades especiais no caminho do desenvolvimento pessoal. Quem aprender a lidar com êxito com a **enxurrada de *stress*** dessa fase, poderá fazê-lo muitas vezes pelo resto da vida. Todos os pontos fracos do organismo podem apresentar-se em situações de sobrecarga com a gravidez e o parto, motivo pelo qual seria tão importante descobrir e trabalhar esses pontos antes de uma gravidez.

O que decide essencialmente quantas dificuldades resultam da gravidez é a própria postura diante dessas cargas. Se a mulher primar pela resistência, a problemática pode aumentar facilmente. Se a mulher, ao contrário, está disposta a contemplar e a aceitar a carga, mesmo num estado grave de exceção, e considerá-la ao mesmo tempo como um exercício no próprio caminho de desenvolvimento, muitas vezes cargas extremas conferem um sentimento de força e vigor. O resultado é, então, uma grande confiança nas próprias capacidades, e até provoca um bem justificado orgulho quanto a tudo o que ela consegue suportar. De qualquer forma, ensinam as diversas tradições, em última análise tudo tem de ser suportado.

Essencialmente, é sempre melhor lidar com os problemas, tanto antes como durante a gravidez, de modo a deixar a vida em equilíbrio. Mas também é sempre melhor lidar com algo durante a gravidez, do que durante o parto ou depois dele. Isso diz respeito a todos os âmbitos da existência — do físico ao anímico e mental e até aos planos sociais e às situações do meio ambiente. Naturalmente, uma boa forma física facilita uma gravidez, principalmente no que se refere ao que o coração e a circulação podem suportar, mas também à elasticidade e capacidade de adaptação dos tecidos. Músculos abdominais bem treinados facilitarão as contrações durante o parto. O corpo muito bem preparado das esportistas muitas vezes também apresenta problemas devido à falta de elasticidade dos tecidos. Também a capacidade de descontrair-se rápida, profunda e duradouramente é muitíssimo útil. Quando a situação econômica é suficientemente segura, isso também obviamente torna tudo mais fácil, do mesmo modo que relações familiares intactas e avós dignos de confiança, em segundo plano, podem atuar gerando alívio e tranqüilidade.

Meios de prazer e de vício

Para onde quer que nos voltemos, hoje não resta nenhuma dúvida de que existem todas as drogas possíveis e também aquelas que se disfarçam como meios de prazer, que atuam sobre o recém-nascido e até lhe causam danos graves. Isso também vale para o consumo de nicotina e de bebidas alcoólicas.

Como o álcool chega rapidamente ao nascituro através da placenta, ele sempre bebe por tabela, e o perigo de um aborto é duplamente presente. Também os perigos de um parto prematuro ou de falta de desenvolvimento do nascituro aumentam muito. No caso do abuso de álcool durante a gravidez o risco está em que o bebê venha ao mundo fisicamente deficiente, o que ocorre em quase 50% dos casos. Em quase metade das crianças sobreviventes há defeitos graves de inteligência, com quocientes de inteligência abaixo de 80.

Por trás do consumo de bebidas, existem naturalmente problemas mais graves, mesmo que ele tenha surgido pelo caminho insuspeito da sociedade e seus hábitos, como não raras vezes acontece naquelas sociedades em que o álcool não é visto como uma droga, mas como um meio de prazer. Por trás do vício, existe em primeiro plano um aspecto de fuga e, num plano muito mais profundo, muitas vezes uma busca desastrosa. Também nesse caso existe a necessidade de empreender a verdadeira busca pelo sentido da vida ainda antes da gravidez, e de desistir da fuga através do álcool.[30] No mais tardar, com a chegada da alma, oferece-se até mesmo a possibilidade de encontrar um sentido profundo e ditoso para a vida, pois, quando é que a mulher está mais perto do mistério da vida do que durante a gravidez?

Com relação ao fumo, entretanto, provou-se suficientemente o quanto a nicotina diminui a irrigação sangüínea da placenta e com isso também o desenvolvimento da criança. Além disso, não se pode deixar de considerar que a nicotina tem um surpreendentemente elevado potencial de vício e que largá-lo exige da mãe um sacrifício considerável, aliás, de ambos os pais. É fato comprovado que mesmo os pais que fumaram apenas até a concepção,

Temas Importantes Para os Pais Durante a Gravidez

já diminuem as chances de desenvolvimento da sua prole. Durante a gravidez, o futuro pai já deve elevar as chances da sua esposa pela solidariedade, libertando-se também da fumaça azul.[31]

No caso das drogas vale a mesma recomendação, mencionando-se aqui inclusive as drogas prescritas pelos médicos. A maioria das drogas passa rapidamente pela placenta e atua totalmente sobre a criança. Pode-se contar especialmente com lesões ao sistema nervoso central do nascituro. Não é raro que as mães viciadas em drogas tenham filhos dependentes, que, logo depois do parto, quando as reservas de drogas através do sangue materno deixam de existir, reagem com fenômenos de abstinência, o que exige tratamento médico imediato. Como no vício do álcool, deve-se pensar aqui nos temas de fuga e, como forma de solução, na busca pelo essencial na vida.

No que diz respeito às drogas médicas, deve-se recomendar uma grande moderação. A maioria dos remédios é imprópria para a gravidez. Mesmo coisas à primeira vista tão inócuas como os soníferos podem ter efeitos terríveis sobre o nascituro, como, por exemplo, o Contergan demonstrou de modo tão terrível. Assim, deve-se lançar mão, no caso de necessidade, de alternativas do tesouro médico da medicina natural, caso em que também se recomenda cautela. O melhor é voltar-se para as homeopatas experientes ou as agentes de cura da medicina natural.

Devemos mencionar neste ponto até mesmo o café, pois também nesse caso a criança bebe por tabela. Estudos comparativos demonstram que o grande consumo de café leva a bebês com peso abaixo da média, e aumenta o risco de abortos e a taxa de bebês prematuros; entretanto, não foi encontrado número significativo de deformações congênitas. A dose perigosa de 600 mg de cafeína é atingida, conforme o modo de preparar o café, após a ingestão de duas a quatro xícaras ao dia. Contra uma pequena xícara de café não há nada a objetar, mesmo que esta já possa perturbar o sono do nascituro, visto que o organismo que está se formando reage com muito mais sensibilidade do que reagiria um organismo adulto. Também devemos considerar que depois de saborear uma xícara de café são necessárias quatro xícaras de água para que o balanço de líquidos volte ao equilíbrio, pois o café retira água do corpo.

Quem tende a problemas alimentares ou à compulsão alimentar, que podem igualmente ameaçar bastante uma gravidez, deve tornar consciente o modelo por trás de alimentar-se na hora certa e, de preferência, antes da gravidez, buscando formas mais liberadas de expressão para essas energias. Possivelmente, *ela* se recompense por meio da comida e pode, então, descobrir em outros caminhos uma recompensa mais significativa. Ou ela se oculta por trás das montanhas amarelas (de gordura), que isolam melhor do que qualquer outro material. Nesse caso, ela deveria buscar outras formas de proteção mais estimulantes na vida. Quando o problema é a gordura do desgosto, vale a pena resolver o problema amoroso. Também no âmbito do comportamento à mesa podemos mencionar vários outros modelos — exaustivamente abordados no livro *Gewichtsprobleme* [Problemas com o Peso] — que podem ser elaborados com um programa especial de relaxamento e meditação.[32]

Em todos esses problemas geralmente definidos como vício, ambos os pais devem esclarecer juntos o valor que têm para eles uma gravidez saudável e um filho sadio, e quanto prazer, e correspondentemente quanta dependência, estão dispostos a sacrificar por ele.

A partir da explicação, vemos que todos os sintomas causam uma formação deficiente do bebê, porque ele não recebe suficiente dedicação e alimento através do sangue materno. Também de outro ponto de vista, uma mãe presa ao seu vício, não dá o suficiente ao filho. Muitas vezes este não ocupa o primeiro lugar na vida dela. Ela estabelece visivelmente outras prioridades ou depende demais de velhas compulsões, que — quer ela queira quer não — são mais importantes para ela do que a gravidez.

O Diagnóstico da Gravidez e as Suas Conseqüências

Problemas do diagnóstico precoce

A pergunta básica, que surge em todos os diagnósticos precoces, é naturalmente o que resulta dos exames. Mulheres que não estão dispostas, em hipótese nenhuma, a fazer um aborto, devem reagir de modo muito mais defensivo, por exemplo, contra um exame do líquido amniótico. Não há nada mais incômodo, do que passar a gravidez toda com a consciência pesada em virtude de um resultado problemático do exame, que talvez nem mesmo se comprove. É sem dúvida muito melhor poder passar a gravidez toda nutrindo boas esperanças. De modo que cada mãe deve esclarecer antes da gravidez se haveria a cogitação de um aborto.

Quando uma mulher, que em essência não quer abortar, faz um exame do líquido amniótico com resultados assustadores, do ponto de vista anímico existe a perspectiva de um grave erro artificial, que na pior das hipóteses pode provocar medos intensos, sem trazer conseqüências médicas. Mas quando essas situações são usadas pelas médicas para provocar uma consciência pesada acrescentando-a à dificuldade anímica de mães que não estão dispostas a abortar, resta a pergunta sobre o caráter profissional dessas médicas. Numa situação como essa podem ser ditas, por exemplo, frases como: "Imagine o encargo financeiro que você dará ao Estado se trouxer ao mundo uma criança deficiente."

Infelizmente, a mãe que tem outras preocupações com o filho não está em condições de defender-se de modo apropriado contra esses ataques — e, em vez de mudar logo da médica que lhe diz isso para outra mais competente, ela simplesmente se sente muito mal.

Análise dos cromossomos do sangue materno

No momento, este método ainda em desenvolvimento pertence ao futuro, visto que, no contexto da determinação do diagnóstico, não oferece nenhum risco nem à mãe nem ao filho. De fato, tem de ser colhido o sangue da mãe. Como partículas minúsculas do sangue infantil (fetal) fluem na circulação sangüínea da mãe, quer-se analisá-las para determinar os cromossomos. Mesmo que aí não exista nenhuma ameaça direta, as reflexões básicas continuam, pois a conseqüência é a mesma: o aborto.

Quando esse método puder ser utilizado e transformar-se em rotina, o que se pode esperar num país como a Alemanha, na próxima geração não haverá mais deficiências como, por exemplo, a trissomia. O que superficialmente será considerado uma bênção pela maioria, tem um outro lado, que os pais de crianças deficientes serão os primeiros capazes de avaliar. Onde ficará tudo o que essas crianças trazem à nossa vida? Da perspectiva da visão de mundo espiritual, apresenta-se naturalmente a pergunta: Como o correspondente destino será resolvido no futuro?

Motivos da medicina convencional para um aconselhamento da genética humana
- Parentesco dos pais
- Doenças hereditárias numa das famílias
- A existência de um filho doente proveniente desse relacionamento

Motivos médicos para um exame dos cromossomos (amniocentese ou biópsia do córion)
- Idade da mãe acima dos 35 anos, idade do pai e da mãe juntos acima de 75 anos
- Males hereditários ou deficiências na família de um dos pais

Florais de Bach num diagnóstico pré-natal
Rescue Remedy — para a decisão de um diagnóstico pré-natal recomenda-se tomar a mistura *Rescue* dos Florais de Bach (da farmácia) para si mesma e para o bebê a partir de três dias antes do parto até três dias depois: 3 x 7 gotas diariamente.

Exame de ultra-som

No que se refere ao exame de ultra-som, cada vez mais rotineiro, devemos mencionar que ainda sabemos muito pouco sobre os seus efeitos a longo prazo. Se levarmos em consideração que durante anos os estudantes fizeram exames de raios X em busca da tuberculose porque a medicina convencional os considerava inofensivos, pode surgir a suspeita de que a medicina lida de modo muito irresponsável com as inovações. A tendência de classificar o exame de ultra-som como inofensivo e passível de uma rotina sem críticas, mais tarde poderá causar um mal semelhante ao daquele exame dos pés com raios X para provar sapatos, uma rotina de quarenta anos atrás.

De todo modo, a visão da barriga materna atualmente ainda é polêmica. A Organização Mundial de Saúde (OMS), como muitas organizações de saúde de diversos países, recusa o ultra-som como exame rotineiro. A Alemanha foi o primeiro país a introduzi-lo rotineiramente em 1979, o que hoje, nos casos extremos, leva a controles regulares com intervalos de quatorze dias. A regra em todos os casos é fazer vários exames; os três exames obrigatórios previstos já não bastam para cada vez mais ginecologistas. Na Suíça, ao contrário, até hoje o ultra-som só é feito por motivos médicos e exerce um papel de menor importância em comparação à Alemanha e à Áustria, sem que os cuidados com as mulheres grávidas sofram com isso. A OMS parte do princípio de que os exames de ultra-som são possivelmente perigosos, muito caros e menos eficientes do que um bom exame clínico.

Ademais, esses exames em geral contribuem mais para a insegurança do que para a tranqüilidade das mulheres. Muitas ginecologistas falam mais com sua aparelhagem de ultra-som do que com as pacientes, o que pode levar a mal-entendidos assustadores. A menção de uma cabeça grande pode despertar numa mãe *clariaudiente* associações com a hidrocefalia, ao passo que a ginecologista só se referia a alguma norma e sua afirmação não era destinada aos ouvidos da mãe, mas surgiu de uma espécie de monólogo com as curvas normais.

Não é raro que os exames de ultra-som levem também a medidas desnecessárias e até mesmo problemáticas. Com freqüência, por exemplo, com a ajuda do ultra-som a data do parto é corrigida erroneamente. Quando a mulher tem um ciclo regular e ela sabe a data da sua última menstruação, em geral essa é a base de cálculo mais digna de confiança. Também diagnósticos falsos afirmando que a cabeça da criança é grande ou pequena demais não são raros.

Um erro relativamente freqüente, e com isso ao mesmo tempo fonte de medo, também é o diagnóstico feito na metade da gravidez, de uma placenta desviada para a saída do útero (placenta prévia). Muitas vezes a situação se modifica até o parto, pois somente em 0,1% dos casos a placenta atrapalha a saída durante o parto. Este problema existe em mil partos, mas o diagnóstico é feito com freqüência visivelmente maior.

O especialista em ultra-som de Hamburgo, o professor Hackelöer, pôde constatar que 70% das deformações não são detectados pelas ginecologistas. No entanto, ainda pior é que 30% das deformações diagnosticadas, na realidade não eram deformações. Se pensarmos em todo o medo que é provocado nesses casos, uma parte de quase um terço de diagnósticos falhos positivos numa questão tão sensível como a da deficiência de uma criança é um resultado terrível e uma infelicidade para todos os envolvidos. Ao contrário, o fato de que mais de dois terços das verdadeiras deformações não serem vistos pelas ginecologistas normais, pressupõe que com relação às conseqüências anímicas elas são bastante inofensivas.

Quando pensamos que por meio do ultra-som também podem ser destruídos cálculos renais e células cancerígenas, devemos ficar atentos. Naturalmente, trata-se também aqui de aparelhos que trabalham com pressão de ressonância visivelmente alta. Por outro lado, os valores limítrofes permitidos para exames ginecológicos são polêmicos e inseguros — e por isso controvertidos. Em valores não pulsantes abaixo de 10 mW/cm^2 os estudos até agora não demonstraram problemas. O professor Henglein, um físico berlinense, pôde atestar que doses altas de ultra-som podem criar reações químicas na substância hereditária (DNA) e em moléculas grandes como as da proteína. Ambas as substâncias são essenciais à vida.

Além disso, o fenômeno chamado cavitação é conhecido há bastante tempo. Por trás dele existe o fato de que o ultra-som forma pequenas bolhas nos líquidos, que se desmancham imediatamente, nas quais se formam temperaturas de milhares de graus. A partir de que força esses fenômenos aparecem ainda não temos certeza até hoje. O que significam para o organismo humano ainda não podemos avaliar. Certo é que nesse meio tempo as pesquisas com animais comprovaram danos no desenvolvimento por doses elevadas de ultra-som, que vão de danos aos cromossomos, passando pela diminuição do sistema imunológico até a morte das células. Na Austrália, um exame resultou em que bebês que passam por muitos "exames de ultra-som" tendem a nascer com pesos abaixo do normal. Apesar de o ultra-som até agora vir sendo apresentado como totalmente inofensivo, o professor Hansmann, especialista de Bonn em diagnóstico precoce por meio do ultra-som, diz que "uma certa traumatização" das pacientes deve ser levada em conta no diagnóstico. Ele também confirma sem reservas, que os exames de ultra-som que levam a um diagnóstico falso podem levar inclusive a injustificáveis interrupções da gravidez.

A conseqüência de tudo isso deve ser usarmos o ultra-som de modo nitidamente mais crítico, sem tornar a discriminá-lo, pois em situações sérias ele continua sendo um meio de diagnóstico valioso e irrenunciável na mão dos especialistas. Então isso deve ser mais fácil para nós, visto que um estudo norte-americano com 15 mil mulheres chegou ao resultado de que o uso do ultra-som não melhora o resultado dos partos.

Medir o nascituro a cada duas semanas diante da dúvida acima mencionada é simplesmente um *atrevimento*. O uso de ondas de radiação especialmente fortes no diagnóstico duplo e duplex por ultra-som deve ser basicamente recusado como medida rotineira por suspeita de falta de desenvolvimento do bebê, hipertensão condicionada pela gravidez e suspeita de pouca formação de líquido amniótico, mas uma valiosa ajuda para o diagnóstico. Enquanto não soubermos quais os valores limítrofes em que podemos confiar, enquanto a indústria não for obrigada a mostrar francamente os valores dos seus aparelhos, devemos ser muito cuidadosos e ao menos contar com que o diagnóstico por ultra-som pode ter o mesmo desenvolvimento que o diagnóstico por raios X.

Um exame por ultra-som em nenhum caso é uma diversão familiar e nunca é justificável pelo desejo de um primeiro retrato e gravação da prole em vídeo. Sempre deve existir um motivo médico (modelo suíço). A constatação de uma gravidez, por exemplo, não é um motivo suficiente. Para isso existem métodos mais simples, como o teste da urina.

Para a mulher grávida isso tudo quer dizer que ela deve exigir que lhe expliquem os motivos dessas medidas e exigir imediatamente a indicação de um especialista, assim que entre em jogo um diagnóstico difícil para ela. Então muitas vezes o caminho mais rápido para livrar-se do medo é um diagnóstico no mínimo digno de confiança, que não deve ser usado em outros casos.

Mesmo quando o mistério da gravidez, que não à toa se passa no escuro, é desmistificado e perde a magia por meio do ultra-som, a criança é perturbada no seu mundo oceânico e, mesmo que hoje tenhamos muitas vezes a impressão de que a gravidez e o parto têm de ser protegidos do ataque dos fazedores em meio à floresta de aparelhos, do ponto de vista psicológico também existe um outro lado, que mostra as vantagens dos exames de ultra-som. Quando o sexo do bebê é conhecido prematuramente, os pais podem adaptar-se ao seu filho em tempo de evitar quaisquer danos na confiança primordial. Além disso, o relacionamento paterno pode crescer mais cedo por meio da imagem do filho, o que traz grande vantagem para todos os participantes.

Quando fazer exame com ultra-som?
- Quando o tempo de gravidez não puder ser determinado pelo toque (mulher com peso excessivo) nem se conhecer a data da última menstruação.
- No caso de dores ou hemorragias inexplicáveis.
- Quando a criança deixou de se mexer por um tempo maior.

O que pode de fato ser determinado por meio do ultra-som?

- Quando os batimentos do coração do bebê não são regulares.
- Quando se teme uma deficiência no desenvolvimento.
- Para o controle da visão numa amniocentese.
- Quando não é possível esclarecer com segurança a posição da criança antes do parto.
- Antes do parto, quando há suspeita de vários bebês.

O que pode de fato ser determinado por meio do ultra-som?
- No início (da 5ª até a 10ª semana) pode-se determinar o tempo da gravidez por meio da bolsa amniótica.
- A partir da 6ª semana pode ser determinado o comprimento da cabeça até o traseiro da criança.
- A partir da 7ª semana podem-se observar as batidas do coração.
- A partir da 10ª semana pode ser medido o diâmetro da cabeça e do peito, bem como o comprimento dos ossos da coxa.
- Pode-se verificar a situação da placenta.

No entanto, não precisamos fazer tudo o que podemos fazer e muito menos medir tudo o que for mensurável.

Exame do líquido amniótico

As reflexões críticas quanto ao uso do ultra-som valem com mais intensidade ainda em relação ao exame do líquido amniótico (amniocentese) e à biópsia do córion para a constatação precoce de anomalias dos cromossomos como o da trissomia 21, a mais freqüente (a trissomia 13 e 18 são muito raras). No caso da trissomia, a voz popular fala em síndrome de Down por causa do tipo da formação dos olhos das crianças mongolóides.

Na amniocentese ou punção do líquido amniótico introduz-se sob ultra-som uma agulha oca (0,8mm) na barriga e colhe-se cerca de 15 ml de líquido amniótico, a fim de determinar os cromossomos das células retiradas. Ao mesmo tempo, podem ser medidas dentro delas as substâncias protéicas (proteínas alfafeto).

Em uma entre 100 dessas tentativas ocorre um aborto, em que de todo modo os abortos espontâneos dessa fase estão incluídos. A média de complicações, portanto, é muito pequena, porque as crianças (elas com certeza devem ter uma consciência!) fogem habilmente da agulha que perfura, como se pode constatar através do ultra-som.

Existe ainda uma suspeita de que a sucção de até 15 ml de líquido amniótico não é igualmente tolerada por todas as crianças. O professor Gem-

O Diagnóstico da Gravidez e as Suas Conseqüências

bruch (Clínica da Universidade de Lübeck) manifesta a suspeita de que com isso se provocam deformações mais freqüentes das extremidades, como pés em forma de foice, calcanhar ou pés disformes. Essa suposição é apoiada pelo fato de que em partos de carência, em que se encontra pouco líquido amniótico, essas deformações dos pezinhos são observadas com constância.

De resto, a amniocentese pode de fato mostrar os cromossomos, o canal da espinha dorsal e os defeitos da coberta da barriga (peritônio). Como todos os outros assim chamados exames pré-natais ela é excepcionalmente justificada quando os pais estão basicamente preparados para um aborto. Quando não for esse o caso, as ginecologistas deveriam ser humanas a ponto de desistir deste e de todos os outros exames que mostrem o diagnóstico dos danos aos cromossomos antes do parto, pois, não sendo assim, o único resultado será causar um mal anímico. Infelizmente, nas sociedades modernas de realizadores, ainda existe a tendência, não só entre as médicas, de fazer o que se pode fazer, sem pensar muito mais no caso.

Já por esse motivo, todos os exames incertos relativos aos danos aos cromossomos são extremamente problemáticos como talvez o teste-triplo ou a avaliação da grossura da prega da nuca infantil. Só podemos achar que esses testes são inseguros porque os mais afirmativos não deixam de ser perigosos.

A amniocentese é possível entre a 14ª e a 16ª semana de gravidez. No momento mais tardio está a sua maior desvantagem. O cálculo da amniocentese demora de duas até três semanas. Abortos num tempo tão tardio são muito mais partos de emergência, pois para a mãe e principalmente para o filho pressionado até a morte isso pode representar um drama. Se ela soubesse antes o que isso significa, nenhuma mãe optaria ainda por fazer esse exame.

Aqui obviamente existe um considerável déficit de esclarecimento. De todo modo uma mãe também tem a possibilidade de carregar o filho, fazer um parto normal e determinar uma adoção imediata. Num país como a Alemanha, crianças com trissomia logo encontram pais adotivos. E um dos fatores para isso é o caráter em sua maioria maravilhoso dessas crianças, que quase sempre são consideradas como um grande presente pelas famílias que se decidiram por uma vida em comum.

Complicações da amniocentese, como a **inflamação da pele do óvulo** (amnionite), podem naturalmente ser interpretadas no sentido abordado em *A Doença como Símbolo*. Nesse caso trata-se obviamente de um conflito em torno do reino interior, a cavidade do líquido amniótico. Encarna-se uma espécie de guerra no invólucro exterior, em que o nascituro certamente não consegue mais sentir-se bem. Aqui se pode interpretar isso como uma agressão do filho contra a mãe, que permite fazer algo assim. De todo modo ela sinaliza para o filho que só o aceitará diante de certas condições — ou seja, se ele for sadio. Este "eu te amo e te aceito somente se..." sempre é uma ofensa para um ser sensível, que deseja naturalmente um amor e aceitação incondicionais.

Se essa situação de conflito chegar até a *sepsia*, torna-se em geral tão difícil para a criança, que coloca toda a gravidez em questão. Finalmente, toda amniocentese naturalmente é um questionamento da gravidez, mesmo quando — fora o nascituro — quase ninguém tem hoje consciência disso. No contexto desse conflito que ameaça a vida, a criança obriga a mãe a lutar pela sua vida. O sistema imunológico da mãe precisa lutar contra todos os ataques exteriores e contratempos dos estimulantes trazidos por meio da agulha da amniocentese. Com isso a criança faz com que a mãe fique do seu lado contra todos os ataques exteriores e contratempos; aqui a *doença* se torna muito compreensível como *símbolo*, e poderíamos ver nessa pesada escalação uma tentativa de autocura do trauma anímico causado pelo ataque. O organismo escolhe, como tantas vezes, o caminho através do corpo, e a doença se torna o caminho. Obviamente seria muito mais saudável se a mãe desde o início pudesse ficar incondicionalmente a favor do seu filho e renunciasse à amniocentese.

Essas interpretações da alma não são muito comuns entre nós, mas ainda serão. No caso de um súbito transtorno do relacionamento entre uma menina pequena e sua mãe, pôde constatar-se depois, por exemplo, que por trás disso estava uma amniocentese. A menina de doze anos, que acabou de conhecer essa possibilidade de diagnóstico por meio de uma amiga, perguntou à mãe, com toda hipocrisia, se ela o tinha feito. Como, sem intuir nada, a mãe confirmou o fato, a menina interpretou o procedimento no sentido descrito acima e passou a não confiar mais na mãe. Ainda foi uma sorte que se pôde descobrir essa causa alguns meses depois. Finalmente, foi muito difícil desviar outra vez a menina da sua suspeita contra a mãe — difícil porque a suspeita era lógica e fundamentada.

Biópsia do córion

A biopsia do córion, que é feita entre a 10^a e a 12ª semana da gravidez, apresenta um risco de aborto de 3%. Nesse tempo, o risco de abortos naturais ainda é nitidamente maior, o que inclui esse número. De modo que a amniocentese e a biópsia do córion apresentam um risco parecido.

A vantagem da biópsia do córion é que pode ser feita muito mais cedo. Sua desvantagem consiste em que seu resultado é menos digno de confiança do que o da amniocentese, porque não podem ser examinadas substâncias protéicas do líquido amniótico a fim de comprovar possíveis defeitos da espinha dorsal e das paredes do ventre.

Na biópsia do córion a agulha é inserida pelo baixo-ventre (transabdominal) ou por meio de um cateter através da vagina (transvaginal), para obter tecidos da placenta (córion). O método provém da China comunista e foi principalmente desenvolvido para determinar o sexo do nascituro e para poder finalmente abortar intencionalmente a menina indesejável.

Punção do cordão umbilical

A punção do cordão umbilical (cordocentese) é possível a partir da 10ª semana de gravidez — mas apenas em centros especiais, que estejam em condição de avaliar o sangue. A média de abortos está em cerca de 2 e 3%, outra vez incluindo os abortos espontâneos desse período.

Fetoscopia

Neste exame introduz-se o endoscópio sob a visão do ultra-som através da parede abdominal da mãe a fim de retirar um pedaço de pele do bebê. Desse modo pode-se diagnosticar prematuramente os raros quadros mórbidos hereditários da pele, como por exemplo, o fenômeno da pele de cobra. Este método só deve ser considerado em casos raros de um histórico familiar correspondente, e hoje se tornou quase supérfluo pela introdução do ultra-som. A média de abortos é de 3 a 5%.

Terapia intra-uterina e métodos de cirurgia

Uma conseqüência do número crescente de diagnósticos precoces, que está se tornando cada vez mais importante, são as cirurgias no bebê ainda durante a gravidez. O que à primeira vista pode parecer fantasmagórico, na medicina moderna tornou-se quase cotidiano.

Tudo começou com o *morbus haemolyticus neonatorum*, a icterícia do recém-nascido causada pela intolerância sangüínea. Quando esta já era constatada intra-uterinamente, fazia-se uma punção orientada por ultra-som no cordão umbilical e então, o sangue era substituído passo a passo. Enquanto isso, diferentes centros se especializaram no tratamento intra-uterino de determinados órgãos, e hoje já se operam praticamente todos os órgãos do nascituro.

O procedimento é o mesmo da cirurgia cesariana. A criança é retirada, operada e reintroduzida na mãe. No caso de fissuras no rosto, estas cicatrizam claramente melhor do que em operações tardias, porque a formação de cicatrizes é muito menor. Também os tumores pulmonares já são operados quando os pulmões do nascituro não têm nenhuma chance de desenvolvimento sem a cirurgia. Rupturas do diafragma são fechadas, como naturalmente as fissuras da medula espinhal.

Antes de nos fixarmos precipitadamente numa assim chamada avaliação espiritual rígida e nos desfazermos do todo com uma animosidade exagerada contra o problema, devemos pensar nas conseqüências. Pois então, teríamos de ser conseqüentemente contra toda cirurgia — o que hoje nenhum ser humano ajuizado faz. Se vamos interferir e operar, por que então não fazê-lo logo, quando ainda existem vantagens médicas? Quando combinamos as técnicas de tratamento intra-uterino, também podemos ver aí uma tarefa de facilitar uma vida — ou a tentativa de fazer isso num âmbito exterior.

A pergunta sobre quais pais permitem fazer isso com seu filho, visto que o risco de complicações ainda é muito alto e não raro ocorrem infecções e iniciam-se as dores do parto, é feita cada vez menos vezes. Numa época em que nos Estados Unidos faz furor a possibilidade de mudar a parte superior do corpo, onde cada vez mais mulheres levam em conta passar por uma anestesia e ficar semanas na cama com dores nos seios por uma questão de estética — numa época como essa, as questões são muito diferentes. Onde tudo sempre é avaliado pelas aparências, pode-se também arriscar por motivos estéticos fazer uma cirurgia intra-uterina para corrigir um lábio leporino.

Quando a vida da criança está em jogo, a questão da terapia intra-uterina naturalmente é totalmente diferente, e o "por que tão cedo?" de modo nenhum se cogita, visto que não há nada mais a perder. Aqui, a possível crítica a uma medicina precipitada, em geral transforma-se em gratidão. De fato, também é mais impressionante o trabalho artístico de primeira grandeza que as médicas realizam em espaços tão mínimos para salvar vidas. Há bem pouco tempo cada um de nós ainda falaria de milagres. O fato de compreendermos atualmente o segundo plano, não torna o todo menos maravilhoso.

Pensamentos sobre a vida com crianças deficientes

O que as pessoas que não estão envolvidas nem sequer podem imaginar, na maioria das vezes é muito consciente para os pais que tiveram ou puderam fazer essa experiência. Crianças deficientes são um presente de tipo muito diferente, mas de forma alguma um presente menor de Deus; e muitas vezes são claramente um presente especial e, se lhes permitirmos, elas nos podem ensinar mais sobre a vida do que os maiores filósofos.

O Diagnóstico da Gravidez e as Suas Conseqüências

Os problemas que a vida nos traz — como todas as dificuldades da nossa época — não são apreciados, e cada pessoa naturalmente quer poupar-se e às outras desses problemas. Mas, se tivéssemos escolha, nós nos pouparíamos também de todos os desenvolvimentos que exigem algo de nós. A maioria de nós não quer ir à escola normal, muito menos à escola da vida. "Tomara que não aconteça nada!" — é o desejo expresso ou não de uma grande maioria. No entanto, são os desafios que nos fazem progredir.

As deficiências levam os pontos de gravidade para âmbitos especiais de vida e de experiência. Quando uma criança tem uma deficiência de inteligência, as emoções e os sentimentos passam ao primeiro plano e ensinam toda a família a sintonizar-se muito mais profundamente com o mundo da alma. Se a criança tem a função motora deficiente, ela tornará a vida em seu ambiente circundante mais lenta, e hoje isso pode ser exatamente uma bênção para todos. Toda deficiência especial pode ter a sua própria força de atração, se deixarmos. Onde falta algo ou algo é mais fraco, quase sempre outra coisa passa ao primeiro plano: basta procurarmos um pouco e o acharemos. Aptidões especiais, como as do autismo, que se tornaram conhecidas de um vasto público graças ao filme *Rain Man*, freqüentemente surgem em correlação com as limitações. Quase todos conhecem a história do massagista cego, cujas mãos "enxergam".

E com certeza não há deficientes com os quais não possamos aprender algo essencial — do seu jeito todo especial — como consideração e solidariedade, atenção e cuidado. Não foi em vão que grandes pedagogas como Maria Montessori reconheceram que não é somente bom para crianças deficientes ficarem juntas com as crianças normais, mas também para as crianças normais é importante aprender a lidar com as deficientes e, por sua vez, aprender com elas.

Helen Keller, uma norte-americana que nasceu cega e surda-muda, disse: "Agradeço a Deus por minhas deficiências, pois por meio delas eu me encontrei, encontrei o meu trabalho e a Deus."

Naturalmente, nós tentaremos poupar-nos de toda deficiência e sermos tão normais quanto possível, mas devemos pensar bem se queremos ou devemos poupar-nos realmente de todas as crianças deficientes. Num sistema totalitário, como talvez o domínio nazista, essa questão não seria cogitada, mas graças a Deus hoje temos a possibilidade de fazer essas perguntas.

Seja como for, não podemos poupar-nos de tudo, por mais que a medicina o tente. E teremos de aprender o que ainda nos falta para a perfeição — de um jeito ou de outro. Na maioria das vezes, as primeiras ofertas e tarefas do destino não são as piores. E se continuamos sempre recusando a sua aceitação, os desafios não se tornarão menores, mas antes maiores e, principalmente, mais compulsórios.[33]

A morte infantil planejada por medo da doença

Uma dimensão especial cabe à morte infantil, quando ela se torna supostamente necessária por meio da técnica moderna, como é cada vez mais freqüentemente o caso em conseqüência do diagnóstico pré-natal. A nossa sociedade acostumou-se a discutir essa problemática basicamente de pontos de vista funcionais. O orgulho relativo aos métodos cada vez mais aprimorados de exame e a falta de risco para a mãe cobrem todas as considerações. Nós já podemos ver que essa não periculosidade entre outras coisas deve ser atribuída ao pânico com que os nascituros fogem das lanças introduzidas.

A mesma técnica de exame da amniocentese é — do ponto de vista europeu — grosseiramente abusada na Índia. Ali tenta-se impedir não tanto crianças hereditariamente lesadas, mas a prole feminina. Na Índia, as meninas são vistas predominantemente como um dano. Conseqüentemente, elas são abortadas aos milhares "ainda a tempo". O que entre nós revolta alguns informantes, num país como a Índia, com seu ilimitado crescimento populacional, é silenciosamente tolerado como uma medida de prevenção. Do ponto de vista do destino, nesses países deve irromper uma guerra a qualquer momento, a fim de reduzir a superpopulação masculina.

Diante de um exame mais acurado, a diferença com a nossa própria postura é apenas relativa. Onde o "sexo" errado perturba os indianos, nós interferimos ao primeiro dano dos cromossomos que levam à deficiência das crianças, ou no caso de deformação de órgãos, que são vistas prematuramente no ultra-som. Em ambas as situações permitimo-nos decidir qual vida é suficientemente valiosa para continuar. E com isso, fazemo-nos senhores da vida e da morte num sentido que, no mínimo, nenhuma das grandes religiões previu.

Uma pesquisa da revista *Der Spiegel* do ano de 1993 mostrou aonde isso pode nos levar. Segundo ela, 13% das grávidas alemãs abortariam o filho diante da mera suspeita de obesidade. Que os abortos sejam necessários no caso de distúrbios genéticos não é polêmico, embora essa posição sob um exame mais profundo desperte problemas consideráveis, como nós já vimos.

No tempo do nazismo argumentava-se com o conceito de "vida sem valor"; por isso esperamos nunca mais ousar fazer isso com relação às pessoas já nascidas. Naturalmente, a questão que se apresenta é se não se trata do mesmo pensamento que nos deixa agir contra a vida não nascida.

Essas analogias entre nós são totalmente inadmissíveis. Estamos acostumados a distorcer as coisas de modo a que surjam tão poucos problemas quanto possível, e não estamos dispostos a abandonar a trilha costumeira. Momentaneamente, mal ousamos pensar em outras posições — por medo de levantar muita poeira e assim reconhecer que o fundamento sobre o qual construímos nosso pragmatismo em certa medida confortável é também questionável.

Da perspectiva da alma — uma mãe que parir um filho que não é capaz de viver pelo caminho normal, está em situação muito melhor do que aquela que leva uma criança à morte em condições indizíveis no quinto mês da gravidez? Psicoterapias e aconselhamentos mostram que o sentimento de culpa cuida para que os filhos abortados sempre perturbem a mãe (mais ou menos conscientemente). E como eles nunca ficarão adultos, a mãe parece nunca percorrer aquele processo de salvação natural ou então só percorrê-lo com grande dificuldade, que normalmente assume o seu ritmo com o crescimento da criança. Mas isso significa que muitas vezes a mulher é onerada por esse tema durante o tempo da sua vida. O "problema" de um aborto mal-sucedido é que algumas crianças deficientes sobrevivem e transformam-se na mencionada grande tarefa.

Os exames do líquido amniótico aumentam apesar das reflexões essenciais sobre os diferentes motivos. Um motivo essencial, também aceito pela medicina oficial, é a idade cada vez mais avançada dos pais, com a qual o risco de danos hereditários como a trissomia 21 aumenta. No caso de pais mais velhos, o caminho da semente simplesmente ficou exposto mais tempo aos raios e agravos do meio ambiente. Como nós evitamos os filhos nos nossos melhores anos, no pânico final dos quarenta anos queremos *recuperar* depressa os filhos perdidos; com isso, a idade média dos pais aumenta e, do ponto de vista *ginecológico,* aumenta a necessidade de amniocenteses. Mas essa visão só é lógica para aqueles que junto com a ciência acreditam poder lograr o destino. No momento, essa provavelmente é a superstição mais disseminada nas modernas sociedades industriais. Na história da humanidade não se pode, no entanto, encontrar nenhum exemplo bem-sucedido desse conceito. Apesar disso, ele determina a nossa visão de mundo e impera até dentro das salas de cirurgia.

Quanto ao conteúdo, um acúmulo de danos genéticos em filhos de pais mais idosos indica que o destino exige tarefas muito grandes de aprendizado e desafios das pessoas especialmente maduras. Do ponto de vista do destino, na vida vale principalmente antes de tudo motivar as pessoas a executar as tarefas apresentadas — seja por meio de exigências e daquilo a que geralmente chamamos de catástrofes. Da perspectiva da medicina científica, trata-se exatamente do contrário: de nos pouparmos de tantas dificuldades e desafios quanto possível. Este é de todo modo um traço humano e é aceito com gratidão por uma grande maioria. O que as pessoas não querem aceitar é que a medicina involuntariamente chegou ao pólo oposto de sua intenção original tão filantrópica, e provoca conseqüências cada vez mais graves.

Isso se torna mais compreensível quando conquistamos um vislumbre do efeito do inconsciente e da sombra psicológica. Em poucas palavras, Goethe traz isso ao tema, quando em seu *Fausto*, coloca as palavras na boca de Mefistófeles, dizendo que ele é uma parte daquela força "que sempre quer o mal mas sempre cria o bem". A ciência sempre quer o bem, mas muitas vezes concretiza, e bastante objetivamente, o contrário. Os físicos que construíram a bomba atômica, queriam claramente o bem: o rápido término da Segunda Guerra Mundial, a salvação do seu país natal. O que finalmente criaram tinha mais do pólo contrário em si; alguns cientistas reconheceram isso e confessaram ter ficado abalados.

Superficialmente visto, o constante aumento de gravidezes de risco do ponto de vista da medicina convencional deve significar que entre nós fica cada vez mais perigoso ter um filho, e do ponto de vista anímico, que fica mais vez mais perigoso *aninhar-se* aqui entre nós. Para os *insiders*, contudo, está totalmente claro que é a própria medicina convencional, em combinação com toda uma sociedade, que por comodismo tem cada vez menos escrúpulos diante da vida — até mesmo cuidando para que cada vez mais gravidezes sejam marcadas com o carimbo "de risco".

Responsabilidade

Em parte já reverenciamos tanto o conceito da responsabilidade, que já se mostra quase obrigatório decidir-se contra a vida em caso de dúvida. Quem por considerações essencialmente religiosas ou espirituais ou simplesmente por respeito à vida recusa essas possibilidades modernas de diagnóstico como a amniocentese, é considerado irresponsável pelas médicas modernas. No sentido desta sociedade, age responsavelmente quem não atribui a si mesmo nem à sociedade quaisquer tipos de desafios. Quase a qualquer preço queremos impedir as dificuldades da vida, mesmo que para isso seja preciso impedir a vida.

Enquanto isso, a concepção corrente de responsabilidade vira o significado original da palavra totalmente de cabeça para baixo. Nela está expressa a palavra resposta, que originalmente quer dizer que os responsáveis têm de esforçar-se por encontrar respostas para os desafios do destino. Pessoas modernas que acreditam na ciência, obviamente preferem não ter mais nenhum desafio a fim de não precisarem mais responder. Isso é explicado com maior clareza ainda na língua inglesa. A palavra *responsibility* significa numa tradução direta: *capacidade* de responder (*the ability to respond*). Algo muito semelhante diz a palavra francesa *responsabilité* e a italiana *responsabilità*.

O aborto e suas conseqüências

A pílula antes ou depois, a espiral ou o pessário, a camisinha ou o espermicida — hoje conhecemos desde a puberdade todas essas medidas de defesa contra uma gravidez, e elas nos mostram, a seu modo, como nos tornamos críticos contra a nova vida. A sociedade moderna destaca-se exatamente pelo fato de todos os seus membros desejarem divertir-se e gozar o mais imediatamente possível, e não estarem mais dispostos a assumir as conseqüências.

Se levarmos a nossa língua a sério, isso fica ainda mais claro. Quando definimos os bebês como pessoas, o que de fato é indiscutível, a partir da lógica lingüística a pílula anticoncepcional torna-se subitamente uma pílula antipessoas. Uma palavra como essa assusta, e pode mostrar como avaliávamos o tempo diferentemente no início da vida, em comparação com aquele lapso de tempo no meio dela. Da perspectiva da mandala, esse símbolo arquetípico da circulação da vida, não existe nenhum motivo para essas duas vidas; ao contrário, podemos ver nisso como o início e o fim são importantes no centro da mandala. No entanto, exatamente nesses tempos é que nos permitimos tais ataques e atentados contra a vida.[34]

Estas reflexões são suficientes para indicar que a vida na sociedade moderna começa freqüentemente com uma crise; por motivos pragmáticos não se deve aqui fazer a costumeira tentativa de falar bem ou ao menos escrever inofensivamente sobre um acontecimento que traz essas conseqüências para o resto da vida, com ou sem o filho.

Logo depois da constatação de uma gravidez, deve-se deixar claro se o filho é realmente desejado, o que as ginecologistas experientes percebem muito rapidamente.

No tocante à decisão que necessariamente tem de ser tomada, começa aí a crise no sentido próprio da palavra. Enquanto nossos antepassados ainda tinham uma sensação do fato de que essas decisões sobre a vida e a morte não cabiam a eles, as pessoas modernas partem despreocupadamente do fato de que têm esse direito, simplesmente porque a medicina moderna lhes dá possibilidades para isso. Mas se simplesmente fizermos o que temos condições de fazer em outros âmbitos, veremos catástrofes por toda parte.

Com exceção de algumas almas que atenderam claramente ao convite dos pais, aquelas que conseguiram de algum modo contornar as barreiras de prevenção esboçadas acima por vias clandestinas, ainda não têm assegurado o seu lugar de concepção obtido dessa maneira. Para elas, por assim dizer, começa o procedimento de asilo. Elas já estão lá, mas isso ainda não significa que não podem ser despejadas outra vez. O que não só parece prático às almas estabelecidas há muito tempo em seus corpos crescidos, mas até desperta uma sensação de liberdade e capacidade de decisão, para as almas recém-chegadas significa uma difícil época de provação. Em sessões específicas de psicoterapia esse estágio é vivido como assustador.

Da recusa de decidir imediatamente — muitos pais usam o tempo de reflexão de três meses concedido pela lei — surge para a alma do nascituro, sob todos os pontos de vista dependente, uma tortura que nós adultos só dificilmente podemos imaginar. Ela é atormentada no sentido mais profundo do termo. A expressão jurídica "crueldade anímica" é mais apropriada aqui do que em qualquer outro lugar, quando não deveria ser usada em nenhum caso. Ao contrário, seremos xingados pelas adeptas do aborto pelo seu uso nesse contexto. Estas, em sua maioria, estão tão ávidas pela conquista de supostas liberdades, que não querem simplesmente reconhecer a alma recém-chegada como tal, incluindo-a em suas considerações. É muito mais cômodo não acreditar na sua existência. Isso se torna crescentemente mais difícil, pois nesse meio tempo a ginecologia também reconhece, devido ao seu diagnóstico pré-natal, que a partir do terceiro mês de gravidez percebem-se manifestações de dor na criança e que ela pode sonhar. E tudo isso, no entanto, dificilmente é possível sem consciência.

Quando se decide pela interrupção da gravidez, o embrião se defende com todas as possibilidades contra a sua expulsão. Ele recolhe-se — como mostram as imagens do ultra-som — para os cantos mais posteriores da cavidade uterina, o que de todo modo no máximo causa um sofrido adiamento diante das modernas técnicas abortivas. O embrião não tem nenhuma chance, não importa se a intervenção for feita por raspagem com colheres afiadas ou por sucção. À alma nada mais resta do que abandonar outra vez o corpo destruído dessa maneira.

Se o ponto de vista defendido aqui, de que a alma desde o início percebe tudo, por um lado pode mostrar com toda a clareza as dificuldades do nosso estilo de vida moderno para as outras pessoas, por outro lado também pode transmitir alívio. Do quadro do mundo espiritual segue igualmente claro que não podemos encerrar a sua vida, pois para isso não basta o nosso poder hoje desmedidamente supervalorizado. A vida não começa e não termina; ela continua, só que não mais neste plano.

Entretanto, num tema tão delicado, podemos recolher-nos com as avaliações ou ao menos conscientizarmo-nos muito bem delas. O quadro espiritual do mundo prefere tomar o partido da alma do nascituro, a justiça também pede isso, pois essa alma ainda não pode defender seus direitos, e sua defesa ainda é lamentavelmente desamparada. Do outro lado estão aqueles que não conseguem decidir-se a levar a alma a sério nesse primeiro estágio em que ela acabou de tomar conta do corpo, praticamente sem exceção por necessidade anímica. Finalmente, todas as pessoas são contra os abortos, só

O Diagnóstico da Gravidez e as Suas Conseqüências

que algumas levam o sofrimento próprio mais a sério do que o alheio. Mas quando fazem isso, é por desamparo e medo pela própria vida, e não por aversão pela outra alma.

É possível ver como pensamos pouco e, certamente, com quão pouco "sentimento" muitas vezes argumentamos, quando as mesmas pessoas que talvez se engajem ardentemente na luta pelos direitos dos menos favorecidos dos países pobres, podem defender-se muito pouco contra o pólo masculino realizador do superpoder industrial organizado, engajando-se ao mesmo tempo a favor do aborto e sem demonstrar nenhuma simpatia pelas almas ameaçadas pelo mesmo poder de realizadores. Nós todos tendemos a medir com duas medidas. Será um grande progresso tornar esses inter-relacionamentos conscientes. A Bíblia já aponta com ênfase para o fato de que tendemos a ver o cisco no olho dos outros, mas não a trave no próprio.

Em nossa sociedade de realizadores, só com dificuldade podemos imaginar alternativas para a momentânea prática de abortos, e vale a pena reconhecer que uma maioria predominante da população parece estar satisfeita com o atual estado das coisas — mesmo que se tenha de lamentar que muitos dessa maioria não pensaram sobre os diferentes planos do tema.

Uma reintrodução da proibição estatal do aborto, no estado de consciência alcançado pela população no momento, apenas mudará o palco do sofrimento, e com isso ninguém poderá ganhar, mas muitos sofrerão danos adicionais. Quando o aborto foi empurrado para fora do consultório dos médicos e das salas de cirurgia na direção dos quartos de trás da casa de duvidosos fazedores de anjos, ou quando o insensível turismo dos abortos reanimou-se outra vez, isso não ajudou ninguém. E o desejo de ajudar é certamente a motivação de ambos os lados da linha de frente do aborto. Assim, além da destruição da criança, existe também a ameaça à vida da mãe. Esta por certo é a razão por que tantas pessoas motivadas realmente pela religião ou espiritualidade não conseguem reconciliar-se com o (mau) estado das coisas, mas se calam por causa da falta de uma alternativa genuína. Não é possível proibir os abortos de modo significativo e eficaz, pois, dado um determinado estado de consciência, eles se proíbem por si mesmos. Mas, se esse estado não for alcançado por uma maioria e talvez essa maioria nem lute por ele, não existe solução humana digna do problema.

Juridicamente, ao menos é certo que nas modernas sociedades industriais nenhuma mulher pode ser obrigada a abortar. Cada mulher, no entanto, precisa assegurar-se de não deixar ninguém obrigá-la a fazer isso. Do seu lado, o Estado pode finalmente obrigar que nenhuma mulher seja obrigada a abortar por motivos externos, em vez de realizar somente os competentes objetivos das afirmações solenes. Numa época em que ter filhos é tão difícil para muitos cidadãos de boa posição social, se não houver bastante lugar deve ao menos haver lugar suficiente para as crianças não desejadas. Quando a adoção acontece logo depois do parto, a criança é cuidada relativamente bem desde o início e os danos anímicos se mantêm dentro dos limites.

Somente quando uma mulher grávida, que não consegue aceitar o próprio filho, puder contar com apoio e reconhecimento, em vez de discriminação; somente quando ela puder levar a gravidez até o fim para em seguida dar livremente o filho para adoção sob condições aceitáveis, teremos feito o possível no caso. Enquanto os filhos ilegítimos e, junto com eles, as suas mães — mesmo em algumas modernas nações industriais — ainda se virem em desvantagem gritante diante dos filhos legítimos, e junto com eles as suas mães, ainda resta muita coisa a fazer da parte da sociedade para melhorar a situação. Tanto antes quanto depois, muitas crianças foram abortadas por serem ilegítimas e supostamente levarem sua mãe à desgraça. Nesse ponto a sociedade deve interferir.

A sociedade e, em relação a esse assunto, as corporações especialmente engajadas e as comunidades religiosas podem mostrar que a vida do nascituro é muito importante para elas; por exemplo, mais importante do que o desejo de discriminar os relacionamentos extraconjugais e os seus frutos, apontando o dedo indicador, é mostrar que as crianças não-nascidas valem as correspondentes medidas sociais. Pois, com certeza, essas medidas custam algum dinheiro; e as lamentações, ao contrário, são totalmente inúteis.

Mas não devemos deixar de ver que a tendência vai numa outra direção — exatamente a de continuar facilitando os abortos, como já demonstra a permissão de vender a pílula abortiva, que resolve de fato o problema do ponto de vista médico, mas, de modo nenhum, o facilita essencial ou animicamente.

Problemas e Doenças da Mãe Durante a Gravidez

A gravidez de risco

O conceito gravidez de risco é hoje usado com demasiada freqüência e de modo leviano; na Alemanha, os dados variam entre 30 e 60%. Por trás do aumento de pseudogravidezes de risco, muitas vezes está um problema de assunção de responsabilidade. Cada um empurra a responsabilidade para os outros. Por isso, cada vez mais ginecologistas tendem para a cirurgia cesariana, porque nela tudo pode ser controlado da melhor forma e elas têm menos responsabilidade. Às vezes, não podemos deixar de ter a impressão de que as médicas condicionadas pelas dificuldades tendem de fato a ver dificuldades por toda parte, para então dominá-las com bravura. Na pior das hipóteses, elas até encenam algumas dificuldades onde não existe nenhuma. Isso não raro acontece sob o lema: "A vida é uma doença perigosa transmitida pelo ato sexual e que sempre acaba com a morte." Isso não se pode negar, mas a vida também pode ser vista de outro modo.

Uma mulher que recebe o atestado de gravidez de risco muitas vezes se arrisca pelo seu filho, pois naturalmente agora a alegria e o prazer com a criança se misturam com preocupações e medo. Partir automaticamente de que a gravidez é de risco porque a mulher que dá à luz pela primeira vez tem um pouco mais idade é um exagero médico, é animicamente terrível e economicamente é uma medida de evitar trabalho. Por que uma mulher madura não pode ter um parto normal? É preciso levar em conta que em geral existe hoje a tendência para ficarmos cada vez mais velhos.

Também considerar de risco a grávida jovem demais — avaliada pelo nosso passado e diante dos povos arcaicos ainda existentes, cujas mulheres ainda são regularmente muito mais jovens na primeira gravidez — afinal é uma piada, mesmo que uma piada irresponsável. Por que a mulher que dá à luz pela primeira vez na flor de seus dezessete anos não pode fazê-lo bem?

No esporte de desempenho ela é considerada como totalmente competente, por que não do ponto de vista ginecológico?

Algo semelhante vale para o questionável mal-entendido entre a cabeça infantil e a pelve materna, que não podem ser medidas com tanta segurança e na maioria das vezes não apresentam nenhum risco. Também a situação da pelve no final da gravidez em muitas maternidades é resolvida pelo caminho normal do parto. Como quase 50% das crianças são transplantadas, também se deve pensar nesse risco. Bom é saber que as mulheres com ciclos longos — com freqüência mulheres rechonchudas, que repousam em si mesmas — simplesmente tendem a gravidezes mais prolongadas, quando, ao contrário, as mulheres com ciclos curtos irregulares tendem mais para partos prematuros.

Muito melhor do que alardear os riscos por toda parte é transmitir que a vida é essencialmente um risco e que não viver é mais perigoso do que viver. Toda gravidez, assim como todo passo para o desconhecido, é arriscada e, ao mesmo tempo, cheia de oportunidades. Quem não arrisca nada não pode ganhar nada e, do ponto de vista da filosofia espiritual, uma vida como essa é na verdade totalmente inútil. Do pólo contrário da vida, o acompanhamento aos moribundos, conhecemos a experiência de que não são os erros que nos aborrecem no fim, mas o que não vivemos; por assim dizer, a vida perdida. Mas uma mulher grávida está no meio da vida, e a vida nova está no meio dela. Em vez de torná-la um caso de risco, é muito mais importante e preferível inspirar-lhe a coragem de assumir o risco da vida corajosamente, e oferecer-lhe a ajuda de que dispõe atualmente a medicina moderna, muito bem aparelhada.

Critérios para determinar uma verdadeira gravidez de risco
- intolerância de grupo sangüíneo com alta formação de *titer*
- hemorragias graves
- infecções graves
- hipertensão preexistente ou provocada pela gravidez
- doenças internas como diabete e problemas renais (doenças orgânicas graves)
- crescimento deficiente da criança
- extrema obesidade
- distúrbios cardíacos graves
- ameaça de parto prematuro com anteriores partos prematuros ou abortos
- mãe com extremos problemas anímicos, como quadros mórbidos psiquiátricos ou neuroses graves

Os sintomas durante a gravidez

Sensações de tontura

A interpretação desses sintomas é evidente, mas o resultado não é agradável, como em toda interpretação de sintomas. Neste caso alguém *está enganando* ou finge alguma coisa que não corresponde à própria vivência interior mais profunda. Isso fica mais claro no camarote de um navio em alto mar. Quando se lê tranqüilamente com um livro no colo, os olhos anunciam à central no cérebro: "Tudo está em paz e em ordem!" Ao mesmo tempo, o órgão do equilíbrio anuncia à mesma central: "Movimentos sinuosos!" Ambas as coisas ao mesmo tempo são impossíveis, e a central interpreta esse engano com a correspondente sensação corporal.

Há diferentes possibilidades de salvar-se da desgraça. Podemos simplesmente fechar os olhos e entregar-nos ao balanço, talvez ainda associado às imagens interiores bonitas de balanço da primeira infância ou mesmo do ventre materno, onde o bebê é constantemente balançado. Este também é o motivo pelo qual quase todas as crianças gostam dessa sensação mais tarde também, seja no berço ou ainda depois no parque de diversões. Com os olhos fechados, entretanto, a informação falha dos olhos é eliminada e resta apenas a informação do ouvido interno, e esta é exata. Com isso a pessoa logo se sente bem outra vez. A outra possibilidade é olhar pela janela e observar as ondas do mar em seus movimentos suaves. Agora as duas informações estão de acordo também, e a sensação física melhora.

Comparada com a mensagem básica de que algo não pode estar certo, para a interpretação é menos importante se o segundo plano médico da sensação de tontura se deve à pressão baixa ou às oscilações inusitadas dos hormônios. Quando a tontura provém da pressão sangüínea baixa, como se a mulher quisesse enfrentar o dia com botas de sete léguas, ela fica tonta. Na maioria das vezes, a vista escurece. Ela tem de sentar-se outra vez e então tem a chance de tentar fazê-lo novamente em passo de tartaruga, adequado para ela. Também durante a gravidez a sensação de tontura passa a mensagem: devagar, comedidamente e com calma.

Caso uma mulher finja que nada se modifica com a gravidez e que ela terá tempo suficiente para mudar e adaptar-se depois, essa tontura pode surgir logo com um respectivo sintoma. A tontura também pode deixar claro que, inconscientemente, ela não quer nenhum filho, embora conscientemente acalente o desejo de tê-lo. Também pode acontecer a situação oposta: conscientemente ela não quer um filho, no entanto, inconscientemente ela o quer, e o resultado é uma gravidez com sintomas de tontura.

Quando a percepção da situação do mundo exterior e interior combinam, o sintoma da tontura logo desaparece, pois ele não tem mais nada a dizer que a pessoa implicada ainda não saiba. Assim que o tema correto se torna consciente, em geral o sintoma desaparece.

Náusea e vômito

A náusea no início da gravidez é uma reação típica à desacostumada profusão de hormônios femininos. Na primeira fase de adaptação, ela hoje pode ser considerada quase normal. A medicina fala de emese (vômitos da gravidez) quando os vômitos acontecem de cinco a seis vezes por dia; fala de hiperemese quando os vômitos não cessam. Na última situação existe o perigo de o organismo desidratar e o metabolismo ficar confuso.

Às vezes, para compensar, as pacientes precisam de infusões; com freqüência — mesmo que com mais reserva do que no passado — prescreve-se Paspertim, que reprime quimicamente a tendência aos vômitos. Mesmo quando a situação está clinicamente sob controle, a disposição anímica torna-se catastrófica: "Não consigo vomitar tanto quanto eu gostaria."

As mulheres que não estão acostumadas especialmente ao estrógeno em sua vida normal, porque conseguem furtar-se à sua influência no seu estilo de vida, também não conseguem arranjar-se muito bem com o hormônio HCG. Aqui as mulheres lunares, isto é, redondas, suaves, são menos atingidas, visto que aceitam mais francamente o seu tipo maternal e a sua mentalidade do que as mulheres influenciadas por Vênus ou as mulheres um pouco mais ásperas, que primeiro têm de adaptar-se interiormente a uma gravidez. Especialmente as mulheres que se estabeleceram no meio da longa escala do arquétipo puramente feminino ao arquétipo puramente masculino, e aprenderam a aceitar a sua parte masculina, são sufocadas por essa onda de feminilidade e muitas vezes se sentem, no sentido real do termo, "com vontade de vomitar". Com freqüência, por trás disso existe a recusa inconsciente da situação, também a recusa do nascituro e não raro do pai do seu filho, que a colocou nessa situação e cujo cheiro ela não tolera mais.

Mas, às vezes, também é a pressão profissional ou social que faz com que a mulher tenha um constante mal-estar do qual quer livrar-se vomitando — pois agora todos são compreensivos e ela é desculpada.

A indecisão e a sensação de estar sendo puxada de um lado para o outro logo podem ocasionar um mal-estar. Por exemplo: Qual comida é boa, qual não serve? Quais exames e medidas de prevenção são boas e quais são nocivas?

Entregar-se ao princípio feminino seria em si a solução, mas naturalmente não do ponto de vista físico, e sim do ponto de vista espiritual. Quanto mais depressa a mulher entregar-se à nova situação e aceitar também interiormente a gravidez e o seu novo papel, tanto mais depressa o fantasma desaparecerá. Vomitar significa dar algo de si, ficar livre de alguma coisa. Em geral sentimo-nos visivelmente melhor depois de vomitar, porque nos livramos do que nos subia pela garganta ou do que estava preso até o pescoço. A pessoa envolvida pode perguntar-se de quais dos antigos posicionamentos e temas, que não cabem mais no novo período e só lhe provocam mal-estar e resistência, ela quer e precisa livrar-se. Quando ela consegue libertar-se deles conscientemente, existe uma esperança de libertação mais rápida dos vômitos.[35]

Às vezes basta marcar a data da amniocentese ou realizá-la o mais rapidamente possível e incondicionalmente aceitar a barriga que cresce e o filho para livrar-se repentinamente do mal-estar.

Ajuda suave no início da gravidez
Medidas contra a náusea:
- Buscar e manter um ritmo de vida digno de confiança.
- Fazer meditações[36] sobre o segundo plano espiritual dos vômitos.
- Aceitar os vômitos como medida de limpeza e descobrir do que quer livrar-se no sentido figurado.
- Desenvolver um bom faro para as próprias necessidades.
- Escolher a alimentação com muito cuidado, principalmente cheirá-la primeiro.
- Relaxar, quando não conseguir engordar nessa fase e até mesmo perder um pouco de peso.
- Tomar chás tranqüilizantes (melissa, camomila, lúpulo, hortelã) aos goles durante todo o dia.
- Nutrir-se de muita coisa fresca (alimentação, ar, pensamentos, etc.).
- Dormir bastante e passar dormindo "a manhã nauseante".
- Comer alguma coisa antes de levantar-se.

Remédios florais para adaptar-se à gravidez com mais facilidade:
Analogamente aos remédios homeopáticos, também os florais de Bach, que devemos ao médico inglês Edward Bach, ajudam a compensar os efeitos colaterais do modelo anímico das mulheres grávidas e ajudam a trazer à superfície os lados positivos da própria disposição natural.
- *Scleranthus*: para poder decidir-se interiormente, de todo coração, pela gravidez e pelo novo capítulo da vida.

- *Walnut*: para aceitar incondicionalmente as grandes mudanças do período e resistir exteriormente às incertezas.
- *Cerato*: estimula a capacidade de confiar na própria voz interior, em vez de reagir à intromissão de fora.
- *Agrimony*: ajuda a ser honesta consigo mesma; ajuda a compensar a sensação interior e a máscara apenas aparentemente harmônica; "não deixar perceber o desagrado" é típico das mulheres que precisam deste remédio.

Ajuda homeopática

Informe-se primeiro se um dos grandes remédios para mulheres descritos a partir da p. 64, corresponde ao seu estado de ânimo. Este remédio também será o mais eficaz contra o seu mal-estar.

Modo de usar: quando não indicado de outra maneira, tome diariamente 1 x 3 glóbulos. Se depois de três dias não houver nenhuma melhora ou modificação do sintoma, será preciso escolher outro remédio ou procurar uma médica homeopata.

Remédios homeopáticos contra a náusea na gravidez:
- *Sepia*: É a ênfase ou valorização excessiva da parte masculina da personalidade desse tipo de mulher, que a leva a uma situação de conflito "nauseante". Sintomas característicos do mal-estar: enjôo, náusea, vontade de vomitar só de pensar em comida, principalmente ao pensar nos pratos prediletos até aqui (simbolicamente: a vida antiga), azia; a *mulher* sente-se esgotada, cansada e exaurida, quer ficar sozinha, não pode suportar ou mal suporta o resto da família. A náusea é pior à noite (horário feminino) e pela manhã, quando ela é confrontada com a sua situação assim que se levanta. Pequenos bocados antes de levantar-se melhoram seu estado. Existe uma grande repugnância pelo leite; em compensação, uma grande vontade de comer coisas ácidas. Ela também sente no estômago uma sensação geral de vazio e flacidez que não melhora ao comer.
- *Pulsatilla*: Quanto mais mal-humorada e (lunar) mutável é a disposição de ânimo da mulher-pulsatilla, tanto mais diferentemente se manifesta também a sua náusea. Ela sente vontade de comer sempre em períodos diferentes, ora uma coisa, ora outra. Ela não tolera alimentos gordurosos, e tem pouquíssima sede. Embora fique facilmente com frio, ela precisa constantemente de uma janela aberta e de ar fresco.
- *Nux vomica:* o tipo de mulher que precisa deste remédio luta fortemente com a compensação das suas partes essenciais masculina e feminina. A mulher está sempre estressada, quer sempre realizar coisas demais, tem um desempenho enorme e por fim luta sempre contra o caos, o que a per-

Problemas e Doenças da Mãe Durante a Gravidez

turba muito psiquicamente. Ela se concede muito pouca calma e tempo para si mesma e está sempre em ação total. Este conflito do demasiado torna-a irritável, ela tende a ter acessos de cólera. Por frustração ela come de tudo em quantidades enormes. Tem preferência por tudo o que não é saudável, como o álcool e também os cigarros. Depois de toda a solicitação e sobrecarga do seu sistema digestivo físico e anímico, ela dorme mal à noite. Pela manhã surge o mal-estar, mas ela fica nauseada muito tempo sem vomitar, embora anseie por fazer isso (simplesmente para livrar-se de tudo). Ela sente um gosto horrível na boca. Quando finalmente consegue vomitar, o vômito é bilioso ou azedo. *Nux vomica* cura todo excesso: *stress* em demasia, comida em demasia, álcool em demasia (é um remédio contra a ressaca), cigarros em demasia — por isso este remédio é um apoio destacado para livrar-se de vícios (especialmente do álcool e do fumo), o que é mais do que aconselhável na gravidez.

- *Phosphor*: Quando uma mulher-phosphor fica grávida podem envolvê-la um brilho e uma luminosidade que expressam a sua alegria. A grande sensibilidade de *Phosphor* mostra-se nas fortes oscilações de disposição. A mulher amedronta-se muito rapidamente, mas também se deixa acalmar e consolar muito depressa, quando a acariciamos e a seguramos nos braços (dica secreta para *Phosphor*!). Ela sente muita sede de bebidas geladas e vontade de tomar sorvete, o que logo melhora sua digestão e o seu humor. Quando a mulher quer mesmo vomitar, ela tem de tomar água morna ou esperar até que a comida recém-ingerida se aqueça no estômago. Para ela, o impensável (que provoca a vontade de vomitar) é leite morno. Por outro lado, ela suporta bem bebidas e comidas quentes. Sente-se claramente melhor com o sono e os sonhos intensos, com companhia e carinho. Tudo se torna pior com a fome (ela tem ataques de fome canina quando o barômetro da sua disposição cai abaixo de zero e ela está perto de um desmaio), ao crepúsculo (medo de espíritos) e quando se deita do lado esquerdo.

- *Ipecacuanha*: À disposição básica deste remédio pertence um sentimento de desprezo por tudo, também por si mesma. A *mulher* é aborrecida e carrancuda, principalmente quando tudo demora e não anda suficientemente depressa. Ela se sente excluída, não pode acompanhar os outros por toda parte e não tão depressa por causa da nova situação da gravidez. Em poucas palavras: tudo lhe dá vontade de vomitar! Sente-se especialmente mal quando acha que não lhe dão atenção ou ao seu estado. Fisicamente, essa situação mostra-se no fato de ela sentir-se mais ou menos mal com uma língua totalmente limpa. Na maioria das vezes ela espera em vão para ficar livre de tudo e vomitar, o que também não melhora a sua indisposição. Como a ipecacuanha também tem uma relação forte com os pulmões (também é receitada para a tosse ofegante, convulsiva e asfixiante), nessa situação existe uma indicação de problemas de comunicação. Com freqüência não é só a comunicação externa que é perturbada (aborrecida, cheia de desprezo), mas também a interior. Assim sendo, a mulher nessa situação de gravidez também não demonstra muita sensibilidade pelo seu corpo. Quando ela se sente um pouco melhor, engole tudo o que pode, sem escolher. A avidez (pela vida) está diretamente escrita em seu rosto. Como é de esperar, essa destemperança resulta outra vez em mal-estar e uma sensação insuportável de vazio espalha-se no estômago, ou aparecem dores como cólicas pungentes na região do umbigo.

Também chama a atenção uma tendência mais acentuada às hemorragias (por exemplo, do nariz), em que o seu suco vital também se esgota — outro modo de fugir da situação de vida.

- *Colchicum*: Um dos sintomas-chave aqui é que a mulher grávida sofre de um sentido do olfato demasiado sensível e muito aguçado. Ela sente mais fortemente cada mau tempo como desfavorável para si mesma e o seu bebê. Pode acontecer que ela não consiga suportar a inundação de estímulos (moderna) dessa situação "arcaica". Ela foge, refugiando-se por proteção na falta de interesse, desliga a cabeça (carência de idéias, escreve de modo desconexo, pensa fora do contexto). Sente-se simplesmente sobrecarregada por tudo. Fisicamente, sente-se logo indisposta, bastando sentir cheiro de comida (principalmente cozidos, peixe, ovos e carne gordurosa). No caso extremo, um olhar para os alimentos basta para provocar-lhe um forte mal-estar, que a leva quase até ao desmaio. Suor frio brota em sua testa. Espalha-se uma sensação de ardência ao mesmo tempo que um frio glacial. Ao desmaiar, ela procura fugir de toda a carga.

- *Cocculus indicuus*: Este remédio é uma das mais freqüentes ajudas para o enjôo de bordo. Quando a mulher precisa desse remédio para a náusea da gravidez, ela está numa situação de conflito semelhante (veja também a página 56ss.). Por um lado, ela quer continuar realizando e criando tanto quanto antes, talvez até mesmo precise, porque sua situação de vida o exige; por outro lado ela deve descansar no tempo de advento da gravidez. Principalmente quando ela transfere muitos dos negócios diários para a noite e por isso sofre de falta de sono, fica tresnoitada e com esgotamento nervoso, esse remédio pode suavizar a "tontura" do mal-estar. As modalidades já revelam o que se exige da *mulher*. Ela se sente melhor bastando sentar-se tranqüilamente ou deitar-se; sente-se pior com movimentos rápidos, não naturais em viagens de carro ou de trem, ao voar, e, por falta de sono, quando se ergue da posição horizontal.

Problemas e Doenças da Mãe Durante a Gravidez

- *Lacticum acidum*: É um remédio em geral muitas vezes receitado para a náusea da gravidez — por certo por causa da sua relação com o leite e, portanto, com a maternidade. O alimento maternal que nutre, o primordial leite materno faz com que ela arrote bastante azedo. Todos os sintomas do mal-estar aqui são acompanhados por um gosto amargo na boca, por vômitos ácidos (especialmente pela manhã). O apetite da mulher e a sua sede são insaciáveis. A curto prazo ela se sente melhor por isso, mas então a comida "fica presa" e cai como uma pedra pesada atrás do esterno, o que a deixa ainda mais azeda com tudo. Então ela sofre de azia intensa, arrota acidez quente, que até parece que sua garganta vai queimar. Também suas manifestações sarcásticas às vezes lembram um fogo cuspido por um dragão. Interpretando, podemos dizer que este remédio a ajuda a não ser mais tão azeda diante da sua situação de vida e a alegrar-se com a nutrição (leite) da nova vida. Por isso esse remédio também é útil quando não existem sintomas de mal-estar específicos ou especialmente característicos.

Estrias da gravidez

As estrias da gravidez (*striae*) afinal pertencem ao âmbito da normalidade, pois segundo Pschyrembel[37] elas acometem com mais ou menos força 90% de todas as mulheres grávidas nos últimos três meses da gravidez. Hoje, elas acontecem cada vez menos; por um lado, porque se presta mais atenção no que diz respeito aos cuidados com a pele e os tecidos; e, por outro, as mulheres grávidas já não aumentam tanto de peso. A isso acrescenta-se que há uma maior preocupação com o corpo, o que também é revelado pela grande dedicação a ele por meio da ginástica.

Do ponto de vista psicológico, as estrias da gravidez em parte são causadas pelos hormônios, visto que o aumento de estrógeno torna os tecidos mais relaxados e menos firmes e porque com a gravidez acontece uma crescente dilatação. No inter-relacionamento dos hormônios com a crescente dilatação intensificam-se os rompimentos dos tecidos conjuntivos de acordo com a natureza, principalmente no caso de fraqueza dos tecidos conjuntivos e o adicional peso excessivo. A fraqueza dos tecidos conjuntivos, no entanto, por certo não se torna mais freqüente, mas o conceito de beleza torna-se mais aguçado. Numa época de culto ao corpo e à juventude, em que tudo deve ser liso e sem rugas, as estrias da gravidez causam uma impressão especialmente negativa.

No plano do significado e da interpretação, o corpo mostra que está sobrecarregado. Por trás das estrias da gravidez, que aumentam de mês a mês na mulher em questão, há provas de ruptura de tecidos conjuntivos: o lugar não é suficiente, a *mulher* não tem facilidade para colocar suficiente lugar à disposição, talvez porque ela mesma não o tenha. O seu tecido não é suficientemente flexível e adaptável e, com isso, não é elástico. Por assim dizer, a gravidez é exagerada por fora, talvez porque interiormente não lhe é dada a devida importância, de modo semelhante como o excesso de peso transfere a importância para o plano corporal. Diante da situação de vida que se torna mais difícil, o mecanismo de parar de comer fica cada vez mais fraco e trai uma situação sem força [inclusive moral]: inconscientemente, tudo acontece depressa demais e ela engorda demais. Por assim dizer, ela se sente gorda demais e os tecidos conjuntivos[38] revelam a exigência excessiva.

Seria mais eficaz obter alívio pelo caminho anímico, quando a mãe começa *a fazer mais lugar* em sua vida para a gravidez. Naturalmente, as medidas físicas contra as estrias são muito mais cômodas, como as massagens com os óleos correspondentes. Quando são feitas e aceitas com amor, elas têm muito mais valor.

A tarefa de aprendizado consiste em tornar-se mais consciente do exagero e das exigências excessivas da alma mais do que do corpo e, no sentido figurado, ceder e entregar-se à situação. Trata-se de dar mais espaço em outro plano à própria suavidade e flexibilidade, enfim, à própria feminilidade. Quando a mulher pode dar a si mesma e ao filho mais espaço, interiormente os seus tecidos também tornam-se mais flexíveis e se rompem menos.

Caso as mulheres modernas caiam de um extremo a outro conforme sua natureza, a tarefa torna-se muito mais difícil. Se no início da gravidez ela era magra com figura de rapaz, conforme a moda, ela precisa trocar esse ideal, muito mais masculino, pelo totalmente feminino. Nisso, naturalmente, uma gravidez é uma oportunidade de aproximar-se do verdadeiro tema da vida e aceitar o próprio lado feminino. A futura mãe agora precisa de apoio e também deve buscar esse apoio. No que se refere a isso, ela não precisa depender só de si mesma.

Quando o acréscimo e a expansão acontecem principalmente pela alimentação, a conseqüente corpulência, as odiadas estrias mostram o erro na escolha do plano de solução. Provavelmente, a solução como sempre está no meio-termo: antigamente, as mulheres eram mais corpulentas ainda quando solteiras, e não engordavam tanto nem davam tanta importância a uma figura esbelta. Se combinarmos essa postura com a opinião moderna relativa à importância da gravidez e à atual medida de dedicação costumeira, isso pode acabar definitivamente com as estrias da gravidez.

A fraqueza do tecido conjuntivo revela uma falta de postura e de força de tensão interior, bem como a tendência à condescendência e a uma vida

Problemas e Doenças da Mãe Durante a Gravidez

com economia de energia. A *mulher* ofende-se e ressente-se com facilidade, o que se revela nos hematomas à menor batida. A falta de capacidade de união e reunião até um certo descomprometimento e mínima confiança é tão reprimida, que as envolvidas muitas vezes acreditam em suas tentativas de compensação e se vêem totalmente no pólo oposto. A postura de vítima, que não raro está ligada a esse quadro, torna-se ainda mais clara nas conseqüências da fraqueza dos tecidos conjuntivos, como os males das veias.

A solução aqui é confiar conscientemente no fluxo da vida — no sentido de uma certa condescendência, como é explicada por uma mestra de Tai Chi. A grande sensibilidade pode ser empregada justamente na gravidez de modo construtivo, talvez para entrar em contato com o nascituro.

Mudanças na pigmentação

Estes sinais tão pouco apreciados de uma gravidez atingem principalmente os mamilos, os seios, a vagina (vulva) e o ânus. Não é raro que apareçam no rosto, ao redor dos lábios (chloasma uterinum). A *linea alba* (em latim: *albus* = branco), a linha central na parte fronteira do corpo, transforma-se em *linea nigra* (em latim: *nigrans* = preto); por vezes as cicatrizes de cirurgias também se tornam escuras.

Em geral, portanto, escurecem os órgãos femininos primários e secundários, e mostram à mulher e aos outros onde estão os seus limites. O escurecimento dos portais de entrada sugere o velamento e exige dela, no sentido figurado, fechar-se mais contra as exigências exteriores. No Oriente, diríamos que ela deveria vigiar os seus sentidos.

Quando a (linha) central é determinada pela *linea alba*, o tema é "encontrar o centro". Nada é mais importante na gravidez do que conquistar o próprio centro e perseverar tranqüila no desenvolvimento vindouro.

Ela é designada com outras palavras e com isso é notável. Se for enegrecida no sentido figurado, ela é inculpada de coisas desagradáveis, algo lhe é imputado. Neste caso bastante claro, isso pode ser a gravidez.

As mulheres morenas são mais atingidas do que as loiras, naturalmente porque em geral a sua pigmentação é mais forte, mas também as mulheres tipicamente menos femininas são atingidas com mais força. A gravidez, por assim dizer, lhes fica claramente marcada no rosto.[39]

Como os pigmentos também têm uma função de proteção — segundo o lema "Quanto mais escuro, tanto mais forte" — acrescenta-se aos mesmos a tarefa de aprender a proteger, salvar a própria pele. Com a pigmentação adicional, a mulher mostra, por um lado, tudo o que está acontecendo com ela; por outro, que agora precisa de mais proteção. A isso corresponde a experiência de que a pigmentação se apresenta tanto mais forte, quanto menos as mulheres confessam a sua necessidade de proteção (durante a gravidez). Por isso, a pigmentação também atinge mais o tipo áspero, moreno, de mulheres que se integram menos às suas necessidades femininas e que correm mais risco de ignorar a gravidez pelo maior tempo possível. Nos casos em que as mulheres só percebem que estão em estado interessante por causa da modificação da pigmentação, isso fica especialmente claro.

O fato de que aconteçam semelhantes modificações da pigmentação ao tomar-se a pílula anticoncepcional não surpreende tanto, uma vez que esta apresenta uma gravidez imaginária. Essas mulheres naturalmente querem chamar menos atenção, ao contrário — como lhes promete a propaganda — querem poder viver sem ser constantemente lembradas de que são mulheres. Elas tomam a pílula exatamente para poder organizar sua vida de modo tão livre e independente como um homem.

A pigmentação escura torna a mulher mais áspera e, com isso, mais masculina, como se ela tivesse uma barba ou boca suja. No sentido figurado, ela lhe mostra a tarefa — de viver suas características masculinas como força de realização no corpo.

Apesar de ser inofensivo, o sintoma naturalmente é pouco simpático, por ser tão visível. Diante dele, a mulher sente-se nua. Em vez de deixar a proteção ao corpo, no sentido figurado, ela naturalmente pode cuidar da própria proteção e cobrir-se com uma pele mais grossa, mais escura e, assim, menos sensível. Mesmo as mulheres aparentemente independentes, que justificam e defendem ofensivamente o direito de tomar a pílula, dizem com toda a honestidade que se *protegem* com a pílula anticoncepcional.

Edemas

A segunda metade da gravidez muitas vezes é caracterizada por um excesso de líquidos e, do ponto de vista médico, pela predisposição aos edemas, que contrariam diretamente os padrões da moda. No entanto, a situação aquática no todo é significativa, enquanto não for exagerada. Os hormônios em número crescente — do ponto de vista bioquímico — acentuam a retenção de líquidos. A mulher capta em si mesma tudo o que é anímico e o retém; seja como for, exige-se aqui um equilíbrio harmônico entre o corpo e a alma. Quanto mais ela conseguir digerir na alma, tanto menos será exigida a intervenção do corpo. O reservatório de água corresponde às reservas de energias anímicas. Quanto mais reservas anímicas, isto é, quanto mais tempo ela tiver para dedicar-se às coisas da alma, tanto menos líquidos ela terá de acumular por meio da medida necessária.

Mas a água também é proteção, isolamento e almofadas macias na mulher — considere o envoltório protetor de líquido amniótico que cerca o nascituro, a tumefação que o protege de alguma lesão e que ao mesmo tempo o envolve, ou simplesmente uma cama de água. Para a mãe agora seria muito importante se deitar bem e no macio, mas naturalmente melhor no sentido figurado e não nas próprias dobras do corpo. Ela poderia suportar bem uma certa proteção no sentido de um isolamento positivo contra o meio ambiente exigente demais ou muito agitado.

Na maioria das vezes tudo começa nas raízes. Seus pés parecem crescer, ela precisa de sapatos com um número maior. Isso lhe daria mais contato com o chão, e com isso mais fixação à terra, e ela poderia *levar uma vida mais folgada*, o que teria efeitos muito agradáveis durante a gravidez. De fato, esse sintoma leva muitas mulheres a finalmente usar o tamanho adequado de sapatos. Então, às vezes, elas usam sapatos dois números acima. Agora se trata de enfrentar necessidades maiores, que se relacionam principalmente com fixação à terra e segurança de posição, isso de todo modo em sentido figurado.

Além disso, a pressão do corpo para que ela use sapatos e roupas mais confortáveis mostra também que ela não tolera mais apertos. A moda com suas pressões, ao contrário, retrai-se ou é totalmente passada para trás. E, naturalmente, também existe a exigência de erguer os pés com muito mais freqüência, deixando os outros trabalhar por ela. O fato de elevar os pés ajuda sensivelmente e, assim, outra vez a doença torna-se um caminho.

Também as mãos podem ser atingidas, o que muitas vezes é sentido pelo fato de a aliança não caber mais no dedo ou não ser possível tirá-la do dedo. Com isso a ligação com o corpo fica muito clara, e é preciso dar muito mais atenção ao parceiro no plano anímico. Além disso, naturalmente fazer as tarefas fica cada vez mais difícil, mas justamente agora deveria tornar-se cada vez mais desnecessário no plano físico. Ela tem muito o que fazer no plano anímico.

Quando o rosto é palco de retenção de líquidos, traços duros parecem mais suaves e femininos, o que também deve ser entendido como exigência no sentido de *a doença como caminho*. Inchaços, principalmente sob as sobrancelhas, mostram que há algo atingindo seus rins, principalmente do ponto de vista do relacionamento conjugal. Inchaços sob os olhos, ao contrário, revelam lágrimas retidas. Já os inchaços na parte superior dos olhos revelam problemas do coração.

Varizes

Quanto mais o estrógeno entrar no jogo da vida, tanto mais forte também é a tendência às varizes, pois os estrógenos amolecem os tecidos e assim favorecem todos os outros problemas dos tecidos conjuntivos. Tanto que as tromboses da parte inferior da coxa são muito mais freqüentes nas mulheres do que nos homens. Nisso se inclui visivelmente a correlação com a pílula anticoncepcional. Portanto, não causa surpresa que mulheres com ênfase no estrógeno tendam visivelmente a problemas dos tecidos conjuntivos. Para essas mulheres, marcadas pelo destino como muito femininas, trata-se de modo muito especial de viver em si o feminino na medida correta.

Nas varizes encarnam-se os conflitos não vividos pela energia vital e, principalmente, trata-se da recompensa por todos os seus riscos de vida. O tema essencial de todas as varizes gira basicamente em torno de que a própria energia vital é gasta, mas é muito preguiçosa ou então nem sequer retorna. Em outras palavras: a *mulher* se desgasta e recebe pouco demais pelo seu esforço.

Então, é compreensível que as mulheres com muitos filhos sejam atingidas com mais força. Uma nova gravidez torna claro que o retorno do fluxo sangüíneo, e com isso *a vitalidade* da mulher, é muito reduzida e ela não aceita isso. Durante a gravidez existe adicionalmente o risco de que daí surja um conflito, que no caso inconsciente a atinge como **infecção das veias** (tromboflebite).

Esse sintoma também indica o caminho, na medida em que a mulher (se) obriga a ter mais calma e a elevar os pés tanto no sentido concreto como no figurado. Quando uma mulher (na maioria das vezes devido à pressão das circunstâncias) não leva suas varizes em consideração e não eleva as pernas, mas continua ignorando o problema, a tendência a inflamações e os conflitos aumentam perceptivelmente.

Na verdade, durante a gravidez toda mulher deveria ter a oportunidade de descansar completamente. Num mundo em que se vive de modo apressado e agitado, esse sintoma a tornará muito mais atenta às exigências desse período especial. Aqui não se trata de progresso exterior, mas de preparar a chegada. Ela tem de deixar crescer e por isso mesmo tem de prestar atenção ao equilíbrio entre dar e receber. Entretanto, não se trata de pôr em risco a saúde pela falsa compreensão do dar sempre mais. O melhor seria que ela tivesse calma e deixasse acontecer o que agora quer crescer por si e para fora dela mesma.

Pequenos vasos, por assim dizer, são varizes pequenas, que não são perigosas em si, mas bastante perturbadoras para o espírito da época, que se baseia na estética física. Eles apontam para os temas abordados acima à guisa de aviso.

Varizes na vagina

Esse quadro mórbido, e por demais desagradável, por sorte é também relativamente raro. Os grandes e pequenos lábios ficam inflamados e, no entanto, são apenas a ponta do *iceberg*. As varizes da vagina (varizes da vulva) podem transformar-se em verdadeiros mares de sangue, que em seu excesso revelam a sensação de que tudo quer sair por baixo — um sintoma que dificulta a vida cotidiana da mulher, inclusive impedindo a sua vida sexual.

A sensação de plenitude pressionando para baixo pode ficar tão forte que as varizes, juntamente com a limitação física de movimentação, diminuem ou até mesmo impedem o andar. Nesse caso fica claro demais que seu futuro progresso é impedido de modo doloroso pela estagnação de energia na entrada dos seus órgãos sexuais.

Sob o esforço do parto, as varizes (em caso raro) podem até estourar e espalhar a energia vital relacionada com o parto de modo assustador por uma grande superfície — embora isso não seja realmente perigoso. A mulher corre o perigo de perder sua vitalidade, embora o problema possa ser facilmente controlado pela medicina convencional.

Os lábios vaginais inflamados (roxos) inspiram cuidado médico, e do ponto de vista sexual são até repugnantes. Num cenário não raro isso indica que a gravidez representa uma situação não desejada por ela, que ela vive fraca e desamparadamente, que foi sujeita por seu desejo sexual. Agora, pelo menos, *ele* não deve mais se aproximar dela.

A exigência indica que a mulher mesma tem de cuidar de sua vergonha, mantendo o homem longe do relacionamento com o seu corpo. Muitas vezes o sintoma encobre uma resistência similar do parceiro, que não se atreve a expressá-la verbalmente. Assim, o sintoma a torna muito mais clara para ela.

Trata-se da interpretação da própria energia e do fluxo de energia na região dos órgãos sexuais. Ela fecha sua entrada, agora ela quer paz do ponto de vista sexual. Por outro lado, o sintoma enfatiza vergonha e expressa o tema dolorosamente e de modo desagradável na consciência. Sua energia vital nessa região está estagnada. Ela dá toda a sua energia vital, mas recebe muito pouco daquilo que ela espera em retribuição.

A terapia da medicina convencional então é bastante simples, e consiste — como acontece com as varizes — na pressão mecânica. Para essa finalidade existem meias-calça especiais, que comprimem a vulva, o que segundo a natureza é mais difícil do que exercer pressão sobre as varizes das pernas.

Depois da gravidez, a sintomática se reduz a um resquício, que lembra o fato de que as varizes podem voltar na próxima oportunidade e, portanto, não foram eliminadas, apenas a sintomática não está presente no momento.

Uma boa ajuda no caso de varizes e de retenção de líquidos é oferecida pela dieta das batatas, que é superior nesse aspecto às dietas de arroz e de frutas. Sobre a regularização do equilíbrio do cálcio e do potássio nas células ela atua como diurético. Executada durante dois ou no máximo três dias da semana ela não produz a cura, mas uma visível desintoxicação, sem causar problemas estomacais.

Quadros mórbidos gerais

Em geral, durante o período da gravidez, as mulheres estão bem protegidas de problemas como inflamação do apêndice ou da vesícula biliar. Mas quando eles acontecem mesmo assim, são especiais e altamente explosivos, visto que são difíceis de diagnosticar e de tratar, uma vez que a criança sempre tem de ser tratada junto. Esses dois quadros mórbidos são interpretados no livro *Verdauungsprobleme* [Problemas digestivos]; outros sintomas possíveis de doença são mencionados no manual *A Doença como Símbolo*.

Hipertensão condicionada pela gravidez, gestose, eclâmpsia

Quase tão freqüentes quanto a indisposição na gravidez são os problemas com a bexiga. Naturalmente, o útero que cresce com o feto pressiona a bexiga e muitas mulheres sofrem de vontade constante de urinar. A pressão sobre a bexiga com seus males correspondentes, inofensivos do ponto de vista médico, é simbolicamente um parente direto daquela pressão alta, muito mais perigosa, dos vasos sangüíneos. Também durante a gravidez esse sintoma significa que a mulher está sob forte pressão, que ela, no entanto, não admite. A pressão alta condicionada pela gravidez é muito perigosa para o bebê, pois leva a uma irrigação sangüínea deficiente ou até mesmo ausente da placenta, caso em que o bebê recebe muito pouco oxigênio. Conseqüentemente, ele passa por um desenvolvimento também deficiente, que pode levar até à morte.

Ao quadro mórbido da gestose são acrescentados os edemas e valores aumentados de proteína na urina. Isso pode resultar numa pré-eclâmpsia com dores de cabeça e cintilações diante dos olhos, zumbidos nos ouvidos bem como males de barriga, o que pode levar até à eclâmpsia com grandes ataques de espasmos.

Para a medicina convencional, as causas dos sintomas da doença se reduzem principalmente a modificações nos vasos. De fato, a metade das pacientes com gestose, anos antes da gravidez, já sofria de hipertensão e distúrbios renais. Os exames mostram que as primíparas e as mulheres das camadas sociais mais baixas da população são atingidas com mais freqüência. A partir do arquétipo, elas são super-representadas como mulheres lunares e até obesas, que em sua maioria provem da população do campo. Muitas vezes também são atingidas mulheres que não conseguem lidar bem com o mundo que as cerca. Nos Estados Unidos isso acontece muito mais com gordas consumidoras de *fastfood*, que representam uma parte considerável da população, motivo pelo qual a gestose representa um problema ainda maior do que nos países de língua alemã. Mães com mais idade e animicamente mais maduras, que têm filhos planejados, sofrem sensivelmente menos desse quadro mórbido. Mulheres disciplinadas, com ênfase masculina e muito comunicativas não têm tendência a esse mal.

Uma recente pesquisa do Instituto Vienense Ludwig Boltzmann, para regularização de partos e cuidados com a gravidez, concluiu que entre as pacientes havia principalmente mães que estavam sob a grande pressão de fazer justiça às exigências do seu meio. Elas se sentiam muito mais magoadas e injustamente tratadas do que as mães do grupo de comparação, mas não conseguiam expressar isso satisfatoriamente. O número predominante dessas mulheres sofria em parte de grandes medos e não se sentia amada; ao contrário, mostrava-se entregue e achava-se sem atrativos.

O quadro mórbido é provocado na maioria das vezes pelo *stress* não dominado ou difícil de controlar, e por conflitos incontroláveis. O simbolismo da problemática é claro. A mãe está sob uma pressão *insuportável*. E ela não consegue suportá-la animicamente nem confessar sua medida e, assim, a pressão se encarna em seu sistema de veias, numa situação espasmódica extrema. Sob a pressão insuportável e inconfessa, ela mal consegue suportar a gravidez.

Mas em vez de juntar toda a sua força anímica e atravessar o *stress* da situação, libertando-se, acontece uma encarnação dos típicos ataques de cãibras da musculatura do esqueleto. Os grandes ataques convulsivos por volta do final da gravidez mostram que ela só pode agüentar seu estado (interessante) com grande esforço. O ataque deixa simbolicamente claro que ela não *agüenta* o todo. O tema se mostra em expressões como: "Só de pensar, tudo se contrai em mim." Ela se torna apertada e pequena, e no auge da tensão finge que está morta.

Tudo indica que as implicadas se entregam demais num plano exterior antes do parto. Isso pode ter os mais diversos motivos: desde as freqüentes pressões sociais, que a fazem dizer: "Agora tanto faz", até a situação mais rara da mulher lunar, que finalmente atingiu na gravidez seu objetivo de vida. Quando ela vê o único sentido da sua vida na maternidade e não nos temas de Vênus ou na carreira, ela tenderá mais facilmente a *exagerar a gravidez*. Então tudo se acelera; assim, come-se em demasia (por dois) para que a criança torne-se muito forte. No segundo plano, no entanto, ainda existe o velho fantasma do ideal da criança rosada, gorda, com rosto de querubim. Essa situação fica mais intensa com a grande fome que muitas vezes acomete as pacientes com gestose, que acaba num verdadeiro banquete de carboidratos. Como ela não tem ninguém que a ame, ela se concede algo de bom (demais). Durante a gravidez deveria existir antes uma vontade maior de proteínas, visto que o aumento dos hormônios HCG e de estrógenos estimula essa tendência.

A princípio ela consegue lidar bem com o efeito desses hormônios, pois não (mais) se sente mal. Trata-se muito mais de ela atender sua fome canina e os seus assim chamados desejos de modo descontrolado. Para o ambiente crítico que a circunda, ela gosta de afirmar que come muito pouco, e tende a entregar-se à sua vontade de comer e ao seu desejo de entregar-se fisicamente a fim de mascarar seu desespero, ocultando-o de si mesma e dos outros. Quando é continuamente admoestada a se controlar, a não se entregar e deixar-se levar em tal medida, não raro há reações de birra. Quando todos dizem: "Não coma tanto!", surgem os medos com relação à alimentação, e a sensação de que ninguém lhe concederá nada. Mas ela tem a sensação de afinal ter de fazer algo — comer para si e alimentar o bebê. Assim, não só ela tende a comer às escondidas, mas tem grandes problemas com o meio, muitas vezes com o parceiro.

O parceiro não é mais o meio para atingir um objetivo. Não raro trata-se de casamentos por conveniência, casamentos feitos para organizar os cuidados, em que falta amor. Quando ela apenas quer um filho, com a concepção bem-sucedida o trabalho principal do parceiro foi feito. Mas muitos parceiros não se enquadram sem resistência nesse papel limitado.

Em geral, a implicada rapidamente cai no pólo oposto ao de suas boas intenções originais, pois a **eclâmpsia**, que se desenvolve facilmente nessa situação, ameaça a vida da mulher bem como a da criança. Na eventualidade dos espasmos, que lembram intensamente um ataque epiléptico, isso se torna especialmente claro. Olhos revirados, mordida da língua, espasmos violentos dos músculos e espuma na boca tornam claro que ela já não dispõe do controle sobre si mesma; na verdade, todos os sistemas enlouqueceram. O quadro geral mostra de modo macabro a gravidez transbordante e como ela luta inconscientemente (sombra) contra si mesma e contra o filho.

Uma criança suporta no máximo três ataques de espasmos, porque seus vasos são fortemente danificados. Ao lutar, a mãe lhe tira inconscientemente sua provisão de alimentos. Algo nela (a sombra) se volta contra a criança. "O que deu nela?" já se perguntaram antes os parentes.

Durante o ataque realmente parece que um poder estranho penetrou nela — as pessoas arcaicas levavam isso muito a sério. Do ponto de vista psicológico, trata-se do outro lado do seu ser, são aquelas forças ocultas (nela) que assumem o poder durante o ataque, quase no sentido de um aborto inconsciente — jogar para fora a criança com a qual não consegue lidar. Ela já não é mais senhora da situação, porém, vítima da sua sombra.

No sentido religioso, antigamente falava-se de fato de uma luta com energias ou seres estranhos, e aceitava-se ainda uma espécie de possessão, o que acontece em tempos de extrema impressionabilidade e influenciabilidade e no caso de fraqueza da personalidade. Mas quando ela sente algo estranho em si mesma, os espasmos também podem ser interpretados como expressão da sua luta contra essas energias, em que, com certeza, no verdadeiro sentido do termo, a criança é jogada fora com a água do banho.

Este acontecimento indica exatamente uma reação excessiva à carga atual e ao ideal quase masculino da gravidez. A mulher moderna não deve afastar-se muito do pólo masculino durante a gravidez, o período mais feminino da sua vida, mas deve manter tudo sob controle. Ela tinha de ser esbelta antes da gravidez e deve continuar sendo. Em nenhum caso ela deve aumentar mais do que dez quilos de peso. Enquanto isso, engordar é tão proibido que ela mesma não quer ficar mais redonda que o necessário, mas só deve engordar o peso do bebê, da placenta e do líquido amniótico. Para ela mesma não resta nada. Nesse ponto, com certeza as pacientes com gestose resistem inconscientemente, chegando a verdadeiras reações de pirraça.

A disciplina de manter o peso, hoje, é usada com muito mais freqüência à medida que o ideal masculino vence também no plano feminino. Terapeuticamente, deve-se pensar se não é melhor enfrentar o tema da gestose homeopaticamente, em vez de reprimi-lo com remédios alopáticos masculinos, e se não devemos reviver o ideal feminino redondo da gravidez. Pois, quando as mulheres redondas mantêm esse ideal, porém na medida natural, as predestinadas a isso não precisam exagerar tão doentiamente e com tanta freqüência, de modo pirracento.

Num país como a Alemanha, a gestose tem diminuído no geral, o que se deve talvez à nova consciência de muitas mulheres que se esforçam por emancipar-se das estruturas de personalidade muito mais fixas, lutando contra a fraqueza da personalidade. As mulheres que sabem o que querem e como o querem sempre se protegem contra ataques de todos os tipos.

Outros sintomas da gestose, como a perda de albumina pelos rins, indicam que a mãe não está mais em condições de prover o necessário sustento à sua vida e à vida do seu filho e, em vez disso, perde as substâncias essenciais de sobrevivência. Com a perda de albumina, ela deixa perder a base da vida para ela e o filho. Que ela perca a proteína[40] que é tão importante para ela e para o filho, mostra também a sua oposição inconsciente contra a criança, que não se sente madura para suportar e que, conseqüentemente, impede de crescer.

Ela não tem o suficiente para si mesma, e também não consegue mais dar o suficiente ao filho, o que se expressa nessa falta de cuidados. Do ponto de vista da criança, o desenvolvimento normal sofre uma reviravolta. Em vez de a mãe sacrificar-se um pouco pelo filho, a criança é sacrificada pela sombra que se manifesta nos seus sintomas, para não tirar ainda o restinho da mãe, à qual *não resta mais nada.*

No plano físico, a eclâmpsia aguda, que representa uma ameaça à vida, requer principalmente medidas muito simples. Muitas vezes basta o descanso por indicação médica e a redução do *stress* no sentido de um alívio anímico. Em casos extremos, a medicina convencional pode acrescentar medidas de emergência como a diminuição da pressão arterial até a dissolução dos espasmos (administração de magnésio). Com as indicações do médico, a mulher automaticamente se isenta dos acontecimentos da vida diária, o que logo elimina a pressão anímica e a sobrecarga.

Com relação ao outro significado do padrão anímico, muitas vezes o aumento drástico de peso no terreno anterior ao quadro mórbido não só indica o quanto a mãe está necessitada, mas também como em vez de aumentar em importância ela só aumenta no peso físico, o que em última análise não a salva, mas apenas piora a sua situação de opressão. Naturalmente, é melhor ficar mais pesada no sentido figurado, dando peso ao relacionamento com o tema dos pais e as exigências de nutrição, etc. Ela pode admitir que ficou com as sobras *do relacionamento*, pois os problemas dos rins indicam simbolicamente isso.

No mínimo, com igual freqüência, também existe por trás disso uma tentativa de criar uma "casca" mais grossa para proteger-se com mais eficácia.

A longo prazo, a tarefa consiste em primeiro tomar consciência da enorme pressão que recai sobre ela, para depois livrar-se dela. A convulsão resolve-se na luta pela própria vida e, então, na luta pela vida do filho. É preciso ter coragem de livrar-se lutando contra a própria infantilidade, em vez de libertar-se (inconscientemente) do filho. Quando ela cuida ofensivamente de sentir-se bem, quando aprende a delimitar-se de modo eficaz, ela provoca pouca intromissão externa, talvez da sogra. Na prática, muitas vezes nada mais lhe resta do que refugiar-se dos opressivos problemas domésticos e familiares (no hospital) a fim de dedicar-se totalmente

Problemas e Doenças da Mãe Durante a Gravidez

a si mesma e ao filho. Depois vem a grande luta pela vida e sua autodeterminação. A gravidez aqui só traz à luz um problema que já existe há muito tempo.

Indicativos de hipertensão condicionada pela gravidez e de gestose
- a pressão sangüínea aumenta várias vezes acima de 14/9.
- aumento evidente de albumina na urina. Quase sempre encontram-se resquícios de albumina na urina de mulheres grávidas. Portanto, este sintoma só é expressivo em correlação com outros.
- um súbito aumento de peso; um aumento regular, ao contrário, é condicionado pela alimentação e não indica esse quadro mórbido.
- retenção de líquidos (edemas) nos tecidos conjuntivos: por exemplo, tornozelos e pernas inchados, mãos de que não se consegue mais tirar os anéis, um rosto intumescido, cujos traços desaparecem. Membros inchados estão presentes em toda gravidez e, portanto, só têm força de expressão em ligação com outros sintomas.
- sintomas tardios: ataques de tontura, cintilações diante dos olhos, vômitos, zumbido nos ouvidos, ataques convulsivos que podem levar ao desmaio.

Síndrome de HELLP

Este quadro mórbido moderno ainda é uma evolução da eclâmpsia, pois aqui se trata do total colapso de praticamente todos os sistemas maternos. Antigamente ele era desconhecido, hoje, por sorte, é muito mais raro do que a gestose. Enquanto esta diminui (ao menos na Alemanha), a síndrome de HELLP aumenta.

A designação provém do inglês e significa tendência à hemorragia (H para hemólise = dissolução do sangue), problemas hepáticos (EL para *elevated liver enzymes* = aumento de enzimas do fígado) e número baixo de trombócitos (LP para *low platelet counts*). A isso acrescentam-se os já conhecidos problemas da gestose e da perda de albumina por meio dos rins, para os quais vale o dito acima. Alguma coisa revela que a síndrome de HELLP constitui uma intensificação aguda da gestose.

O grave distúrbio da coagulação com pouquíssimas plaquetas de sangue deixa a energia vital esvair-se. Gravíssimos problemas do fígado perturbam adicionalmente o sistema de coagulação e podem levar à explosão do fígado, se este estiver tão cheio de sangue que o invólucro não suporte mais a pressão. No plano das causas físicas, existe a suspeita de um meio ambiente problemático provocando um envenenamento por quantidades elevadas de mercúrio, chumbo e vernizes para madeira diluídos no sangue, que podem sobrecarregar demais o fígado, órgão de desintoxicação.

No exemplo da síndrome de HELLP, praticamente todos os sistemas do corpo da mãe sofrem um colapso e só resta apelar para uma cirurgia cesariana com estabilização da coagulação do sangue por meio da administração de trombocistos. Está em jogo a destruição total da gravidez e da vida materna. Esse quadro mórbido não existia antigamente, ao menos não com essa gravidade.

A interpretação indica a sobrecarga total, já descrita no caso da eclâmpsia: todos os círculos regrados fracassam, todos os sistemas caem, a energia vital declina. A isso soma-se, por meio da participação do fígado, uma falta de sentido da vida e uma sobrecarga com o supérfluo e o perigoso.

O fígado fica logo doente com o excesso (é quase indiferente de que tipo). Com isso o essencial é prejudicado, o que se manifesta na energia vital que se esvai. De modo ainda mais claro do que na eclâmpsia, mostra-se aqui que "o barril está cheio". O fígado, órgão que se relaciona mais de perto com o sentido da vida, ameaça estourar, a energia vital corre para dentro e escapa (hemólise), as feridas internas não podem mais ser tratadas (distúrbio de coagulação). A mulher já não consegue ver sentido em mais nada. Seu espírito de luta esgota-se na forma da sua energia vital. Onde não se pode mais encontrar sentido, só resta um grito de ajuda: SOCORRO!

Hemorragias

Hemorragias sempre são sinais de alarme que devem ser levados a sério — especialmente durante a gravidez, mesmo que na maioria das vezes se constate que são inofensivas e podem ser explicadas pelo histórico recente.

Segundo a interpretação, o sangue representa a vitalidade, e quando ele se esvai, primeiro torna-se perigoso para a energia vital e, então, para a vida. Entretanto, é preciso que corra muito sangue para que haja um autêntico risco de vida. A isso acrescenta-se que o sangue sempre impressiona bastante e em geral parece que há mais. Quando 20 ml de sangue se espalham sobre a fronha do travesseiro na hemorragia nasal de um filho, os pais muitas vezes já pensam num banho de sangue.

A perda externa de sangue em geral é muito demonstrativa, no que se refere à ameaça à vida, mas muitas vezes é um grito de ajuda mais inócuo do que parece. Só a cor vermelha basta para tornar uma perda de sangue um nítido sinal de alarme.

Ferimentos no colo do útero

Ferimentos no colo do útero são a causa mais freqüente das hemorragias e aparecem na forma de hemorragias provocadas pelo ato sexual. A sensibilidade do colo do útero na gravidez indica uma sexualidade fisicamente muito sensível e retraída. Mesmo quando o contato foi suave, a hemorragia mostra que, no entanto, no verdadeiro sentido da palavra, inconscientemente para *ela*, já foi demais. Aqui não se podem estabelecer regras, pois muitas mulheres grávidas sentem grande desejo e não têm nenhum problema durante o ato sexual, enquanto outras sangram com facilidade.

Do ponto de vista geral, aqui por certo é bom o lado sensual e anímico do amor ocupar o primeiro plano durante a gravidez. Muitas mulheres também desejam isso, mas nem todos os parceiros percebem esse desejo. Neste caso, uma leve hemorragia ao contato é uma indicação muito compreensível da direção a seguir. Quando o sexo selvagem não é possível — nesta situação — talvez o homem aprenda a agir com cuidado e assim possa crescer, aumentando o respectivo repertório. Caso ela mesma não consiga avaliar corretamente suas necessidades interiores, uma hemorragia ao contato pode ser um sinal para resolver a vida em comum de modo novo e mais suave.

Um outro motivo para as hemorragias são os exames vaginais do colo do útero e da parte estreita do útero que entra pela vagina. Os finos vasos sangüíneos capilares desses locais podem romper durante a fase de abertura e provocar pequenas hemorragias lubrificantes.

Placenta prévia

A placenta aqui está na frente da saída do útero e se transforma em armadilha para a criança: a saída fica mais ou menos trancada para ela. A situação é muito rara, embora seja muitas vezes diagnosticada prematuramente nos exames de ultra-som. A ocorrência disso antes do parto acontece no máximo uma vez em cada cem partos. Outros estudos chegam ao resultado de um caso em mil partos. Obviamente, isso significa que a natureza do problema, na maioria das vezes, ainda é reconhecida a tempo e regularizada de modo independente.

Se a placenta continua diante da saída do útero durante o parto, a única opção de fuga para o bebê está trancada. Quando as ginecologistas não abrem artificialmente um caminho através das camadas do abdômen (cesariana) o útero transforma-se numa armadilha mortal.

Na visão da mãe, trata-se menos da questão de não querer entregar do que de não poder, embora esse modelo de parto às vezes seja encontrado em mães que não querem entregar seus bebês (inconscientemente) e dessa maneira fecham o seu caminho de fuga. A mensagem para a criança pode ser: "Eu lhe dou tudo, até o sangue do meu coração, mas para isso você tem de ficar sempre comigo!" Ou ainda mais dura: "Uma vez que eu alimento você, exijo e impeço a sua independência, como retribuição."

No plano corporal, não raro uma lesão traumática anterior da mucosa do útero, talvez devida a uma curetagem, representa o seu papel. Como a mucosa está danificada, o óvulo busca um lugar perto da saída, onde finalmente ela é menos atingida. Mulheres que precisam dessa curetagem, muitas vezes também não cedem voluntariamente a placenta, tanto que é preciso ajuda ginecológica.

Em todo caso, mãe e filho precisam de ajuda externa. Da perspectiva do bebê, a vida começa com uma situação *desesperançada*, da qual somente a ajuda alheia pode libertá-la. Mas quando essa ajuda é levada em consideração na hora oportuna, o problema médico reduz-se a uma cirurgia cesariana, com a qual a nova vida deixa de ser arriscada ou impedida.

Entretanto, a libertação precoce da placenta é um perigo. No caso de partos de deficientes, em geral ela se desprende cedo demais, o que se assemelha a uma espécie de retirada da fonte alimentadora.

O modelo de parto da *placenta prévia* faz com que a criança também no futuro se esforce no tempo certo por obter ajuda e aceitá-la voluntariamente. Quem se harmoniza interiormente com o fato de depender da ajuda alheia e de pedi-la em rupturas e transições, também a terá — como no parto. Em última análise, todas as pessoas precisam constantemente de ajuda, a situação do parto com placenta prévia de algum modo mostra que este é um tema da vida. Exames comprovam que a busca precoce de apoio e a organização de ajuda na hora certa são aptidões centrais desse tipo de pessoa, que nós também podemos definir como personalidades de sobrevivente. Mais do que as outras, as pessoas com essa estrutura estão em condições de encontrar saídas para as crises e até de sair delas mais fortes. Assim, de situações aparentemente sem esperança, nascem sucessos e as dificuldades da vida tornam-se um estímulo.

Hidrâmnio

Neste caso trata-se de uma espécie de vício do líquido amniótico, cuja causa é desconhecida da medicina convencional. Muito raramente entra em questão uma esofagoatresia, um fechamento do esôfago da criança, de modo que ela não consegue engolir água e, com isso, há uma oferta exagerada desse líquido.

Quando existe a oferta exagerada de líquido amniótico sempre se suspeita de que haja deformações infantis, como defeitos abertos da medula espinhal, o que leva à realização de uma rápida amniocentese e, quando esta está em ordem, uma punção do líquido amniótico para eliminar o excesso. Até um litro de líquido amniótico é normal. No caso de hidrâmnio, essa quantidade pode chegar de dois a dez litros. Antes do ultra-som, esses casos normalmente levavam a suspeitar de parto de vários filhos.

Do ponto de vista da interpretação, existe a suspeita de que uma situação aquático-anímica, já muito aquosa, é consideravelmente exagerada. A mãe envolve o filho com demasiada alma no plano errado — com uma camada muito grande de proteção, com demasiado isolamento e almofadas. Trata-se aqui, primordialmente, de um colo materno joviano; ambos ficam doentes por excesso "do bom". A questão é esclarecer se ela não quer que ninguém e nada cheguem perto do bebê e justamente por isso o coloca (inconscientemente) em perigo. Pois o excesso de líquido leva ao risco da extensão demasiada do útero e leva às dores precoces do parto. O útero (sobrecarregado) tenta ficar livre antes do tempo de uma gravidez que se transformou num problema *insuportável*. Do ponto de vista do útero, o fruto já está tão grande que está muito atrasado.

Em última análise, de muitos pontos de vista trata-se de um exagero inconsciente da gravidez, trata-se de gravidez demais, e por isso ela fica pronta cedo demais.

Infecções das vias urinárias

As infecções das vias urinárias da mãe hoje representam um grande papel; mas, apesar de todo o incômodo, elas não têm nenhum efeito sobre o bebê. Entretanto, 7% das grávidas sofrem de infecções das vias urinárias e 2% são atingidas pelas inflamações renais (pielonefrites). Cerca de 30% das mulheres grávidas passam por infecções despercebidas das vias urinárias. Com isso, trata-se da mais freqüente complicação na gravidez, mais importante do que a anemia, as hemorragias prematuras e as dores precoces do parto.

As infecções não tratadas das vias urinárias podem levar a futuros problemas para a mulher. Não raro a diálise é o resultado de inflamações mal curadas dos rins. Hoje em dia, no caso de febre alta e até no quadro total das inflamações renais os antibióticos são prescritos imediatamente.

No plano físico, o acúmulo desses quadros mórbidos na gravidez explica-se mecanicamente: devido à pressão do útero sobre os rins e as vias urinárias, o que leva à estagnação do fluxo de urina e cria o ambiente propício para os germes. Como a vida, também os líquidos do corpo precisam fluir. Onde eles estagnam, existe o perigo de uma infecção que, por sua vez, é a expressão de um conflito. Por isso são previstos os exames regulares da urina.

No plano da alma, a bexiga é o reservatório da água usada e indica em primeiro lugar quando uma pessoa está sob pressão. Nos rins personificam-se os principais problemas do relacionamento conjugal. Com isso delineamos os dois grandes campos dos problemas modernos.[41]

Atualmente as mulheres grávidas estão sob uma pressão considerável; as parcerias há tempo não são mais dignas de confiança como outrora. Na Áustria, que com relação a isso deve ser bastante representativa, a média de separações chegou recentemente a mais de 40%, na grande cidade de Viena até mesmo a 50%, e em muitas outras regiões já chega a 70% com tendência a aumentar. Enquanto antigamente os pais tinham muitos filhos, hoje os filhos têm quatro pais.

A isso se acrescenta naturalmente a grande receptividade das águas residuais no plano anímico. A mulher grávida sensível é atingida de forma mais intensa por tudo, até mesmo pelas notícias do rádio ou da televisão, e o que ela não consegue despejar animicamente, estagna no âmbito urogenital e inflama-se facilmente na forma de conflito.

Quase sempre se trata das assim chamadas infecções emergentes da vagina para a bexiga e dali para os rins. Em razão dos tecidos mais soltos, também é possível uma viagem pelos tecidos dos intestinos. Germes que são totalmente naturais no intestino, no lugar errado podem causar problemas consideráveis. No âmbito da interpretação trata-se, portanto, de conflitos que de qualquer ponto de vista vêm de baixo. Não importa se vêm da bexiga ou se entram pelo intestino — eles provêm do âmbito dos resíduos, portanto, do plano físico mais baixo, mais escuro e, com isso, correspondem aos temas da sombra. Naturalmente, numa situação nova como a gravidez, tudo o que foi reprimido e não foi elaborado vem à tona, a partir da lógica simples de que a alma, como também o organismo, agora quer livrar-se principalmente de todo fardo inútil, a fim de passar tão ilesa quanto possível pelo parto e pelo período imediatamente posterior.

Quando a mulher só tem o parceiro, que durante esse período não vê que a sua tarefa consiste em retirar o fardo dela e em ajudá-la sempre a recuperar o seu equilíbrio, e que, em vez de aliviá-la do peso tende justamente ao contrário, o conflito não confessado em torno de temas como harmonia, parceria e equilíbrio passa facilmente para o corpo.

A *mulher* também não deve sentir-se sexualmente sobrecarregada e ousar carregar esse conflito, como ocorre talvez no caso da assim chamada cistite da lua-de-mel.[42]

Problemas e Doenças da Mãe Durante a Gravidez

Para uma sociedade em que esses temas ganham o primeiro plano, o sintoma da doença em geral indica problemas com o equilíbrio interior, bem como com a compensação e a harmonia no relacionamento a dois. Muitas parcerias e casamentos obviamente não são mais celebrados com vistas a formar um ninho; de fato, nem sequer contam com a possibilidade de haver uma gravidez.

Gravidez psicológica

Antigamente, a gravidez psicológica era um tema importante; hoje, no entanto, em razão do diagnóstico por ultra-som, ela representa um papel cada vez menos expressivo. Isto é, o fato de ser psicológica é desmentido tão cedo, que as mulheres podem e devem livrar-se mais depressa do dilema.

Assim como *a mulher* às vezes está na situação de amamentar crianças adotadas quando sente o correspondente sentido de maternidade, ela também pode imaginar uma gravidez e acreditar nela no sentido mais verdadeiro do termo. Ela a representa tão bem para si e para o mundo, que finalmente até acredita nela, e o corpo acompanha. O que à primeira vista causa um efeito tão surpreendente, à segunda vista é bem conhecido na hipnose. Quando alguém lhe sugere, sob hipnose profunda, que um carvão em brasa será colocado em suas mãos, mesmo que coloquem na verdade uma batata fria, elas apresentarão queimaduras.

Para entender seu significado, deve-se esclarecer por que a mulher precisa fazer algo assim, visto que no caminho normal trata-se da coisa mais natural do mundo. Por certo em segundo plano há uma vontade insatisfeita e inconsciente e um desejo ardente de ter um filho próprio. Às vezes, embora seja raro, pode existir pelo menos a princípio, um desejo de testar o homem e suas reações. Dessa brincadeira pode desenvolver-se um caso sério quando o corpo começa a brincar junto, sendo que, ao final, ela mesma acaba por acreditar que está grávida.

Muito raramente o medo de uma gravidez pode ser tão intenso, que ela acaba atraindo justamente o que receia. Em geral, trata-se de uma sintomática que atualmente diminuiu bastante. O estreito inter-relacionamento entre o corpo e a alma, contudo, pode ser deduzido facilmente disso.

A estrutura da personalidade das mulheres que tendem à gravidez psicológica mostra muitas vezes exatamente pessoas muito sensíveis, dotadas de muita fantasia e senso artístico, que aprenderam a passar muito tempo em seu mundo de sonhos.

Os Quadros Mórbidos que Atingem a Criança

Incompatibilidade do fator Rh

A incompatibilidade do fator Rh do sangue sempre foi rara e hoje, em virtude dos bons diagnósticos e da profilaxia da medicina convencional, quase não acontece. A situação básica é a seguinte: Quando um homem Rh positivo (Rh+) lega o seu gene Rh+ e sua mulher é Rh negativo (Rh-), existe o risco de que, depois do parto, o sangue Rh+ do filho inunde o sangue materno. Com isso, ela é sensibilizada por ele e, caso exista a mesma constelação Rh no filho seguinte, ela pode prejudicar o bebê. A conseqüente troca do sangue infantil (hemólise) é uma ameaça à vida. Problemas cerebrais e outros problemas graves pertencem ao passado entre nós.

Na Alemanha, 15% das mulheres têm sangue Rh negativo; a maioria, Rh positivo. Mas, desses 15%, muito poucas foram sensibilizadas pelo contato entre o sangue infantil e materno. Aqui a amniocentese naturalmente representa uma fonte adicional de risco, porque ela faz os tecidos infantis e maternais entrarem em contato.

Hoje existe a profilaxia com a assim chamada injeção anti-D, que contém imunoglobina, que vence os antígenos da mãe contra o sangue Rh+ do filho. Com isso, a incompatibilidade do fator Rh está em total retrocesso entre nós desde os anos de 1960. Ela só se torna um problema quando mulheres não tratadas até a data, na maioria das vezes as estrangeiras, têm anticorpos por causa de abortos anteriores.

Na Alemanha atual, depois de cada amniocentese, aborto voluntário ou espontâneo deve-se usar a injeção anti-D. A regra diz para dar a injeção anti-D a todas as mulheres com Rh negativo, por segurança. Com essa medida deve-se impedir o último risco. A partir da lógica da medicina convencional isso é totalmente conseqüente, mas, por outro lado, exige um grande esforço para manter sob controle casos isolados extremamente raros, que na estatística representam um décimo dos casos de coma. Contra isso nada se tem a dizer, se ao mesmo tempo não se perderem oportunidades relevantes quanto à alimentação ou à lida com o álcool ou a nicotina. A solução desses problemas traria muito mais resultado. Mas, embora sejam muito mais essenciais, nada se faz.

A partir daí, convém lembrar sempre que, em todas essas injeções, deve-se prestar muita atenção se os soros do HIV provêm de doadores negativos. Exatamente nesse contexto, os vários escândalos recentes relacionados ao sangue não contribuíram para criar confiança.

Nas pessoas em que a dosagem da injeção foi muito baixa ou em que se esqueceu de aplicá-la, a terapia consiste na transfusão intra-uterina de sangue, a fim de evitar a anemia infantil. Depois do parto, empreende-se a troca completa do sangue usando o grupo sangüíneo O e o fator Rh positivo.

Em resumo: neste caso constata-se que a medicina conseguiu um verdadeiro progresso. Ela torna possível que as pessoas que por natureza não podiam ter filhos sadios, agora podem tê-los. No entanto, pode surgir a suspeita de que haja outras incompatibilidades quando os sucos vitais não combinam. Naturalmente, não há exames para constatar esse fato, porque esse rumo de raciocínio da ciência — de tornar o impossível cada vez mais possível — da qual ela tem tanto orgulho, é inteiramente impopular.

Os pais têm a oportunidade de perguntar-se até que ponto as suas energias vitais combinam ou até que ponto ainda terão de trabalhá-las, antes ou enquanto permitem que as suas incompatibilidades sejam técnica e bioquimicamente analisadas.

Infecções

Entre os exames obrigatórios, segundo as diretrizes da maternidade na Alemanha, estão a determinação do grupo sangüíneo, bem como o exame dos anticorpos da rubéola, da sífilis e da hepatite. O último acontece a fim de constatar se a mãe esteve em contato com essas infecções.

Infecções viróticas

Rubéola
Entre nós, 94% das crianças têm rubéola (*rubella*) na idade escolar. Em virtude dos grandes danos que uma infecção pelo vírus da rubéola pode ocasionar durante a gravidez, toda menina que atingir a puberdade deve ter determinado o assim chamado *títer* da rubéola. Se ele for negativo, isto é, se a menina ainda não teve rubéola, ela tem de ser vacinada!

Com um *títer* que vai de 1:8 até 1:32 aceita-se a imunidade; com valores acima desses, ela é até mesmo certa. Das pessoas vacinadas, seja como for, 12% continuam soronegativas, isto é, elas não formaram anticorpos e por isso têm de ser vacinadas novamente.

Quando determinados *títeres* da rubéola forem negativos no início da gravidez, é preciso ter muito cuidado com toda fonte de infecção, portanto, com todas as crianças. Por isso, uma professora de jardim-da-infância não deve continuar trabalhando se engravidar!

No caso das grávidas de soro negativo, que tiveram contato com a rubéola, no espaço de oito dias é possível fazer uma imunização passiva com a hiperimunoglobina da rubéola; no entanto, ela não é totalmente segura.

Os danos causados pelo vírus da rubéola (embriopatia da rubéola, *embryopathia rubelosa*) estão em 1:10.000. Os problemas são múltiplos e diferenciam-se conforme o estágio da gravidez em que ocorreu a doença. Em 10% do casos, uma infecção recente oferece uma saída. Em outros, acontecem desenvolvimentos deficientes, retardamento do crescimento, a assim chamada síndrome de Gregg com surdez do ouvido interno, *star* cinzento (catarata) e falhas do coração. Outras conseqüências também são um cérebro minúsculo (microcéfalo) e defeitos no esmalte dos dentes de leite.

No caso de infecção comprovada, o procedimento é correspondentemente rigoroso. Numa infecção até a 12ª semana de gravidez o risco da doença da criança é de 50% e, em regra, as médicas aconselham a interromper a gravidez. No caso de uma infecção entre a 13ª e 17ª semanas de gravidez, o risco ainda está em 10%. No contexto do diagnóstico pré-natal pode-se constatar o vírus no sangue. No caso de infecções além da 18ª semana o risco da doença cai para 3%.

A prevenção mais simples da problemática está na responsabilidade dos pais. Eles podem proteger seu filho da forma mais simples, à medida que o protegem menos da vida. Pois toda criança que tem contato normal com outras crianças é imune. Quem teve pouco contato com crianças na própria infância está muito pouco preparado para ter filhos. Praticamente todas as crianças que freqüentaram o jardim-da-infância passaram pelas epidemias e estão imunizadas. Apenas as crianças superprotegidas que foram "poupadas", carregam a problemática com elas muito além da infância. Quem foge da luta, mais tarde tem de lutar com mais força.

No que diz respeito a isso, há uma tradição recente muito propagada na Alemanha. Os pais mandam os seus filhos para as assim chamadas festas do sarampo, da caxumba, da rubéola e da varicela para que as crianças passem novamente por essas doenças. Naturalmente trata-se de crianças sabi-

Os Quadros Mórbidos que Atingem a Criança

damente não vacinadas. Característico da parte do corpo médico é o fato de que se pensou seriamente em proibir essas festas, em vez de argumentar e finalmente organizar um registro digno de confiança dos danos da vacina.

Para a criança envolvida, a interpretação num caso de rubéola constatado pelo ultra-som, visa a que ela não tenha contato nenhum com o exterior conforme o período da doença da mãe. Ela não vê ou só enxerga através de um véu cinzento (catarata). Ela não ouve e por isso fica inatingível num nível mais profundo (surdez do ouvido interior). Ela fica sempre unida à unidade (distúrbio cardíaco) e não consegue adaptar-se adequadamente à polaridade. Quando ela se vira outra vez, foge do corpo danificado e morre; a criança volta à unidade.

Com a nossa consciência limitada pelo tempo e ainda por cima polarizada, é difícil enxergar os inter-relacionamentos do destino e reconhecer quais experiências uma criança faz em seu estado de percepção voltado totalmente para dentro. Com o correspondente respeito pela sabedoria do destino, ainda podemos avaliar quais passos de amadurecimento a situação desenvolve nos pais. Por certo, o olhar deles para o essencial na vida se aguçará. Todas as exigências para a vida, mas principalmente as ninharias, empalidecerão diante da preocupação com o filho.

Varicela

Por trás dessa infecção está o mesmo vírus da *varicela zoster* que, depois da infecção da varicela, fica assentado nas células dos gânglios dos nervos, constituindo-se em ameaça permanente com suas infecções por herpes; seja como for, só em situações de fraqueza imunológica sua hospedeira tem uma chance.

No caso normal, a varicela é uma doença infantil inofensiva com o aparecimento de bolhas na pele, mal-estar e febre. As piores complicações, embora raras, são as inflamações dos pulmões e do cérebro (encefalite). Para o nascituro, ao contrário, a varicela é sempre uma ameaça.

Da mesma forma como acontece com a rubéola, 94% das pessoas já foram contagiadas no início da idade adulta. Na infecção recente da mulher grávida, pode-se fazer a imunização passiva com a imunoglobina zoster. No início da gravidez, as infecções muitas vezes provocam abortos; nos últimos meses da gravidez, os partos prematuros. As seqüelas são semelhantes àquelas da embriopatia da rubéola, e vão desde cicatrizes na pele, membros menos desenvolvidos e catarata até ataques cerebrais convulsivos e à involução do cérebro (atrofia cerebral). A interpretação corresponde àquela da problemática da rubéola, visto que os sintomas e o histórico prévio também são parecidos.

Icterícia

Na infecção por icterícia (hepatite), não se conhece nenhum dano embrional. O risco da doença infantil no caso de uma infecção da mãe existe no caso da hepatite B em cerca de 70% dos casos. Aqui se faz também uma imunização passiva, para a qual presta-se bem concretamente a força de defesa de outras criaturas, que já tenham anticorpos e já criaram resistência.

No sentido figurado, trata-se aqui de um conflito relativo à busca de sentido, que é trazido para a vida através da mãe. No sentido concreto da palavra, ele é captado pela mãe. Uma interpretação exaustiva da hepatite normal é encontrada no manual *A doença como símbolo*.

Aids

Dos 500 mil soropositivos do HIV na Alemanha só 15% são mulheres, e fazem parte do grupo de risco principalmente as dependentes de drogas. Entretanto, 95% dessas mulheres soropositivas estão em idade perigosa. O teste de Aids só pode ser feito em maternidades quando a mulher grávida concordar, o que coloca as ajudantes do parto numa posição difícil no caso de uma paciente de risco, visto que podem ser contaminadas. O risco de que a criança seja infeccionada por uma mãe positiva é muito grande.

Contemplada do ponto de vista anímico, trata-se de uma herança pesada da mãe, cujo problema vai transmitir à próxima geração toda a sua fraqueza imunológica. Aqui fica claro demais que estamos ligados a sistemas por meio do plano genético, que à primeira vista só duram uma vida e que parecem extremamente injustos.

No plano físico, a Aids significa agüentar tudo, deixar tudo entrar e ter de aceitar e captar. A queda da perspectiva de vida resulta automaticamente numa compulsão de concentrar-se no aqui e agora, no momento presente. No entanto, esse é um argumento só para as mães, nunca para o nascituro envolvido. Entretanto, na África contaminada pela Aids existem poucos filhos de mães com Aids que sejam imunes a essa infecção. Uma interpretação exaustiva é apresentada em *A Doença como Símbolo*.

Herpes genitalis

Este quadro mórbido extremamente disseminado representa um risco para a criança apenas durante o parto. No caso de uma mãe recém-infectada com herpes, em geral na metade dos casos há uma infecção generalizada da criança com alta média de mortalidade. Atualmente, foge-se disso por meio da cesariana, o que faz com que o risco de infecção caia para 7%. Durante a gravidez, ao contrário, a infecção não apresenta nenhum risco para a criança e hoje, via de regra, é tratada na maternidade com uma pomada de aciclovit.[43]

A mãe que sofre de *herpes genitalis* e que sabe que este representa um perigo para o parto, pode desenvolver um *stress* considerável provocado pelo medo, o que pode levá-la a adoecer pouco antes do nascimento do bebê. Podem entrar em jogo sentimentos de vergonha e nojo devidos à posição aberta dos órgãos íntimos com todas as excreções relacionadas com eles, como a urina, as fezes e o sangue. Quanto a isso é preciso um maior esclarecimento nos hospitais e, principalmente, respeito e muito tato para com os sentimentos naturais de vergonha. Ali, nas salas de parto, muitas vezes impera uma espécie de trânsito de passagem, que muitas mulheres consideram uma indignidade. Experiências psicoterapêuticas mostraram que também os recém-nascidos se ressentem com a falta de privacidade, um fator de perturbação que influencia fortemente a intimidade entre mãe e filho.

Infecções por microorganismos

Clamídias

Por causa de um enorme aumento de infecções por clamídias, hoje na Alemanha, segundo as linhas diretrizes das maternidades, devem-se fazer exames gerais para detectar esse microorganismo. As clamídias penetram no útero através da vagina e das inflamações do colo do útero. Elas são especialmente perigosas, porque provocam dores mais intensas do que os outros germes e por meio da infecção da pele dos óvulos podem levar a partos prematuros, matéria em que quase todos os germes representam um certo risco.

Com o parto, a criança fica facilmente sujeita a inflamação dos pulmões (pneumonia) e inflamação dos tecidos conjuntivos (conjuntivite), motivo pelo qual tratam-se os olhos com gotas de antibióticos (em vez das anteriores gotas de nitrato de prata) segundo a antiga profilaxia de Credé. De resto, a terapia da medicina convencional usa a prescrição das gotas do antibiótico eritromicina.

O primeiro plano da interpretação revela que a mãe capta tudo indistintamente e deixa de escolher o que é bom para ela e para o bebê no plano anímico. Ela não tem a capacidade para separar o joio do trigo, o que a leva no final a correr o risco de perder tudo, inclusive o filho. A saída é ouvir mais a própria voz interior e aprender a obedecê-la. Muitas vezes as infecções (conflitos) se aquietam por muito tempo e só são desencadeadas devido à falta de estabilidade da situação anímica.

Num segundo plano, trata-se de tornar consciente o conflito acerca da criança, pois o quadro mórbido mostra que ela tende a livrar-se da criança. A mãe, portanto, pode sair em busca de uma resistência inconsciente à situação e talvez até ao filho; ela não confessou isso até agora e, com o início das dores do parto, a resistência torna-se muito clara como tentativa de aborto.

Esse processo de conscientização é ao mesmo tempo a terapia. Quando essa resistência e os respectivos desejos de aborto tornam-se conscientes, eles também podem ser elaborados, em vez de manifestarem-se no corpo de modo tão perigoso.

Toxoplasmose

Este quadro mórbido é gerado pelos assim chamados protozoários, os microorganismos *toxoplasma gondii*, que já infeccionaram a metade dos alemães, tanto que eles são portadores de anticorpos. Até um 1% das mulheres grávidas alemãs está infectada. O contágio acontece por meio dos gatos ou da carne crua e é comprovada pela determinação da imunoglobulina M e G.

O risco de uma toxoplasmose no início da gravidez é muito mais alto. Ela pode provocar abortos ou cabeça d'água (hidrocefalia), um cérebro menor (microcéfalo) e levar à calcificação do cérebro. O resultado são deficiências de inteligência, epilepsia e inflamações do cérebro (encefalites). As crianças também nascem com globos oculares pequenos demais, inflamação das retinas e hepatite.

No parto só é possível constatar os defeitos visíveis graves, muito raros, como talvez a hidrocefalia, pois, com mais freqüência, eles se desenvolvem depois e manifestam-se no período escolar, na forma de problemas de aprendizado. Portanto, trata-se de danos posteriores, maliciosos e ocultos.

A terapia da parturiente doente hoje é feita com antibióticos. O problema é a dificuldade de fazer um diagnóstico, pois os indicativos, como inflamações dos nodos linfáticos ou uma infecção gripal atípica, são muito indiferenciados.

Para a interpretação dos problemas trazidos para a vida, como talvez uma inteligência reduzida, vale o que foi dito na interpretação geral das deficiências (veja p. 222ss.). Quando a inteligência é limitada, em geral, como compensação, as emoções, os sentimentos e as outras formas de percepção passam a ocupar o primeiro plano e surgem outras oportunidades e tarefas de aprendizado. Na evolução em direção ao microcéfalo, manifesta-se algo da nossa existência animal ou da nossa herança animal, uma forma de vivência num plano arcaico mais simples e original, porque o cérebro é amplamente reduzido.

Por último, a toxoplasmose é um problema provocado pela vida moderna; nas cidades grandes distanciamo-nos cada vez mais das outras pessoas e, neste caso, também dos animais. Antigamente todas as pessoas estavam constantemente em contato com gatos e, conseqüentemente, estavam expostas ao contágio. Mas hoje há pessoas que (têm) de viver sem esse contato. Quando entram em contato com eles durante a gravidez, ainda que rapidamente, o perigo aumenta. A estratégia da moderna medicina convencional, de atribuir a "culpa" aos gatos, é mais do que inadequada. Pois o perigo não existe para os que convivem com os gatos ou ao menos têm contato com os animais, mas para aqueles que não o têm mais.

A voz do povo já sabe que perigos conhecidos são meios perigos. Na questão imunológica isso vale ainda mais. Os animais, e com isso também os gatos, fazem parte da nossa vida e não só a tornam mais rica, como também mais segura. Em diversos planos eles nos põem em contato com a vida, e nós aprendemos a reagir a ela — tanto do ponto de vista anímico como também imunológico. A pessoa que tem as próprias respostas e anticorpos está em melhor situação do que aquelas que não os têm e precisam viver com o medo constante das perguntas e das respostas aos germes que os anticorpos exigem dela.

Profilaxia da toxoplasmose com homeopatia
- *Toxoplasmosenosode C 200*: uma dose dupla (1 x 3 glóbulos; depois de 5, minutos mais 1 x 3 glóbulos) pode ser tomada quando não houver anticorpos da toxoplasmose no início da gravidez, portanto, quando não houve contato anterior com os germes; com isso previne-se uma infecção durante a gravidez. A proteção dura de nove a doze meses. Entretanto, essa profilaxia não oferece nenhuma proteção segura na visão da medicina convencional.
  (*Fonte*: Ravi e Carola Roy: *Homöopathischer Ratgeber — Geburt.* [Conselheiro homeopático para o parto]. Murnau, 1992.)

Sífilis
Doenças sifilíticas surgem no contexto de vários contatos internacionais e de possibilidades de viagens que recentemente tornaram-se outra vez mais freqüentes. Em oposição ao passado, hoje os danos intra-uterinos são muito raros. Na segunda metade do século XVIII, ao contrário, a contaminação atingia 95% dos alemães.

A taxa de abortos é de 50% no caso de uma sífilis não tratada durante a gravidez. A criança sofre de distúrbios do desenvolvimento, deformações ósseas, mau posicionamento dos dentes, nariz achatado e distúrbios auditivos. Mas também todas as outras deformações são mais freqüentes nesse caso.

O quadro da sífilis é interpretado no livro *Frauen-Heil-Kunde* [Medicina para mulheres]. Ainda há tanto a dizer sobre isso: o perigo intenso foi banido, mas a herança da humanidade, no verdadeiro sentido do termo, ainda está nos ossos — e não só neles. Este também é o motivo pelo qual a homeopatia clássica sana este solo genético fértil com a prescrição dos assim chamados nosodos hereditários (*luesinum, medorrhinum, tuberculinum, psorinum*). Trata-se aqui de substâncias daquelas doenças infecciosas, que foram durante muito tempo os grandes flagelos da humanidade, preparadas homeopaticamente.

Infecções bacterianas

Infecção da pele do óvulo

Na infecção da pele do óvulo (*amnionite*) trata-se de uma complicação da pele na amniocentese (veja p. 219ss.). Ela acontece tanto na bolsa amniótica ainda fechada, como na já aberta — por exemplo, no rompimento prematuro da bolsa ou em trabalho de parto que demore mais de quinze horas.

O maior perigo consiste no fato de a criança infectar-se até a sepsia. Trata-se de um óbvio conflito que põe a vida em risco, cujo tema pode ser despertado pela mãe ou pelo filho. Pode-se imaginar a agressão pessoal da criança contra o ninho (pele do óvulo) no qual se sente presa por tempo demasiado. A raiva contra a pele do óvulo que impede a sua tentativa de fuga, uma mãe que, consciente ou inconscientemente, o segura por tempo demais.

O Parto

Volta à naturalidade provada

Em partos de evolução normal as médicas são altamente desnecessárias, o que é difícil de aceitar numa profissão que ficou tão importante em virtude de tantas técnicas diferenciadas. No desenvolvimento da nova ginecologia, no entanto, existe uma forte tendência de volta aos métodos provados, quase tradicionais, em que ao menos na maioria dos casos, a mãe e o filho deixam de ser o ponto central, passando à margem do acontecimento no que se refere ao lucro dos médicos. A comparação entre as tradições e costumes antigos e os de hoje, deixa claro o que já se alcançou quanto a isso.

Antigamente, mostrava-se rapidamente o filho à mãe esgotada, levando-o em seguida para um assim chamado berçário. Enquanto muitas mães esperavam saudosas pelo filho, os bebês choravam perturbados em seu sono. Entretanto, a antiga medicina para mulheres interpretava esse choro como fortalecimento dos pulmões. Até hoje, mães engajadas precisam assumir a responsabilidade pelos cuidados com o bem-estar anímico do seu filho, pois a medicina convencional em geral ainda tem pouca compreensão do fato.

Qualquer pessoa com um mínimo de sensibilidade pode perceber que gritar muitas vezes é um sinal de pressão e necessidade e só raras vezes um treinamento da voz. Transposto para uma pessoa adulta, a velha prática ginecológica logo se torna transparente. Se pressionarmos um adulto — de cabeça — contra uma parede durante horas, em seguida o arrancarmos com meios brutais por uma abertura artificialmente rompida, para imediatamente cortar-lhe o suprimento de ar, infligindo-lhe sentimentos de pânico e dores terríveis, já nos tornamos culpados e sujeitos a castigo. Se, além disso, ainda o cegarmos com holofotes e por fim cauterizarmos os seus olhos e — embora esteja nu e molhado — fizermos com que tenha um choque térmico resfriando-o uns 15 graus, para finalmente espetarmos o seu calcanhar e lhe darmos umas palmadas no traseiro, segurando-o de cabeça para baixo, juridicamente se fala de sadismo. Se, além disso, ele estiver berrando a plenos pulmões, porque se sente abandonado e sem consolo e dedicação, nós nem sequer imaginaríamos que está fazendo exercícios respiratórios para o fortalecimento dos pulmões.

Felizmente, muita coisa melhorou, mas muita coisa ainda tem de melhorar. A separação imediata de mãe e filho, a favor da qual naturalmente tínhamos argumentos, hoje foi superada graças às pesquisas dos norte-americanos. De fato, pudemos provar que em geral é muito melhor para o bem-estar da mãe e do filho que eles não sejam separados à força. O procedimento totalmente novo do *rooming-in* pôde ser imposto com sucesso. Ele foi introduzido nos hospitais como algo sensacional para as pacientes que podiam arcar com o custo financeiro do procedimento. Como resultado temos: se nos prendermos por tempo demais à desordem grosseira, a qualquer momento podemos empreender a viagem de volta à normalidade e festejá-la como um avanço e um desempenho científico.

Enquanto isso, a alternativa suave, desenvolvida em primeiro lugar por Leboyer, foi adotada por muitas parteiras e também por um número crescente de ginecologistas *esclarecidas*. Algumas crianças até mesmo voltaram a nascer em casa. As clínicas empenham-se numa luta cada vez mais acirrada pelos partos em salas especiais de parto, que oferecem mais proteção do que as antigas salas barulhentas de cirurgia. Com luz decente em vez de holofotes que provocavam a cegueira, música para relaxamento e temperatura amena apropriada ao bebê, hoje em geral acompanha-se naturalmente as dores do parto, renunciando a remédios químicos, e espera-se que o parto decorra em seu próprio ritmo. Naturalmente, é bastante mais fácil se todos os tecidos puderem preparar-se no tempo natural para o acontecimento do parto e ser mais flexíveis e relaxados por si mesmos. Verdadeiros contágios são muito raros — na maioria das vezes são erros de cálculo, que no mínimo não apresentam conseqüências.

A posição do parto é de livre escolha das mulheres modernas. É claro que são dadas sugestões. Isoladamente, as ginecologistas até deitam-se humildemente no chão para observar, de baixo, os progressos do colo do útero no caso de um parto de cócoras. E, enquanto isso, voltam a ocorrer partos sem corte ou ruptura do períneo. Mães conscientes sintonizam-se e preparam-se e ao seu filho tão bem para o parto, que os partos clássicos não são mais necessários, mas os nascimentos podem ter um decurso natural. Assim, aos poucos, faz novamente sentido falar da gravidez como um período de esperança.

Um grande ajuda em direção à reconquista da naturalidade — já durante a gravidez — é a preparação do parto com remédios da medicina natural. Além da fartura de remédios do meio vegetal (fitoterapia), hoje introduz-se, principalmente, a homeopatia clássica que, entretanto, exige um grande conhecimento das usuárias. A grande vantagem da homeopatia durante o parto está no fato de os remédios não incluírem no jogo nada estranho aos seres humanos, mas somente fortalecerem as possibilidades inatas da mãe, ajudando-a, assim, a recuperar sua força. Mesmo que naturalmente seja melhor ter uma médica homeopata experiente presente ao parto, aqui uma série de possibilidades provadas pode facilitar muitas coisas (veja também p. 148s.).

Simbolicamente, o abandono da cavidade protetora do ventre materno é um passo decisivo e corajoso para a vida, que só pode ser comparado àquele que os homens primitivos davam ao sair das cavernas protetoras da Mãe Terra a fim de enfrentar a amplidão perigosa do lugar. E assim como a etapa dos homens das cavernas para a dos homens modernos foi um acontecimento pungente em nosso caminho de evolução coletiva, o abandono da cavidade do ventre materno o é para o nosso desenvolvimento individual.

As matrizes do parto segundo Grof

As matrizes perinatais, segundo Grof,[44] apresentam preceitos legalizados de transição e podem ajudar a reconhecer aquelas situações de vida que tornam especialmente claro o problema pessoal e, com isso, também o potencial de desenvolvimento. Como sempre, existe uma possibilidade solucionada de passar por todas as fases, mas também uma sem solução quando o desenvolvimento é contrário ao embrião.

Primeira matriz: a fase intra-uterina
(concepção e gravidez)

No caso solucionado, a primeira matriz significa que a criança encontra-se flutuando livre no paraíso absoluto. É um filho desejado e ele se sente no céu ou no país das maravilhas, onde mel e leite jorram de todas as fontes em quantidade mais do que abundante. Se o bebê viver essa fase do lado não solucionado, porque não foi desejado ou por tentativas de aborto, ele se sente no inferno, está cheio de mau humor e espera coisas terríveis do seu meio ambiente.

Trata-se do espaço de tempo desde o alojamento até aquela fase posterior, em que o nascituro esbarra pela primeira vez nos limites do seu ambiente aparentemente ilimitado. O sentimento de vida impresso no caso ideal agora é de ligação com tudo. Na vida posterior, os anseios regressivos manifestados em sonhos com o país das maravilhas relacionam-se com essa situação anterior. Mas nunca mais a criança experimentará esse estado físico de modo tão puro como no início de sua vida. Todas as tentativas regressivas de reconquistar esse mundo terminam em frustração.

Nossos anseios mais profundos visam a unidade, mas o mundo divino não é acessível de modo concreto às pessoas maduras nesta Terra polarizada, mas apenas interiormente ou por caminhos espirituais. Na Terra só podemos viver os opostos um depois do outro e temos de pagar o preço da polaridade. Se buscamos a proteção total, estamos condenados a sentir os seus limites espaciais como um aperto limitador. Mas se lutarmos por uma liberdade ainda maior, com sua amplidão encontramos também o frio que lhe pertence.

Não nos resta mais nada além de sacrificarmos esse estado paradisíaco de unidade a fim de progredirmos no caminho de vida e reconquistarmos a unidade num plano superior. Diversas tradições espirituais descrevem o estado transcendental que nos permite reconhecer outra vez a primeira fase da vida.[45]

Pessoas cunhadas positivamente por essa primeira matriz vivem com um sentimento de confiança primordial e de naturalidade. Elas são abençoadas com a confiança em si mesmas, e parecem filhas da sorte, a quem a vida presenteia com tudo e cujos frutos caem em seu colo por si mesmos. Criando a partir da abundância dessa primeira matriz, elas ainda correm o perigo de que a sua imensa autoconfiança as leve a uma cegueira pessoal especial, principalmente quando evitam toda auto-análise crítica. Sob sua estrela de sorte, muitas vezes elas têm dificuldade para perceber as nuvens escuras, tanto que não é raro que elas produzam uma grande sombra.

Para essas pessoas, no entanto, é fácil avaliar todos os aspectos positivos no caso de uma mudança de vida, mas é menos fácil posteriormente separar-se da mãe e do seu reconhecimento. Elas conseguem soltar-se de muita coisa, mas seguram-se desesperadas na barra da saia da mãe, visto que estão unidos a ela pelas mais belas experiências de vida. Sua grande chance está em tornarem-se adultas e responsáveis por si mesmas, desapegando-se interiormente da mãe, em vez de somente fingir fazer isso com maestria. Como todas as heroínas dos contos de fada e dos mitos, elas também têm de primeiro abandonar o paraíso, para depois reencontrá-lo num plano mais elevado. Em caso contrário há a ameaça de evoluírem para eternas adolescentes[46] e, conseqüentemente, para eternas meninas.

Segunda matriz: a fase da abertura

Enquanto a primeira fase corresponde ao paraíso, a segunda matriz é comparável à expulsão do mesmo. Batendo nos limites desse reino, o nascituro sente pela primeira vez que o ventre materno encolhe e o limita, e que esse problema aumenta cada vez mais. O seu próprio crescimento aumenta incessantemente a pressão, até que encontra o primeiro ponto culminante nas dores da abertura. Essa pressão enorme comprime até mesmo os vasos sangüíneos, tanto que podem surgir sentimentos de frio e de asfixia, que não raro podem ser revividos no contexto de uma terapia da reencarnação ou com a ajuda da respiração dirigida. Agora a criança está num beco sem saída. Não há caminho de volta ao paraíso, mas também o que está adiante dela lhe inflige medo, principalmente porque continua *invisível*. Parece não haver saída. No final do túnel não se enxerga a luz, visto que o colo do útero ainda não está aberto.

A situação de desamparo imprime-se nas pessoas que estão presas à segunda matriz no que se refere à consciência. Muitas vezes, na vida diária, elas também se sentem no fim de suas possibilidades e sentem a pressão que já as levou ao desespero durante a pressão para baixo durante as dores do parto. Então elas não sabem como será a continuação da vida, e um sentimento de falta de sentido pode ser a disposição básica. Durante toda a sua vida elas podem ser atormentadas por medos que surgem em toda situação crítica, que levam à dependência e, com isso, as obrigam à sua visão de desamparo. A conseqüência é um forte reflexo de fuga na direção do antigo mundo da primeira matriz.

Para descobrir possibilidades de solução para pessoas da segunda matriz, às vezes vale a pena dar uma olhada retrospectiva sobre o parto concreto da pessoa implicada. Nesta fase a criança será pressionada de cabeça, com cada vez mais força, contra o colo do útero ainda fechado. Dor e sofrimento aumentam até o subjetivamente imensurável e não há luz e nenhuma saída à vista. Mas, em algum momento, essa pressão causa diretamente a abertura do colo do útero e inicia-se a ruptura para a fase seguinte. Da mesma forma, a pressão tem o sentido de abrir novos portais e caminhos na vida, basta que resistamos e vivamos conscientemente os temas existentes — e, principalmente, que não percamos a confiança de que, em algum momento qualquer, também haverá solução para essa situação.

Isso se parece com a viagem da sombra pelo inferno, que da mesma forma é necessária a fim de chegar-se à luz. Mas muitas pessoas fixadas na segunda matriz negativa passam o tempo maior de sua vida no inferno, porque sempre acreditam que irão encontrar a sua cura na regressão, e elas tentam fugir. Trata-se, portanto, de torná-las conscientes de que de tanto buscar, esquecemos de encontrar.

Se nos colocarmos na situação típica da pessoa implicada, podemos compreender como é frustrante esse sentimento de vida. Por exemplo, essas pessoas tendem a interromper seus estudos antes da última prova. Elas terminam seu relacionamento conjugal exatamente antes do ponto em que tudo ia dar certo e, por fim, gastam muito tempo chorando pelas situações e fins deixados em aberto na vida. Pessoas da segunda matriz não têm somente uma tolerância muito pequena à frustração; com mais freqüência o problema está em que querem alcançar muito de uma só vez e com isso se dispersam. Mas se, ao contrário, conseguirem concentrar sua energia num objetivo, na maioria das vezes elas têm reservas suficientes de energia para levarem seus esforços ao sucesso.

Terceira matriz: a luta do parto

Quando a criança suportou suficiente pressão e desamparo, começa a terceira fase do nascimento. A pressão, à qual não vale a pena resistir, provoca a paulatina abertura do colo do útero. Com isso surge uma nova coragem e mais reservas de força são mobilizadas. Todos conhecem muito bem esses momentos na própria vida: assim que vemos novamente a luz no horizonte — uma imagem que pode, de resto, provir da ajuda ao parto — é possível enfrentar as situações, por mais difíceis que sejam. A partir de então existe a esperança, mesmo quando a força já foi despendida.

Quando percebe a luz no final do túnel, a criança vive.

Agora se inicia a verdadeira luta pelo nascimento, que está ligada a experiências muito dolorosas e assustadoras. Quando a criança é pressionada a passar pelo canal de parto, ela é comprimida e pressionada em todos os momentos. Ela é empurrada de cabeça em meio a sangue e fezes, mas, a partir desse momento, ela pode lutar pela vida.

Cada um dos momentos dessa fase traumática, se não forem elaborados, anos ou até mesmo décadas depois, podem ressurgir em outros relacionamentos. Medos súbitos e anormalidades sexuais como o desejo de estrangular, e também a excitação por meio das fezes e da urina de repente adquirem sentido, se os trouxemos com a terceira matriz. Como a dor da pressão e a vontade da liberdade muitas vezes se interpenetram nessa fase, esse espaço de tempo é descrito por muitas pessoas como a primeira experiência sexual.

Pessoas com fixação na terceira matriz podem tornar-se lutadoras incansáveis, que sempre têm seu objetivo diante dos olhos. Elas gostam de

O Parto

mudanças e às vezes até de catástrofes. Uma certa inquietação pode cunhar a sua vida. Enquanto o medo e os sentimentos de falta de sentido acompanham os problemas das pessoas da segunda matriz, as presas na terceira matriz precisam provar constantemente a si mesmas e aos outros como são corajosas e boas, ou melhores do que as outras.

Primordialmente, as implicadas, como plutonianas, muitas vezes conhecem muito bem o deus do inferno e do reino dos mortos, pois durante a fase de expulsão a morte sempre esteve bem próxima da criança. A terceira matriz em geral é o período mais perigoso do processo de parto e o período das maiores complicações.

Enquanto o perigo para as pessoas da segunda fase consiste em desistir e fugir, o problema das pessoas da terceira matriz consiste em chegar e encontrar descontração. A morte e o renascimento representam o tema central da vida e, com freqüência, elas confundem as constantes mudanças exteriores e sua conveniência com o salto para um novo plano de desenvolvimento. Rituais substitutos da puberdade, bem como tipos radicais de esporte e muitas outras tentativas arriscadas de tornarem-se adultas, têm a ver com essa fase.[47]

Ali, onde os problemas surgem com uma fase, sempre há insegurança. Pois assim como o lactente teve de abandonar o antigo paraíso e lutar para conquistar a vida fora do ventre materno, muitas *crianças grandes* tentam dar o passo para a maturidade. Esse segundo nascimento de pessoas responsáveis por si mesmas também não deve ser conseguido sem uma certeza. Técnicas como o *bungee jumping*, bem-sucedidas entre as crianças africanas há séculos devido ao andamento do ritual, não nos levam ao objetivo, mesmo se as repetirmos cem vezes. Assim, as pessoas que ficaram penduradas buscam sempre novos desafios, motivadas pela igualmente intensa esperança insana de que um aumento cada vez maior dos medos exteriores e dos limites da dor finalmente lhes trará a libertação.

As inúmeras lutas mitológicas contra dragões podem mostrar como dá certo superar a própria imaturidade com a certeza. Os monstros dos contos de fada e dos mitos simbolizam nesse caso as forças apaixonadas, impulsivas e viciadas do ego que é preciso vencer. Somente quando essas lutas interiores são vencidas, abre-se o caminho até a princesa, até a linda jovem, e com isso à própria alma. Agora a ruptura definitiva deu certo, e tanto o recém-nascido como os adultos reencontram-se num novo plano.

Quarta matriz: o nascimento, a libertação

No momento da libertação definitiva, o bebê já venceu todos os trabalhos, e uma vida em liberdade fora do ventre materno abre-se diante dele. Todo aperto ficou para trás, e a amplidão do mundo novo, ainda desconhecido, espera ser conquistada. Se as fases anteriores foram vividas e sofridas com consciência, o passado pode ser deixado para trás, e a chegada ao presente torna-se possível. Neste momento está a chance de realmente começar de novo. Como, segundo a concepção da filosofia espiritual, tudo está no início, as primeiras impressões podem decidir como a criança perceberá o mundo durante o resto da sua vida.

Frédérick Leboyer chamou a nossa atenção para a importância das primeiras impressões na vida, mas, infelizmente, a maioria dos hoje adultos ainda não teve a chance de um parto sem violência. Cegados pela luz ofuscante como saudação, obrigados de modo indelicado e com sentimentos de asfixia a fazer a primeira respiração, muitos têm dificuldade para usar a liberdade e as possibilidades de desenvolvimento da quarta matriz.

Assim, muitas vezes é necessário reviver as fases do parto que não foram dominadas, para poder largar de fato o sofrimento do passado. Muitas pessoas buscam e encontram instintivamente aquelas situações e experiências de vida que as apóiam nisso. No entanto, algumas ficam penduradas também e precisam de ajuda terapêutica, a fim de conseguir realizar esse processo de libertação dos padrões do parto, que ficaram impressos nos ossos durante toda a vida.

No plano anímico, esse passo para a liberdade significa antes de mais nada uma crescente responsabilidade pessoal. O próprio potencial só será útil para quem entende as leis deste mundo polar, o que nada mais significa senão que: todo passo tem um aspecto polar contrário. Se, mais tarde, no seu caminho para a liberdade uma pessoa tornar-se independente, ela conquista a liberdade de poder dispor livremente de seu tempo de vida, mas perde a segurança e a proteção de ser um empregado ou de ter uma carreira como funcionário. Uma proteção maior sempre significa uma perda de liberdade. Quanto mais profundamente nós ousamos entrar na polaridade da vida, tanto mais amplo se torna o espectro das nossas possibilidades de experiência.

No caso ideal, as pessoas conseguem essa ruptura com a quarta matriz e podem colher os frutos do seu esforço. Elas concretizam a chance de iniciar aquela vida que lhes corresponde verdadeiramente. Em todas as grandes rupturas encontramos a qualidade dessa matriz.

O Parto Problemático

Gravidez nas tubas uterinas ou na cavidade abdominal

Em 1994, havia uma gravidez nas tubas uterinas (gravidez tubária) em cada 100 partos. Segundo experiências pessoais, hoje os números são bem maiores — com tendência a aumentar — tanto que há de 5 a 10 gravidezes nas tubas em cada 100 partos. Uma das causas principais é a endometriose,[48] que perturba a permeabilidade das tubas (tubos) de modo que o óvulo fica pendurado. Possivelmente, no contexto de uma endometriose, a mucosa rompida das tubas ou da cavidade abdominal atrai magicamente o sêmen, tanto que ele percorre o longo caminho através do útero e das tubas até a cavidade abdominal.

Mas também as inflamações das tubas uterinas (adnexites) contribuem para esse desvio. A causa primordial também pode ser um estreitamento inato das tubas — ou também aderências que favoreçem um calafetamento das vias de transporte. Cistos que contêm a energia anímica enquistada, não elaborada, podem igualmente revelar-se um impedimento. Lágrimas enquistadas, não derramadas, bloqueiam desse modo o caminho para uma gravidez. Enquanto o antigo conflito não for esclarecido, o organismo não quer sobrecarregar-se mais, muito menos com uma gravidez.

A maioria dos bloqueios surge no solo dos conflitos (encarnados nas infecções) e às vezes eles dão a impressão de que a temática é transmitida de uma geração para a seguinte. Por exemplo, quando a implicada viveu anteriormente numa família em que ter filhos estava associado a grandes dores e as mulheres tinham dificuldade ou eram deixadas na mão, isso pode levar a que ela assuma a problemática da família e a ajuste à própria vida.

O tema da fertilidade, em que se trata da continuação da vida da família e, em última análise, da espécie, está muito ligado com a linhagem feminina dos antepassados. Ela por certo não transmitirá apenas a herança, mas também as tradições familiares de toda a linha feminina com todas as suas experiências dolorosas de ter filhos. Provavelmente são as índias que acreditam que por trás de cada mulher está toda a linha feminina dos antepassados, e que esperam somente conseguir lidar juntas com os temas familiares, que não estão tão distantes da realidade, mesmo que ainda não estejam em condições de medir essas influências.

De resto, o DIU favorece uma gravidez fora do útero (gravidez extra-uterina ou GIU) o que pode ser facilmente comprovado. Uma mulher animicamente receptiva atrai uma alma: esta não encontra um lugar adequado no útero e procura uma saída. O modo de atuação do DIU objetiva, por meio da inflamação (conflito somático) causada pelo corpo estranho introduzido (DIU), impedir o alojamento no meio modificado. Esse DIU provoca uma pequena inflamação graças à irritação causada pelo corpo estranho que estorva os cílios vibráteis, de modo que os óvulos não podem mais ser transportados com eficácia. As usuárias de DIUs em geral tendem a ter mais inflamações nos órgãos reprodutores.

O tratamento da medicina convencional para uma gravidez extra-uterina começa com um exame laparoscópico, isto é, a médica abre a barriga e olha para dentro (reflexo da barriga). Nos casos que há dez anos eram tratados cirurgicamente, hoje o fruto mal colocado é endoscopicamente sugado. As injeções de prostaglandinas, controladas por meio da endoscopia com o objetivo de secar e reabsorver, não estão mais em uso. Na gravidez da cavidade abdominal, extremamente rara, a placenta invasiva que cresce representa um problema, sendo praticamente impossível solucioná-lo sem uma cirurgia.

No plano da alma, trata-se de uma tentativa desesperada para engravidar apesar da recusa e da existência de grandes impedimentos. A isso corresponde também um ato desesperado do organismo. Como uma gravidez no útero não é possível, acontece uma espécie de procura de lugar para aninhar-se a qualquer preço. Em virtude de milhões de anos de experiência evolucionária, o preço da procriação nunca é alto demais para o organismo.

Em geral, as tubas uterinas são as mais freqüentemente atingidas, mais raramente os ovários, e a autêntica gravidez na cavidade abdominal é extremamente rara. Ela até mesmo pode ser levada até o fim, e em Munique já se chegou ao parto. Portanto, em todo o mundo, existem algumas poucas crianças que cresceram sem a proteção de um útero.

No que se refere ao tipo, as mulheres venusianas são as mais atingidas, pois costumam ter problemas no baixo-ventre e por isso tendem a freqüentes inflamações e corrimentos. O simbolismo é muito claro: trata-se de frutos no plano inadequado, mas também da fertilidade a qualquer preço —

O Parto Problemático

uma fertilidade perigosa, que não encontra nenhum espaço adequado, nenhum ninho e que ameaça a vida da mãe.

Na **gravidez tubária** trata-se, por assim dizer, de uma gravidez no mecanismo de abastecimento. Por trás disso pode existir uma certa impaciência, uma incapacidade de esperar o lugar e o momento correto para concretizar o desejo de ter filhos. Na nossa época de vida acelerada, a impaciência é um vício cada vez mais freqüente, como o número crescente de gravidezes das tubas comprova à sua maneira. Devido à desatenção para a qualidade correta do tempo e da espera paciente existe o perigo da ruptura interior (o tubo) e o todo objetiva uma interrupção precoce, o que é uma outra forma de impaciência. A solução é (aprender) a nova espera paciente por uma nova oportunidade (de ter filhos). O desafio para a mãe visa que ela crie um verdadeiro ninho e um lar.

No período anterior a uma **gravidez na cavidade abdominal**, um óvulo saltou e foi fecundado sem ter sido apanhado finalmente pelo filtro das fímbrias. Portanto, trata-se de uma falta da qualidade receptiva feminina da parte do útero, que é compensada por uma capacidade receptiva ameaçadora em planos ainda mais profundos. A isso se acrescenta que o esperma, o símbolo do masculino, avança para âmbitos em que nada tem a buscar. O organismo feminino estimula tanto o (esperma) masculino que sobe, que ele pode penetrar longe demais. Entretanto, os limites da disposição receptiva feminina são tão negligenciados, que a *mulher* arrisca a sua vida. Aqui as mal-entendidas condescendência, disposição para o sacrifício e receptividade maternal podem estar por trás disso. Ela sempre aceita o óvulo, mas num plano em que ele não pode crescer e onde ele ameaça a sua vida.

A tarefa pode ser aceitar a semente (e a inspiração) desse homem, mas num outro plano, muito mais profundo. Ela até poderia deixar a dádiva dele entrar profundamente em si mesma, até em planos que colocam sua existência em questão. Ela de fato quer algo desse homem, mas algo bem diferente e num outro nível.

Quanto à problemática geral de engravidar nas modernas sociedades industriais, em geral pudemos constatar que as coisas muitas vezes já não funcionam ou funcionam no tempo e lugar errados. No sentido figurado, disso resultam desafios nítidos. Entretanto, parecemos ter perdido a medida correta — não importa o momento ou o lugar, no que diz respeito ao feminino ou ao masculino.

Flacidez da placenta

A flacidez da placenta (*Mola hydatiformis*) por sorte acontece raramente; na Europa, apenas uma vez em cada 3.000 gravidezes; na Ásia, ao contrário, ela é mais freqüente. Nesse quadro mórbido, a gravidez consiste apenas de tecido da placenta em forma de bolhas, por assim dizer, de excesso de placenta, onde ninguém quer viver. Uma dosagem anormalmente grande de hormônios provoca vômitos intensos e freqüentes.

Antigamente havia com razão um grande medo desse mal, pois não raro ele provocava hemorragias na mulher, visto que nessa doença uma placenta quase cancerosa cresce nos tecidos da parturiente. A placenta flácida pode agüentar até o quarto ou o quinto mês, e depois tem de ser raspada. Hoje uma placenta flácida é logo descoberta através do exame de ultra-som. Então receita-se prostaglandina a fim de provocar um aborto, em seguida segue-se uma raspagem (curetagem).

A interpretação direciona-se para um não querer aceitar a realidade. Não existe nada real para nutrir. Não é possível encontrar o feto, porque o óvulo alojado tem graves defeitos nos cromossomos.

Apresentam-se interpretações semelhantes às da gravidez psicológica, sendo que aqui existe uma verdadeira ameaça para a vida da mãe. No caso da gravidez psicológica, em última análise tudo deve remontar às energias anímicas mal dirigidas, ao passo que aqui a relação com o mundo físico é muito mais profunda. Tudo tem um decurso aparentemente normal, só que a essência, o óvulo e o sêmen são tão intensamente perturbados que o fruto nocivo resultante rói os tecidos da mulher como um câncer e, com isso, constitui uma séria ameaça.

No sentido figurado, podemos partir de uma criatividade perigosa, que não leva em consideração o conteúdo e o sentido e em seu lugar convoca o mal, quando não há medidas decididas de fora para combatê-la — uma cegueira pessoal perigosa e ameaçadora, que deve ser subjugada o mais depressa possível.

Placenta não-provedora

O problema já começa entre as fumantes e a sua assim chamada deficiência placentária. O simbolismo é claro demais e grosseiro. A mãe alimenta mal o filho. Fumar, hoje em dia, em que esses inter-relacionamentos são conhecidos, sempre é um ataque semi-inconsciente contra o filho. O nascituro reage a cada cigarro como a um ataque — de modo muito mais sensível do que a mãe, se comparamos sua atitude ao primeiro cigarro da mãe. Depois do parto, os filhos de fumantes sofrem de crises de abstinência e têm grandes dificuldades de adaptação, que se podem manifestar por gritos constantes, falta de apetite e distúrbios do sono.

Mas não tem sentido atacar unicamente as fumantes e condená-las. É melhor ter certeza de que no caso delas se trata de doentes viciadas, que conscientes, mas desamparadas, danificam a si mesmas e ao seu meio ambiente, e que precisam de ajuda urgente.

A insuficiência placentária entre nós não é encontrada somente nas fumantes, mas também nas alcoólicas e em outras dependentes de drogas, dentre as quais, não só neste caso, temos de pensar principalmente nas dependentes de heroína.

No terceiro mundo, a insuficiência placentária também é muito freqüente nas mulheres grávidas subnutridas. Embora nesses casos não exista uma boa base para uma gravidez, as mulheres conceberam. A recusa interior da gravidez nos países subdesenvolvidos do terceiro mundo em geral é menor do que entre as mulheres modernas. Entre nós, o quadro mórbido atinge principalmente as mulheres inconscientes, instáveis, que não têm limites de defesa — inclusive contra os filhos indesejados.

Aborto

A medicina convencional também vê este tema de forma puramente técnica e diferencia três tipos de aborto: o aborto precoce, até à 16ª semana; o aborto tardio, com o nascimento de um fruto morto com menos de 500 g de peso e, finalmente, o aborto com o nascimento de um bebê morto de mais de 500 g de peso. Só no último caso de aborto mortal, o feto precisa ser enterrado. Uma criança morta, que pesou menos de 500 g, mas mostrou batidas do coração e outros sinais vitais (parto com vida) também precisa ser registrada e enterrada.

Se contarmos abortos muito precoces chegamos ao todo a uma média de 15% até 20% de abortos; destes, 60% mostraram um embrião deformado. De todo modo, o aborto espontâneo é uma espécie de processo de seleção natural.

Para o atual acúmulo de abortos contribuem muitos fatores, por exemplo, complicações devidas à poluição do meio ambiente e irradiações, bem como complicações causadas pela espiral (gravidez apesar da espiral ou gravidez depois do longo período de irritação causada pela espiral). Outros motivos são também o número crescente de parturientes tardias com média maior de deformações, as crescentes doenças sexuais inespecíficas, mas antes de tudo o estilo caótico de vida que relega a gravidez a um tema sem importância. Quanto ao tipo, são atingidas as mulheres desajustadas, nervosas, com aparência e estilo de vida masculino. As gorduchas mulheres lunares tendem menos ao aborto.

No caso do *abortus imminens*, o aborto ameaçador embora a gravidez pudesse muito bem continuar, é possível que a mulher (inconscientemente) não esteja preparada para "chocar" o filho e despender o tempo e a dedicação necessários para isso. Sofrimento e melancolia podem levar a tensões e constantes contrações, dores que pressionam como as dores do parto podem "empurrar" o bebê para fora no mais verdadeiro sentido do termo.

As possibilidades de tratamento da medicina convencional vão de remédios tranqüilizantes (psicofármacos), passando pelos hormônios até os analgésicos. O método da cerclagem, a costura do útero para trancar o caminho de fuga ao feto, finalmente foi eliminado depois de vinte anos de uso, porque se mostrou pouco eficaz. A terapia mais corrente e provavelmente a mais sensata, hoje, consiste em prescrever repouso absoluto; em caso de necessidade, num hospital. E então a mulher em geral precisa acalmar-se externa e aos poucos também internamente, calma que faz a criança ficar. Atividades exageradas, exercícios esportivos (cavalgar) e tudo o mais que requeira esforço deve ser abandonado agora por necessidade.

Na Alemanha, um aborto em geral leva a uma curetagem rotineira — antes de tudo por medo de um *abortus incompletus*, em que partes da placenta podem ficar retidas e levar ao perigo da hemorragia. Na Holanda, não se faz curetagem depois do aborto (*abortus completus*). Isso também é muito plausível, visto que podemos nos assegurar, por meio do exame de ultrasom e com o controle do HCG, de que tudo realmente foi expelido.

Numa época como a nossa, de número imenso de abortos e ao mesmo tempo de crescentes dificuldades para ter filhos, faz com que esse tema automaticamente desperte muita polêmica. Por um lado, as ginecologistas lutam com grande empenho pelos prematuros, que hoje muitas vezes vingam com menos de um quilo de peso; e, por outro lado, as mesmas ginecologistas precisam abortar crianças já com capacidade de vida no quinto mês de gravidez, porque os resultados da amniocentese põem em dúvida a saúde do nascituro.

Esses abortos tardios também são, em última análise, um tipo especial de aborto. Mesmo que seja difícil para os espectadores imaginarem, as crianças "que nascem" dessa maneira muitas vezes são bastante lamentadas. Aqui entra o fato que causa maiores dificuldades, de que o bebê é jogado fora com os detritos do hospital, e a mãe — mesmo com grande empenho — não tem a chance de fazer um enterro ou de se despedir dignamente do filho. A resistência por parte da equipe médica e das autoridades contra uma despedida adequada também é muito grande, porque deixaria ainda mais claro o que aconteceu. Quando se dá um enterro cristão a um bebê, que se deixou pressionar até a morte por meio de dores de parto produzidas, até mesmo pessoas pouco sensíveis perceberiam toda a grande contradição dessas ações.

No caso de abortos naturais, que expulsam bebês desejados, o trabalho de luto é socialmente menos problemático; entretanto, os embriões nos primeiros estágios tampouco são enterrados. Os católicos, no entanto, podem pedir a presença de um sacerdote com uma chamada de urgência.

Uma mãe que estava feliz com a gravidez sentirá a mesma dor que sentiria por um filho já nascido, mesmo que receba pouca compreensão dos circunstantes para esse fato. Essa falta de compreensão torna a situação ainda mais difícil. Nesses casos, a mulher deveria ter a chance de expressar sua natural tristeza. Se ela não sente essa necessidade, parece que não há problema. Porém, só se descobre muito tempo depois que a tristeza foi bloqueada. Esse é com freqüência o caso nos abortos: a própria mãe não se concede o direito de ficar triste, porque queria intencionalmente livrar-se do filho. Caso isso tenha acontecido por vontade de terceiros, talvez o parceiro ou os próprios pais, a situação é especialmente negativa.[49]

Em geral pode-se constatar que, quanto mais espontânea e intensamente a perda do filho foi lamentada, com tanto mais certeza pode-se partir da elaboração do desgosto pela perda do filho. Quanto mais claramente a indiferença da despedida for confrontada e lamentada, tanto mais real é essa despedida e, em geral, a aceitação. Tudo o que se reprime é muito mais difícil de elaborar depois. Com o luto não é diferente. Quem fala de trabalho de luto, por certo com isto quer dizer que no caso há algo a dominar e a elaborar. Isso sempre demanda tempo e energia. Feliz na infelicidade é quem pode fazer ambos e ainda encontra compreensão. Onde não for esse o caso, a temática cai para o inconsciente. Ela usa (precisa) então também no futuro de muita energia para ser mantida abaixo da superfície da consciência.

Para mulheres que anseiam por um filho e que são repetidamente atingidas por novos abortos, acrescenta-se a cada vez a decepção. Muitas vezes, numa sociedade em que a maioria crescente das pessoas já não se sente ligada à Igreja cristã, mas que em segundo plano está cunhada por sentimentos de culpa cristã e pela moral do pecado, pode acrescentar-se um sentimento de inferioridade. A pessoa implicada não se sente fértil, com isso não se vê como uma verdadeira mulher e sente que de algum modo está sendo castigada. Ela, por assim dizer, vê como culpa pessoal que nenhum filho queira ficar com ela. Isso pode chegar à desvalorização do próprio ventre que, ao que parece, não é suficientemente bom para um filho. Quando tudo isso vem à tona com uma nova decepção, depois que já se sentia expectativa e alegria, e quando não lhe concedem suficiente espaço interior e exterior para a tristeza, isso é dificilmente suportável.

Nesse momento, rituais de luto poderiam ser de grande ajuda. E enquanto um padre reza uma missa para a alma que acabou de partir, muita coisa pode liberar-se da mãe — na confiança de que essa despedida tem um sentido, quando tudo nessa criação possui uma ordem significativa.

No caso do aborto pouco antes do término previsto da gravidez, a mãe ao menos sabe que conta com a solidariedade dos demais, o que de alguma forma a ajuda a ter um tempo anímico e temporal para expressar sua tristeza e elaborá-la. Ao contrário de uma mãe que tem de chorar pelo filho abortado contra muitas oposições, ela está numa situação privilegiada, porque ninguém lhe atira julgamentos no rosto.

Parto com morte

A proximidade da vida e da morte se torna evidente aos pais de modo dramático no caso em que o filho nasce morto. Eles se alegram com a nova vida e colhem a morte. O fruto morto do ventre tem um simbolismo tão trágico, que quase sempre é interpretado — mesmo por pessoas que não tendem a fazer isso.

Todos nós sabemos que a morte faz parte da vida e que com absoluta certeza a encerrará um dia — mas nenhum fato, nenhuma verdade é tão fortemente reprimida como essa. Nós, ocidentais, assustamo-nos diante da morte de forma bem diferente do que talvez os hindus crentes ou os budistas, que vivem conscientemente com a morte e que por isso a conhecem melhor. Quem, além disso, considerar a morte como uma estação necessária de transição para conseguir novamente a libertação do fardo de um corpo, poderá ver nela até mesmo os lados positivos — principalmente quando mantém diante dos olhos a corrente da vida, em cujo trem pode desenvolver-se aos poucos cada vez mais e em nível mais elevado.

É totalmente diferente entre nós. Quando a morte ataca onde menos se espera, no início da vida, isso é muito duro para nós. Em nenhum momento a morte é tão fortemente encarada como tabu como aqui. Com isso, a dolorosa tarefa desse "acontecimento" talvez consista também em atribuir à morte em sentido figurado uma vida própria, e trazê-la à luz e reconciliar-se em geral com o tema da morte. Quando uma mulher dá à luz um filho morto, ela deve admitir que também na vida desenvolve-se algo morto que ela não reconhece ou, generalizadamente, que tudo o que ela recebe de presente da vida tem de ser entregue outra vez.

Em geral as médicas procurarão consolar os pais dizendo que para eles a morte da criança foi o melhor. Elas mencionarão as mais graves deficiências como motivos possíveis, por exemplo, distúrbios cardíacos ou danos nos cromossomos como a trissomia 18.[50]

Para realmente compreender o parto de um bebê morto e poder aceitá-lo é necessário conhecer os pensamentos da reencarnação. Caso essa possibilidade que traz enorme alívio seja ignorada, não será possível reconciliar-se e lidar com a morte de um filho tão desejado.

Em nenhum lugar na medicina o tema da morte é tão evidenciado quanto no parto, e onde temporalmente o queremos mais longe. Aqui podemos reconhecer, como em nenhum outro lugar, que o nosso destino naquele momento está nas mãos de Deus ou nas mãos de um poder muito superior ao nosso. Não podemos influenciar as coisas da vida por pressão, e muito menos a morte. Por mais amniocenteses que façamos, nossas tarefas nos deixam certos de que não podemos fugir às indicações do destino.

Elaboração da morte infantil

Todos os casos de morte infantil, sejam quais forem seus tipos, tornam difícil para os pais deixados "órfãos" lidar com eles, porque em geral dificilmente vemos sentido na morte diante de uma vida tão curta, que mal foi vivida. Neste caso, pensar nas graves deformações que de todo modo não teriam dado sentido a uma vida "normal", de fato ainda pode servir de consolo.

O que é importante, concretamente, é despedir-se da criança morta. Em vez de entorpecer a mãe com pílulas tranqüilizantes e mandar o pai para casa, ambos deveriam ter uma chance de, com consciência total, ver mais uma vez o filho e despedir-se dele com os correspondentes rituais de luto, ou seja, devolvê-lo com consciência. O pai deveria receber uma cama no quarto da mãe, pois é exatamente agora que precisam um do outro.

As tarefas de aprendizado para os pais estão na linha apresentada de modo tão impressionante por Khalil Gibran em seu livro *O Profeta*: "Os vossos filhos não são vossos filhos. Eles são os filhos e filhas do anseio da vida por si mesma."

Em todo luto e desespero, lidar com a própria mortalidade representa um alívio. A mera lembrança dela já torna a morte assustadora para nós, homens ocidentais. Como os fundadores de todas as religiões reconheceram e nos legaram nos correspondentes livros sagrados, é preciso aceitar e aprender que a morte pertence à vida e é o seu pólo oposto natural, que nos mais diversos níveis sempre acompanha todos os momentos da nossa vida. Quem reconhece que é o tempo que nos separa da morte e da salvação, e quem enxerga o tempo como uma ilusão, pode consolar-se mais facilmente. No caso, podem ajudar os livros dos mortos das tradições espirituais de diversas religiões como talvez o egípcio ou, principalmente, o tibetano.

Os grupos de auto-ajuda que se ocupam com o problema da perda e da tristeza, podem ser muito úteis. As mulheres que já passaram por este destino, entendem naturalmente melhor como ajudar as outras envolvidas e como compreendê-las do que ajudantes profissionais, que se condicionaram totalmente na luta contra a morte. Quando não se puder contar com a ajuda espiritual de grupos, tampouco dos grupos da própria comunidade hospitalar, seria bom pensar numa psicoterapia e, nesse caso, especialmente numa terapia da reencarnação. A maior parte das indicações quanto a problemas genéticos apresentada pelos médicos, afirmando que assim foi melhor para todos, muitas vezes não basta e nega a profundidade e a dimensão essencial dessa perda.

Parto prematuro

Crianças que chegam ao mundo antes da 37ª semana e com menos de 2,5 kg de peso são consideradas prematuras, embora o tempo e o peso não sejam realmente critérios decisivos para determinar a capacidade de vida de uma criança. A vida dos prematuros está sob extrema ameaça; os prematuros morrem ao final do parto dez vezes mais do que os recém-nascidos a termo. Além do problema dos órgãos que ainda não funcionam adequadamente, é principalmente problemática a falta de uma camada subcutânea de tecidos gordurosos, que torna difícil manter o equilíbrio da temperatura.

Sinais típicos de imaturidade são unhas dos dedos muito curtas. A criança, por assim dizer, ainda não tem garras: ela não pode defender-se, nem tomar (agarrar) o que precisa. A pele é delicada e transparente, o prematuro é vermelho como carne crua: ele ainda não tem limites e nada que os determine, isto é, o seu invólucro protetor ainda não está pronto. Os ouvidos ainda não têm a parte abaulada da cartilagem, o pavilhão auditivo ainda não existe: o recém-nascido ainda não está sintonizado para captação. Algo semelhante vale para os olhos: o bebê ainda não se interessa pelo mundo exterior. No esquema de amadurecimento segundo Petrussa (Índice Petrussa) estão organizados esses dados.

Importante é que nesses partos prematuros se renuncie tanto quanto possível aos medicamentos, os quais reduzem suas chances de sobrevivência ainda mais, o que pode ser constatado dias depois num organismo cujos fígado e rins ainda não têm capacidade para desintoxicar-se.

O Parto Problemático

Psicologicamente, o parto de bebê antes do tempo certo, por um lado pode indicar tendências de fuga, empurrões apressados e também atividade subversiva da parte da criança; por outro, também a tentativa da mãe de livrar-se dela antes do tempo ou de deixá-la por conta própria. A tentativa de jogar a criança para fora antes do tempo e expô-la ao ar livre pode indicar até uma tentativa inconsciente de aborto. De qualquer modo, por trás sempre estará o desejo inconsciente de encerrar finalmente a gravidez e com isso fugir dessa situação também antes do tempo.

Não raro as tendências correspondentes de mãe e filho se juntam, o que pode levar, em caracteres muito impacientes, até a um **parto precipitado**. Aqui, obviamente, nenhum dos dois pode esperar para se separarem o mais rápido possível e com isso livrarem-se um do outro. Mesmo táxis, aviões e até mesmo banheiros parecem suficientemente adequados para um vôo picado para a vida. Não se pode deixar de considerar também a tendência de com isso aparecer em cena e de causar certa sensação.

Essas tendências são menos arriscadas do que a tentativa inversa de exagerar a gravidez, levando-a por demasiado tempo. Quando o início da vida não é exagerado, ele é inofensivo. Comparado com outros mamíferos, os homens são parecidos com os partos prematuros. A cavidade uterina tão rapidamente perdida ainda precisa ser substituída por um ninho exterior igualmente aquecido. Mas esse ninho, então, os "filhotes humanos", comparados com os outros filhotes, só abandonam relutantemente, e muitos ficam pendurados nele. Um recém-nascido humano fica tão preso ao ninho como o mais preguiçoso passarinho.

Aos prematuros, que levam tudo ao exagero, antigamente chamados pelas médicas de "apressadinhos", resta como única chance de sobrevivência a incubadora — um útero artificial que precisa substituir o ninho do ventre materno abandonado depressa demais. Esse cenário dramático pode dever-se tanto à pouca hospitalidade da parte da mãe como à impaciência exagerada da parte do bebê. Como o útero técnico chamado incubadora nem de longe funciona como o útero da mãe, ele serve pouco ao prematuro e ao início deficiente; ao contrário, até desfavorece o desenvolvimento posterior da criança.

Como é difícil para ambos demonstra o fato de que depois de sair da incubadora é preciso tempo para mãe e filho se acostumarem um ao outro outra vez. Quando a mãe não toca seu filho durante semanas, comprova-se que depois não se desenvolve um verdadeiro vínculo entre ela e o filho, motivo pelo qual as especialistas experientes atualmente a estimula a passar tanto tempo quanto possível perto da incubadora e tocar a criança tanto quanto possível. Só assim pode-se constituir um vínculo entre elas.

Para a mãe, um encurtamento drástico da gravidez também traz problemas e nenhum alívio. De fato, a necessidade da incubadora provoca uma separação definitiva e completa, porque o bebê fica demasiado tempo no hospital, mas ela também fica ligada a esse mesmo hospital. Os problemas resultantes disso podem ser consideráveis para ambos os pais, mas especialmente para a mãe, desde as conseqüências tardias para a criança às conseqüências para ela mesma. A falta da fase de formação e a impossibilidade de amamentação representam, diante do segundo plano do risco agudo de vida, um papel secundário, no entanto, continuam bastante significativos.

Casos de extrema prematuridade transformam-se com facilidade em verdadeiros inícios falsos, com risco de vida, porque órgãos como os pulmões ainda são imaturos para sustentar suficientemente a vida no reino do elemento Ar. O modelo correspondente mostra, que as crianças ainda não estão suficientemente incubadas, e cedo demais estão aí para estabelecer a importantíssima comunicação para a sobre(vivência) no mundo polarizado. A desintoxicação ainda não funcional através do fígado e dos rins indica que as crianças não estão preparadas para lidar com o ataque dos produtos do próprio metabolismo, que dirá com os venenos exteriores. Para elas, o mundo ainda é venenoso demais. A falta geral do reflexo de sucção mostra que ainda não podem nem querem participar da troca entre dar e receber. A fraqueza de defesa em virtude do sistema imunológico ainda não amadurecido, que sempre é um tema para os recém-nascidos que não podem ser amamentados, aqui adquire uma importância especial. Os prematuros tampouco podem ainda defender a própria pele. No todo, seu estado geral é um único grito de ajuda e um apelo ao meio ambiente.

Com esse modelo os prematuros iniciam sua vida e nesse sentido formam o pólo oposto dos filhos preguiçosos. Analogamente, como esses tendem a sempre chegar tarde em toda parte, os prematuros já estão lá, o que pode ser igualmente desagradável. Bebês impacientes e preguiçosos têm um problema com o tempo certo que, seja como for, trabalham de lados opostos, enquanto não fogem para uma compensação. É exatamente então que reconhecem quantas contradições têm em comum.

Uma tentativa interessante e salvadora de vidas desenvolvida na Colômbia com crianças prematuras foi o assim chamado método canguru,[51] destinado ao "desenvolvimento" das crianças, que mostra muito bem do que os pequenos afinal precisam. Dois ginecologistas do hospital *Juan de Dios*, de Bogotá, por falta de incubadoras caras, animaram mães de prematuros a carregar os filhos diretamente em contato com o corpo e a servir elas mesmas como propagadoras de calor. Os resultados foram surpreendentes. O problema da temperatura foi solucionado; pela constante estimulação no

O Parto Problemático

peito materno, a maioria das crianças aprendeu a mamar sozinha e assim, por meio do leite materno, tinha a melhor proteção possível contra infecções. Os efeitos desvantajosos da incubadora que se impregnam na alma, como o isolamento, foram eliminados. Contra todas as expectativas 95% das crianças tratadas dessa maneira sobreviveu aos primeiros dez anos de vida, enquanto, segundo a experiência, só a metade das crianças tratadas com alta tecnologia teriam conseguido sobreviver. Mesmo dos quatro bebês mais fracos, que pesavam menos de um quilo e não tinham chances de sobrevivência, três conseguiram viver. Os médicos somente conseguem explicar esse resultado surpreendente pela proximidade da mãe e todos os motivos anímicos que iluminam espontaneamente todas as mães.

Podemos aguardar com curiosidade a rapidez com que esse método não muito adequado à indústria, visto que temos suficiente dinheiro para incubadoras, dará certo aqui na Alemanha. Nesse aspecto, haveria novamente chances de uma ruptura sensacional para a ginecologia, e outra vez — se formos honestos — seria "apenas" um passo de volta aos métodos dos antigos.

Se usássemos o método canguru — apesar das reflexões higiênicas que logo se mostrariam contrárias a ele — também com todos os outros bebês, com certeza e do modo mais simples poderíamos nos poupar de muitos problemas e custos. Por certo essas crianças teriam tão poucos problemas de higiene como as dos povos arcaicos, onde esse procedimento é habitual desde que se entendem por gente. Um caso pode exemplificar isso: Um missionário europeu pergunta à mãe negra, que carrega o filho nu no colo embrulhado num pano: "Como você percebe quando o seu filho faz cocô?" Ela olha para ele boquiaberta e responde com outra pergunta: "Como você percebe isso?"

Fato interessante, a especialista austríaca em prematuros, dra. Marina Marcovich desenvolveu um método muito semelhante de medicina intensiva para prematuros que inclui, além disso, reduzir também todas as medidas intensivas ao extremamente necessário. Na primeira oportunidade a médica foi demitida. E embora hoje a maioria dos neonatologistas alemães copie os métodos e as idéias da terapia suave até mesmo no âmbito da medicina intensiva para adultos, ainda esperamos em vão pelo tardio estabelecimento dessa prática da medicina austríaca.

São atingidas pelos partos prematuros principalmente as mulheres impacientes, magras, que tendem para o pólo masculino. Também está predestinada quem está cheia de medos, quem não ficou muito feliz com a gravidez e projetou sobre ela preocupações e problemas do ambiente. Igualmente quem fez por longo tempo uso da pílula anticoncepcional, que leva a órgãos de procriação subdesenvolvidos no que se refere à tendência ao parto prematuro, porque o corpo da mulher, especialmente o útero, não se desenvolveu suficientemente para ela ser mãe. Está em jogo muito pouco do (princípio) lunar da (nova) vida. No que diz respeito a isso, também a garbosa mulher venusiana, que não se sintoniza com o arquétipo lunar, pode ser atingida.

Mas também uma mulher que está sobrecarregada de desgosto e sofrimento, cujas circunstâncias sociais (como habitação e finanças) são desfavoráveis, só dificilmente estará em condições de construir um ninho animicamente adequado. Os duplos encargos provenientes disso não raro levam a uma tentativa unilateral de livrar-se do fardo por meio de uma expulsão prematura do bebê.

Também o fumo, o álcool e o vício das drogas podem reduzir de tal modo o ninho interior do nascituro, que o bebê por si mesmo queira sair mais cedo, porque a placenta é muito mal irrigada pelo sangue. Quando a mãe está numa má disposição, a criança tem pesadelos e pode desejar abandonar o lugar tão pouco hospitaleiro.

Freqüentemente, também são atingidas por partos prematuros as mulheres que não constroem nenhum ninho no mundo exterior para o filho, o que pode indicar que seu interior também não é confortável. Muitas vezes elas não têm tempo ou não reservam nenhum para agüentar as quarenta semanas. Falta-lhes ou a capacidade da estabilidade ou a paciência ou a alegria, e assim elas não se conformam e não se incomodam com a necessária maturidade biológica.

A voz popular fala no caso ideal de crianças "*bem assadas*" e com isso alude à analogia que diz que não se deve retirar pão e bolo do forno cedo demais. No caso de tendências prematuras de desapego da mãe, também o filho pode não ver nenhum motivo para ficar mais um pouco. Assim, ambos os lados podem agir juntos, e o bebê fugirá prematuramente da situação desagradável e pouco confortável.

A tarefa de aprendizado para a mãe consiste em dar espaço e tempo a si mesma e ao filho, em praticar a paciência e a tolerar o que o destino previu. Pode ser útil aceitar socialmente com gratidão o parto prematuro e ceder-se à paz conquistada.

Parto depois do prazo

O procedimento de como o término da gravidez é estabelecido entre nós na verdade não procede, pois poucos bebês vêm ao mundo no dia calculado; exatamente nem mesmo 5% deles. Dois terços de todas as crianças nascem

O Parto Problemático

num espaço de dez dias antes ou depois do prazo oficialmente marcado. Um quarto de todos os bebês ainda vem ao mundo fora desse espaço de tempo. Isto é, 25 de 100 crianças estão *mais* de dez dias distanciadas do prazo calculado. Por outro lado, nenhum método de cálculo para o dia e mês do parto oferece mais segurança do que a regra de Naegele (partindo do primeiro dia da última menstruação são calculados três meses e sete dias para trás), nem mesmo a avaliação por meio do exame de ultra-som.

O prazo supostamente tão exato traz falsas expectativas ao jogo. Aqui não se trata de um momento no tempo, mas antes de um espaço de tempo. Cronos, o deus da medida do tempo, é menos importante do que Kairós, a divindade da qualidade do tempo: significativo, portanto, é o tempo *correto*, não o momento matematicamente certo de tempo. O tempo certo é quando o parto se anuncia de modo natural.

Prestar atenção à qualidade natural do tempo em todo parto é muito importante, para não mexer na obra da natureza. Há mais de sete mil anos as nossas antepassadas conheciam Kairós muito bem. Somente nos últimos três mil anos perdemos esse conhecimento. A pouca importância atribuída a Kairós, a qualidade de tempo, em favor de Cronos, a quantidade do tempo, tornou-se um dos nossos maiores problemas. Como hoje todo o tempo nos parece igual e ele só é medido do ponto de vista quantitativo, não só perdemos a maior parte do conhecimento acerca dos ritmos, mas também o respeito pelo prazo correto do parto, que acontece naturalmente. Disso resultam mal-entendidos tão terríveis como o assim chamado parto programado, que coloca uma máquina acima do organismo materno, para que o decurso do parto seja determinado pela prescrição dos hormônios. Somente hoje começamos a nos livrar do erro e a voltar aos poucos ao caminho natural, visto que tornamos a descobrir o significado dos ritmos lunares.

Num mundo apressado, em que todos querem poupar tempo, e ninguém mais tem tempo, infelizmente mal se concede tempo à futura mãe, que sofre de um *stress* acentuado. Quando o prazo calculado para o parto transcorreu, começam os grandes medos e perguntas — na verdade, totalmente sem motivo; mas, segundo a experiência, o inferno que elas mesmas criam é o pior.

Qual a certeza que o prazo determinado oferece? Antigamente, as médicas tentavam determiná-lo com base nos sinais exatos de uma anamnese. Uma abundância de fatores de incerteza era incluída no cálculo. Apesar disso, essas médicas muitas vezes obtinham melhores resultados. Hoje temos supostamente melhores possibilidades objetivas por meio do ultra-som. O prazo do parto é corrigido constantemente, mas os resultados, apesar disso, não são melhores do que os transmitidos do modo antiquado. Mesmo nas fases da gravidez, em que o prazo do parto não pode mais ser calculado de modo significativo, os fãs incondicionais do ultra-som ainda tentam corrigir o que foi estabelecido anteriormente. Todos esses jogos de cálculos deixam de ver, no entanto, que entre os seres humanos existem os que se empolgam tardiamente e os que se adiantam, que existem algumas crianças que para seu benefício ainda usam mais tempo para amadurecer, e que então, vêm ao mundo na sua hora. O importante seria prestar novamente atenção à qualidade do tempo; não se deixar enlouquecer pelas datas.

Como, no entanto, falta-nos hoje a paciência em todos os outros âmbitos possíveis, como a futura mãe de repente a deveria ter, principalmente antes do parto, sem que surja um indeterminado nervosismo? Entretanto, seria importante transformar o momento aparentemente exato de tempo num espaço de tempo. Seria a oportunidade ideal para dar a si mesma e ao filho o tempo necessário e para lhe dar espaço. Todo ser humano é único, não só a mãe, mas também o filho. As pessoas não podem ser calculadas, muito menos se pode aplicar a mesma medida a todos. A tentativa vã das ginecologistas de determinar o momento exato do parto mostra isso — mas essa tentativa sempre destinada ao fracasso também causa muitos danos. Seria tão fácil esclarecer o problema, visto que quase nenhuma criança chega no momento previsto.

Como nos concedemos tão pouco tempo depois do momento calculado, e como todos os envolvidos tendem a se colocar e aos outros sob pressão de ação, isso causa um exagero de tentativas de indução de parto. O todo começa muitas vezes com um teste de carga de oxitocina a fim de constatar se o bebê ainda está bem. A oxitocina é um hormônio sinteticamente fabricado e que estimula as dores do parto. Quando as dores começam assim que é administrado e os batimentos do coração da criança continuam estáveis, esse é um bom sinal. (Ginecologistas ligadas à natureza estimulam o bico dos seios das mulheres grávidas, o que leva a um derrame natural de oxitocina.) Quando os tons do coração do bebê ficam mais fracos é ministrada mais oxitocina e desse modo o parto é induzido à força. Com isso chegamos outra vez àquele parto programado considerado há séculos como uma insensatez.

A segunda variante é a tentativa do amadurecimento rápido do feto, dando-se hormônios de prostaglandinas que igualmente começam o trabalho de parto e amolecem os tecidos do colo do útero. As prostaglandinas são introduzidas na forma de tabletes na vagina ou levadas ao colo do útero na forma de geléia. No desejado caso ideal, o colo do útero se abre e o parto tem início. Em caso contrário, a tentativa é repetida no dia seguinte.

A terceira tentativa de escalação é a indução por meio de dosagens tão altas de oxitocina, que o corpo é obrigado ao parto no contexto de uma vio-

O Parto Problemático

lência bioquímica. Quando nem mesmo isso leva ao desejado parto bem-sucedido, porque o tempo real do bebê ainda não chegou e ele ainda não quer sair, a ginecologia fica um nível mais raivosa. Por meio de uma lança em cuja ponta existe um gancho, fura-se a pele do ovo, e com o rompimento adicional da bolsa amniótica em geral é chegado o momento. Quando nem mesmo isso leva ao nascimento e a tensão de todos os participantes chega lentamente ao ponto de ebulição, ainda resta como última possibilidade a cirurgia cesariana, que funciona em qualquer hora, tanto faz se a mãe e o filho estão maduros e preparados (sobre o tema parto depois do prazo e cesariana veja também p. 326). No final, as ginecologistas sempre estão mais rapidamente dispostas a utilizar o último recurso, como demonstram as estatísticas com seus números crescentes de cesarianas. Mesmo a OMS chegou a uma visão crítica desse fato, como demonstram as assim chamadas seções de programas econômicos.

Entretanto, as mulheres modernas também contribuem com sua parte para a exagerada estratégia do "fazedor" pouco antes do parto. Passados três dias do prazo calculado, elas começam a ficar muito nervosas, porque elas mesmas ou as pessoas do seu meio valorizaram demais esse prazo desde o início. Onde isso acontece, são lançados os limites para indizíveis induções ao parto, que vão contra a natureza de mãe e filho. Ambos são tornados pouco resistentes dessa maneira e com demasiada freqüência perdem a experiência de um parto feliz.

Problemas de Posição da Criança

De cada 100 crianças, 94 escolhem o caminho natural: a posição ideal para mãe e filho, de cabeça. Na 32ª semana de gravidez mais de 90 entre 100 crianças já tomaram sua posição definitiva. Depois disso, ainda é bem possível convencer as crianças que adotaram uma posição menos ideal para seu parto a se posicionarem melhor ou então, com pressão suave, levá-las a *mudar de posição*. De fato, também na medicina moderna aceita-se cada vez mais que, com relaxamento, massagens leves e também "conversas com o bebê", muita coisa pode ser modificada para melhor.

Além disso, muitas parteiras — como em sua época a lendária Sigismunda — dominam a arte de virar o bebê suavemente, mas com determinação. Na tendência exterior, segundo Saling, a médica tentará virar o bebê sob a proteção de remédios analgésicos e controle por ultra-som. Essas tentativas muitas vezes são bem-sucedidas, mas não devem ser feitas antes da 37ª semana, nem no caso de múltiplos, no caso de hemorragias e quando as dores do parto já se iniciaram.

Homeopatia em caso de problemas de posição
- *Pulsatilla C 30*: pela manhã e à noite, 3 glóbulos de cada vez; quando o bebê ainda não se virou a duas semanas do prazo para o parto, ele pode ser levado a isso com Pulsatilla.

Tentativas suaves para virar o bebê
Ponte indiana

A mulher deita-se confortavelmente no chão. Ela abre as pernas e permite que lhe coloquem muitas almofadas sob a pelve, formando uma linha reta dos ombros, passando pela pelve, até os joelhos (com inclinação de cerca de 30 cm). Essa posição é mantida cerca de 15 a 20 minutos. O efeito é ainda mais forte quando ela mexe levemente a pelve, balançando de um lado para outro. Nessa posição, o bebê pode escorregar outra vez para cima, consegue mais espaço para então ainda se virar para a posição correta para o parto. O exercício não deve ser feito de estômago cheio.

Tentativa para virar o bebê com ajuda do parceiro
O homem senta-se ereto no chão com as pernas abertas, a mulher grávida recosta-se no parceiro, nádegas contra as coxas dele. De pernas erguidas, ela reclina sobre os ombros dele. Ficar um tempo agradável nessa posição a dois, conseqüentemente a três, e enquanto isso manter uma *conversa* com o nascituro, pode fazer sentido.

Posição de joelhos e cotovelos
Uma outra possibilidade de virar a criança consiste em ficar por 10 minutos na posição de joelhos e cotovelos. A mulher se ajoelha, inclina-se para a frente e se apóia nos antebraços, deixando a barriga suspensa. Por assim dizer, ela volta à posição-padrão dos mamíferos, o que na maioria das vezes é agradável e um alívio, e que não raro traz a criança para o caminho certo.

Diálogo interior
O contato anímico através da voz interior também pode levar o nascituro a se mover, virando-se para a posição ideal para o parto.

Moxibustão
O método tradicional chinês da moxibustão — uma espécie de acupuntura sobre estímulos de calor, aqui especialmente no pé — também pode ser tentado, a fim de virar o nascituro para uma posição mais favorável.

Posição sentada

Cinco de cada 100 crianças escolhem esse caminho especial para vir ao mundo. A posição sentada, injustamente considerada muito perigosa, com freqüência ocorre com mães cuja profissão exige que fiquem sentadas. Talvez ela seja tão temida porque a voz popular diz que só os mortos saem de um espaço com os pés para a frente. Na posição especial sentada com os pés para a frente e em posições de pé, o bebê de fato chega ao mundo com os pés na frente. Essa posição sentada representa um leve risco adicional, e não justifica uma cesariana, que por motivos de segurança é oferecida pelas ginecologistas.

O número exagerado de cesarianas realizadas no passado no caso das crianças sentadas fez com que as ginecologistas se deparassem com uma posição sentada cada vez mais raramente na sua formação e, como resultado, já não sabem lidar bem com ela. A conseqüência é que se decide mais depressa ainda por um parto com intervenção cirúrgica. Em geral, a cirurgia incomoda mãe e filho muito mais do que um parto natural na posição sentada; com isso, na verdade, a posição do parto deveria ter sido mencionada na primeira parte do livro. Mas como a posição sentada é cada vez mais patologizada, ela é tratada aqui, na segunda parte, sob o tópico das complicações do parto.

Em si, não se deve levar a mal que uma criança pouco preparada prefira escolher o aparentemente muito mais seguro caminho com a parte traseira para a frente, em vez de ousar dar o salto de cabeça para a vida. Mas nessa posição a criança não pode ver a saída do canal do parto e também não pode reconhecer para onde é empurrada com tanta violência. Quanto menos ela estiver animicamente sintonizada com o parto, tanto mais ela poderá lutar contra ele. Se levarmos em conta que algumas crianças ainda enxergam nesse momento as tarefas que as esperam na vida diante de si, podemos compreender melhor o seu sobressalto. Seja como for, todo parto representa um trauma — a questão é só com quanta consciência ele pode ser elaborado.

Um trauma típico do parto com todos os problemas efetivos pode mais tarde ser acompanhado até a sua origem. Quando as dores e a pressão vão se tornando cada vez maiores, em algum ponto a criança não tem mais a chance de se recusar a nascer. O poder ameaçador das dores do parto fica tão forte, que ela tem de se entregar de um modo ou de outro. Se essa entrega da luta tornar-se uma fuga do corpo pressionado, dolorido, estabelece-se a base para um trauma de parto não dominado. Durante o parto, o corpo é literalmente abandonado e deixado totalmente a sós. Ato contínuo, a alma volta, mas apenas quando o parto foi encerrado. Com isso, falta-lhe a experiência de ter superado o desfiladeiro.

Caso a mãe fuja da vivência consciente, talvez na ausência de dores por meio de uma anestesia geral, não é raro que o bebê se sinta abandonado por ela, pois apesar da anestesia na mãe as suas dores continuam. Em última análise, na anestesia nada mais acontece além da expulsão da consciência materna do seu corpo. A criança claramente recebe muito pouco dessa anestesia, e continua a sofrer; mesmo os receptores de dor da mãe continuam funcionando apesar do atordoamento. Só ela mesma não está mais presente para receber seus sinais. Por esse motivo, ela pode depois — talvez numa terapia da reencarnação — viver novamente todo o parto com todas as dores relacionadas a ele.

Caso o parto seja sentido como tão terrível a ponto de a mãe perder voluntariamente a consciência, falta, segundo a natureza, a correspondente ex-

Problemas de Posição da Criança

periência de lutar para sair. Quem tem esse tipo de modelo de parto não elaborado, terá medo de situações de pressão, especialmente de recomeços. No caso da claustrofobia, o medo de espaços apertados, esse inter-relacionamento pode ser muito claro. Mas também as situações em que a pessoa se sinta encurralada no âmbito social, podem provocar medos extremos. Se, numa repartição com cerca de cinqüenta empregados, ela ficar sabendo que durante o ano vinte deles serão "dispensados", a situação fica socialmente tensa. Mas sob a pressão motivada por isso não restarão necessariamente os melhores, como por certo espera a direção da empresa, mas mecanismos psicológicos difíceis de controlar se encarregam de um tipo de seleção. Por exemplo, primeiro quebrarão sob a tensão e se renderão aquelas pessoas que não elaboraram seu trauma de parto. A pressão social as afetará tanto, que começarão a cometer erros e desistirão voluntariamente, como naquela ocasião, quando igualmente numa situação sem esperança abandonaram o pequeno corpo espremido no canal de parto.

Por outro lado, os implicados devem atrair exatamente essas situações (inconscientemente) para poder reconciliar-se com elas. Assim surgem muitas crises não solucionadas. Conscientemente, nós evitamos as situações melindrosas; mas, inconscientemente, nós as buscamos sempre, pois algo em nós não desiste da esperança de ainda conseguir vencer o obstáculo.

Numa posição sentada a criança não cede à posição do salto de cabeça para a vida, que exige coragem, mas se opõe a ela. Os adultos podem entender essa situação por meio de uma analogia. Imaginemos que estamos num trampolim de 10 metros de uma piscina e olhamos de cima para o que dá a impressão de ser uma pequena pelve que temos de atingir. Caso essa situação seja nova e não estejamos suficientemente preparados para ela, estamos próximos de renunciar ao salto. Mas se o retrocesso estivesse impedido e houvesse uma pressão constante na direção da ponta do trampolim, a saída seria pular em pé contra o aconselhado salto de cabeça a fim de poupar o principal. Assim, analogamente, a criança mostra para a vida, em vez de a cabeça, primeiro o seu traseiro. Além do medo e da recusa, poderíamos ver nisso também um certo protesto. O simbolismo é claro. Como na posição sentada também o mecônio, a primeira evacuação, é espremido para fora como uma saudação, também poderíamos interpretar como a criança sente que a sua entrada no mundo do ar está "borrada". Por certo, é impossível "expressá-lo" de modo mais claro.

No início do parto a recusa parece compensar, pois a cabeça é poupada e a pelve estreita escorrega facilmente para fora. Mas finalmente segue-se o *gordo final*. A cabeça, que de todo o corpo tem o diâmetro maior, preenche a abertura com sua passagem, de modo que o cordão umbilical é obrigatoriamente espremido. Assim sendo, automaticamente o bebê terá sensações de asfixia, que são ainda mais assustadoras e ameaçadoras do que no corte prematuro de um cordão umbilical ainda pulsante. A criança não consegue respirar de modo nenhum enquanto está presa com a cabeça, nariz e boca no canal de parto. O que em seu medo ela queria evitar, ela agora sente de outro modo. Quanto mais essa situação durar, tanto mais ameaçadora ela se torna, até chegar a sentimentos de opressão com medo da morte. Por outro lado, parteiras formadas hoje em dia, dominam totalmente essas situações, sem que haja problemas físicos.

A tentativa de contornar o princípio da agressão, ou de Marte, evitando o corajoso salto de cabeça, não dá certo, mas apenas convoca uma variante não solucionada do mesmo. Com a posição sentada fica claro como padrão uma prematura recusa medrosa da vida e a tendência de recusar o caminho previsto *fazendo valer* o próprio — custe o que custar. Uma certa teimosia e a tendência de escolher o caminho mais difícil sem levar em consideração as perdas (pessoais), não podem deixar de ser observadas — bem como a experiência precoce de conseguir se sustentar. Também a recusa de certa dedicação aparece nesse modelo, pois a cabeça é mantida erguida, em vez de abaixá-la humildemente para ficar conhecendo o caminho habitual. Na vida posterior, um lema preservado que promete sucesso é *mantenha a cabeça erguida*.

De todo modo no decurso da vida, os implicados sempre confrontarão situações de parto, que exigem coragem e uma certa capacidade de realização. Mas o perigo é que os que nasceram sentados também continuem a virar as costas aos desafios (prolongados) da vida para imprescindivelmente realizarem algo a seu modo, em vez de ir em frente.

Posição transversal

Aqui as coisas e a criança estão em posição bem diferente. Por sorte, apenas uma em cada 200 crianças escolhem esse caminho, que na verdade não é um caminho. A oposição direta à direção normal do desenvolvimento que se apresenta na posição sentada é desigualmente mais favorável do que um estar completamente sobre a espinha. Quem se deita na transversal, como neste caso o nascituro, deixa claro com isso que não quer continuar. Na posição sentada ainda se está — mesmo com sinal prévio ao contrário — a caminho na mesma direção. Os oponentes lutam entre si, mas com isso sempre compartilham o tema. Mas se alguém se deita na transversal, não continua em nenhuma direção. Não é apenas simbolicamente que aqui existe uma recusa total. O bebê não quer sair para o mundo e, em vez disso, se encolhe na cavidade original segura, mas que por sua recusa em sair está se tornando cada vez mais um risco de vida.

Parteiras experientes sempre conseguem virar um bebê tão relutante a fim de movê-lo da sua posição *atravessada*. Mas somente o fato de que essas "intervenções" nem sempre dão certo mostra que dela faz parte mais do que uma ação puramente mecânica. Essas tentativas de virar o bebê exigem antes a arte de envolver corpo e alma, que certamente se baseia em rica experiência e intuição. Quando não houver uma mulher sábia à disposição ou quando não for possível demover a criança de sua oposição transversal, só resta a mecânica grosseira de uma cesariana.

O parto através da cirurgia que salva vidas deve ser interpretado como uma vitória na visão da criança, que luta numa posição de pirraça bastante destrutiva sem poupar a própria vida ou a da mãe. Desse modo a criança se poupa da luta árdua pela pressão e, em última análise, pela sua própria (sobre)vivência.

À primeira vista, a intervenção cirúrgica oferece na verdade muitas vantagens para a mãe e para o bebê. Por meio da anestesia, a mãe se poupa em primeiro lugar da dor. Sob a proteção de Hipnos, o deus do sono, ela dorme no auge da gravidez. Seu filho, por sua vez, pode esperar tranqüilamente até que a cortina se abra e mãos cuidadosas o retirem do seu esconderijo. No sentido figurado, ele conseguiu vencer a oposição com a cabeça e poupou-se da luta pela passagem estreita do canal de parto. Mas, observando-se mãe e filho a longo prazo, mostram-se, no entanto, as consideráveis desvantagens dessa *solução*. As dores evitadas durante o parto se distribuem finalmente na mãe durante um espaço maior de tempo. Observações de cesarianas ao longo do tempo revelam que esse caminho, aparentemente tão mais simples, nada tem de vantajoso para elas.

O mero decurso concreto de um parto deixa claro como é estreito o vínculo que une mãe e filho nesses casos, inclusive no caso do parto por cesariana. De todo modo, ambos têm uma participação anímica na situação. Caso a criança se recuse a assumir toda a responsabilidade pela sua passagem para a vida pelo portal estreito, a mãe também precisa ser libertada dela por meio da anestesia.

No modelo de vida do bebê que nasceu por cesariana por estar com a *cabeça na transversal*, algo já vibra no nome da intervenção, pois se trata de uma saída nobre, para não dizer imperial para a vida. O lema "eu me deito na transversal e mantenho a posição, os outros que cuidem de fazer algo de mim, se o desejarem" no início é muito confortável, mas no decurso da vida pode tornar-se um modelo extremamente bloqueador do desenvolvimento. Só muito raras vezes mais tarde os semelhantes estarão em condições de livrá-lo de todo risco e trabalho, na vida como no parto. O tipo aparentemente tão esperto e por si mesmo pobre em riscos de lidar com novos começos, pode transformar-se num bumerangue.

Em última análise, o desejo do bebê de cesariana de ficar no (outrora) país das maravilhas do ventre materno é irrealizável. O motivo por trás disso é tão regressivo que a situação, sem ajuda da ginecologia, leva com certeza a uma catástrofe. Mãe e filho morreriam juntos diante dessa recusa. Conseqüentemente, aqui se reconhece um elemento de extorsão e a ameaça com a própria morte.

Quando nas posteriores crises de vida nenhuma "parteira" correr para ajudar, existe o perigo de ações de pirraça e reações de extorsão que não pouparão ninguém. No caso extremo, esses modelos mostram-se na prática psicoterapêutica por meio de ameaças como: "Se você não cuidar de mim imediatamente, eu me mato!" Quem não aprende a lidar com a pressão e o respectivo medo que ela causa, porque sua taxa de tolerância é demasiado baixa, corre o risco de represar medos durante toda a vida e, animicamente, de continuar uma criança pequena no nível da recusa por medo e pirraça. A posição de expectativa de que os pais, o Estado e a sociedade dêem um jeito nisso, se espalha cada vez mais e, no estado social, ainda é estimulada. A média constantemente crescente de operações cesarianas corresponde à posição interior e a reflete novamente.

A posição imperial de expectativa pode tornar-se uma hipoteca pesada, pois muitas vezes a vida pede que sujemos os nossos dedos, não confiemos que os outros tirem as castanhas do fogo para nós e como substitutos se incomodem por nós com as pressões da polaridade. As melhores ajudas muitas vezes estão em nossas próprias mãos. Aprender isso é uma das principais tarefas da experiência dos cabeçudos com as cesarianas.

Prolapso umbilical

As complicações de um prolapso umbilical são tão raras quanto perigosas. Do ponto de vista estatístico acontece em um dentre 200 partos, e 2% desses *prolapsos* são mortais.

Às vezes um bebê pode vir ao mundo com um cordão umbilical enrolado no pescoço como um cachecol. De fato isso tem o valor de uma anedota, como talvez a daquela criança que, apesar do DIU, abriu seu caminho para a vida e ao nascer a segurava na mão — se a expressão facial era de triunfo, nessa idade tão tenra é uma questão de interpretação.

Caso um bebê tenha ficado preso no cordão sem ter essa intenção e este se enrolar cada vez com mais força ao redor do pescoço, pode haver danos por falta de oxigênio durante o parto. Com o cordão tornado mais curto, a criança por assim dizer está pendurada na corda e na armadilha que ela mesma teceu, e que a prenderá cada vez mais durante o processo de parto.

Às vezes também não podemos nos furtar à opinião de que os bebês nessa situação se deitam na transversal por medo do parto. Na posição transversal eles impedem a descida para a pequena pelve e, assim, a estrangulação que aconteceria impreterivelmente, como se soubessem ou intuíssem que seriam libertados da armadilha, que eles mesmos provocaram, pelo caminho seguro de uma cirurgia cesariana.

Com maior freqüência o prolapso umbilical acontece em correlação com as posições transversais ou em pé, no hidrâmnio, no parto de múltiplos e numa gritante desproporção entre o tamanho da cabeça e a largura da pelve. Antigamente, tentava-se chegar imediatamente ao hospital de ambulância, o que já pode custar tempo demais. Mais importante seria a elevação da pelve para diminuir a pressão sobre o cordão umbilical.

No caso de prolapso umbilical com a bolsa amniótica mantida, o mesmo drama se desenrola de modo mais suave. Como existem melhores chances de que o colo do útero ainda se abra e a cabecinha possa entrar na pelve, sempre se tratará de manter a bolsa amniótica pelo maior tempo possível.

Do ponto de vista do significado, trata-se de um parto apressado, não ordeiro, na seqüência errada, que indica uma desordem de ambas as partes. Os propulsores desse tipo de parto podem ser estados caóticos internos e externos. No caso de partos múltiplos, a situação de concorrência é acrescida, que pode levar a colocar (pendurar) os pés (cordão) na porta. Isso também demonstra uma ação prematura, imprudente.

Do lado da mãe, um estado descoordenado de pânico pode efetivar o salto prematuro. Do lado da criança, poderia tratar-se de uma pressão precipitada, "impensada", que compreende até mesmo o reforço, como numa arremetida militar que acontece tão depressa que a verdadeira ameaça parte da ausência de reforços.

No caso de a criança realmente se estrangular ou ao menos ameaçar fazer isso, há indicação de uma óbvia ameaça pessoal. Os exames de ultra-som e de fotografia intra-uterina hoje nos revelam que os nascituros lidam com seu cordão umbilical e também conseguem puxá-lo. Nos respectivos comportamentos falhos as mães sempre sentiram isso, porque a barriga fica mais dura. Quando os pais brigam, um bebê desperto pode puxar o breque de emergência, o que leva a uma irritação infantil e a um estímulo materno, com o correspondente derrame de oxitocina que faz a barriga ficar dura e tensa.

O que em geral causa uma pequena dor na mãe e pode ser comparado a um puxão na campainha de serviço, pode indicar uma outra agressão muito mais perigosa dirigida contra si mesmo, no caso de um bebê com o cordão umbilical bem apertado ao redor do pescoço.

A existência de energia auto-agressiva contra a própria vida não é rara na vida posterior, e não se revela unicamente nas tentativas de suicídio, mas também em quadros mórbidos como alergias, ou outras doenças de agressão contra si mesmo, como o reumatismo. A estrangulação parte da própria criança, sendo que tentativas de suicídio "bem-sucedidas" são muito mais raras do que danos à irrigação sangüínea em diversos graus, com suas respectivas conseqüências. O modelo assustador diz: "Prefiro me matar a me soltar e confiar no fluxo da vida."

Por meio do caminho da terapia da reencarnação seria possível verificar se as tentativas de se recusar a nascer por pirraça ou por vingança formam o segundo plano desse comportamento. Um suicídio infantil pode ter causas múltiplas como o de uma pessoa adulta. Entretanto, há circunstâncias que não são tentadoras para o bebê, mesmo que não as vejamos de fora. Muitas vezes existe "somente" uma profunda mágoa por trás disso. A voz popular conhece a expressão *mágoa mortal* e esta pode acontecer muito cedo.

O modo de fugir da vida é diferente conforme o tipo da pessoa, e isso vale de modo semelhante também para o início da vida. Uma personalidade cunhada pelo arquétipo netuniano foge secretamente e sem fazer alarde das dificuldades que o esperam, ao passo que as que estão próximas ao princípio plutoniano tendem a se despedir de modo espetacular quando o destino não as deixa impor a própria vontade.

A situação também poderia ser interpretada em relação à mãe, pois aqui o princípio lunar materno protetor, que está simbolizado no cordão umbilical, se transforma na serpente primordial plutoniana estranguladora, que tende a estrangular o próprio filho. Este é o tema como ele se apresenta em muitos quadros mitológicos quando pensamos em Hércules, que já como bebê precisou dominar uma serpente que o estrangulava. No mundo atual, o tema pode ser reconhecido na assim chamada problemática da superproteção (*overprotection*), em que uma mãe corre o risco de sufocar o filho com sua forma de "amor".

Distocia dos ombros

Essa complicação acontece principalmente no caso de bebês que pesam mais de 4.500 g. Hoje o índice é de 11% dos partos — com tendência a se elevar pelo crescente aumento do comprimento e do peso das crianças modernas.

Uma distocia dos ombros acontece, então, quando a cabeça da criança já saiu, mas os ombros ficam presos transversalmente na pelve. Caso a pro-

Problemas de Posição da Criança

porção do corpo infantil em relação à cabeça seja relativamente grande, como no caso de bebês muito pesados, é maior a probabilidade dessa complicação. Conseqüentemente, acontece com mais freqüência em mães obesas, diabéticas, no caso de aumento excessivo de peso durante a gravidez.

As possibilidades das parteiras vão de pequenos truques até furiosas medidas desesperadas. Por exemplo, as pernas da mulher podem ser pressionadas para baixo, para que pela modificação drástica de posição ainda se consiga um movimento na pelve. Uma outra possibilidade seria empurrar diretamente os ombros da criança para a pelve com o punho. Neste caso há o risco da assim chamada paralisia do plexo. Acontece uma paralisia dos nervos do braço correspondente. A correlação dessa paralisia com a distocia dos ombros é estatisticamente clara. Por sorte, esta pode regredir amplamente. Muitas vezes a clavícula se quebra. Num caso de extrema emergência a parteira pode quebrá-la intencionalmente a fim de ainda retirar a criança e salvar mãe e filho.

Para a mãe, o significado vai também na direção de que ela alimentou bem demais e por tempo demais esse bebê e, com isso, arriscou sua independência e o seu parto. O exagero nesse sentido, por mais bem intencionado que seja, muitas vezes custa a vida da criança ou ameaça o seu desenvolvimento.

Para a criança o significado está em que a cabeça, a causa principal, ainda passa, mas não permite que o último passo para a vida seja dado. A cabeça como símbolo da razão deslizou para fora, mas o corpo tem ombros largos demais, correspondentemente a criança se estica, se dilata, arriscando sua posterior capacidade de ação (paralisia do plexo). A sabedoria contida no ditado "Quem diz A, também tem de dizer B" é ignorada aqui pela criança, para seu prejuízo pessoal. Quem se recusa tão tarde, arrisca no verdadeiro sentido da palavra, a ser rasgado em pedaços. Mais tarde esse modelo de parto pode levar, como indecisão anímica, a intensas provas interiores dilacerantes.

Do ponto de vista puramente técnico, a coordenação do primeiro surgimento não dá certo. Aqui, alguém que em regra é muito difícil, provoca dificuldades desnecessárias para si mesmo e para os outros. Por trás disso ainda pode existir uma postura, que também vem aumentando muito nos adultos, de se dar demasiada importância (peso). Isso é reforçado pelo fato de que na maioria das vezes se trata de crianças um pouco desproporcionais.

O Rasgar da Cortina

Ruptura do útero

Felizmente, a ruptura do útero (*uterusruptur*) é um acontecimento muito raro, que na verdade só ocorre no caso de cirurgias cesarianas anteriores. Esse perigo deu base, no passado, para o argumento: "Uma vez parto por cesariana, sempre parto por cesariana."

Uma ruptura do útero também pode acontecer numa posição transversal do feto ou de um colo do útero com cicatrizes, quando a criança abre seu caminho sem consideração pelas perdas, à medida que rompe o útero. Com isso, ela rasga o próprio ninho e é mais forte do que a parede que a contém. Isso na maioria das vezes se baseia mais nessa fraqueza do que na grande força do bebê.

Quando o recipiente que a contém se rompe, isso pode significar também para a mãe que ela não pôde mais carregar o peso da criança, não estava mais à altura de suportar a crescente pressão interior. Por outro lado, também pode tratar-se de uma necessidade da criança, quando a mãe simplesmente não a solta do útero. Nessa situação sem esperança a criança tem de se libertar com sua própria força, nem que seja fazendo um buraco no seu ninho. Para ajudá-la, existe a pressão interna do útero que desfaz a tensão da situação por meio do rompimento. Com isso, existe o perigo imediato de hemorragia da mãe e a conseqüente asfixia do bebê. No caso extremo, ocorre que a mãe prefere entregar sua energia vital a entregar seu filho, até que não lhe resta mais nenhuma força para sobreviver.

Uma outra possibilidade seria que o recipiente não é mais suficientemente forte para carregar seu fardo. Uma jarra de vinho também precisa ser de boa cerâmica, bem queimada, a fim de conter o vinho e poder mantê-lo. Em diversas tradições espirituais, há indicações de que é preciso primeiro fortalecer o corpo e prepará-lo, antes de estarmos em condições de carregar o divino (a luz).

O simbolismo do rompimento do útero é muito claro e revela um desequilíbrio entre a força materna e a infantil. A mãe não se abre suficientemente (depressa). Ela não solta o filho. Ela não o entrega voluntariamente no tempo certo, ela despreza seus limites e avalia mal o seu filho. A criança indomável, forte demais se liberta à medida que rompe o ninho materno e rasga a mãe de dentro para fora, porque não avalia muito corretamente sua superioridade. Da parte da criança há exagero na impiedosa luta pela libertação legítima. Desapego e libertação aqui são temas em todos os casos altamente carregados de conflito. A solução está na confissão de que a criança ultrapassa sua força, e precisa de ajuda exterior, no sentido de que é preciso fazer urgentemente uma cesariana.

Rompimento do colo do útero

No caso do rompimento do colo do útero (*cervixriss*) trata-se de uma situação muito semelhante à do rompimento do útero, só que agora não é o corpo (*fundus*), mas o colo (*cervix*) que é atingido. A posição de saída é semelhante: quando o colo do útero não se abre, a criança abre com violência braquial o caminho para a liberdade e com isso rasga, ao passar com a cabeça pela parede, o colo inferior da mãe que não lhe abre voluntariamente a porta para o mundo polarizado.

Para a mãe, o tema do não querer entregar é abordado no sentido de uma prematura situação de superproteção: não se abrir e dilatar para novos caminhos da vida, não liberar o filho para a independência, não desejar dá-lo à luz. Involuntariamente, pensamos na mãe de Percival, Herzeloide, que não quis entregar o filho numa fase posterior da vida. Também ele teve de libertar-se e não rasgou de fato o seu ventre, mas seu coração, o que dessa maneira fez justiça ao seu destino e ao seu nome.

Ruptura da vagina

No caso da ruptura da vagina (*colporrexia*) existe o mesmo problema básico num nível mais externo e superficial do que nos casos anteriores, mesmo que a ruptura da vagina, por um lado, seja claramente pior, mas por sorte mais raro do que a ruptura do períneo. A pele da vagina se rasga até o clitóris, incluindo os lábios vaginais, e internamente até o útero. O períneo na maioria das vezes se rompe também.

No caso do rompimento da vagina, o problema básico consiste em que o último portal é apertado demais, depois que o útero já liberou a cabeça da criança. O problema da mãe é novamente a desproporção entre ela e o seu filho. Ou ela alimentou demais e por muito tempo o filho e deixou de ver as próprias possibilidades de se alargar e de dar espaço, ou o pai era poderoso demais em comparação a ela — no que ela novamente teria se superestimado. Isso pode levar até a um auto-sacrifício pelo filho; ela pode, no verdadeiro sentido da palavra, *rasgar-se* pelo filho em comum.

Por outro lado, o problema hoje é cada vez mais raro, porque as mulheres se entregam melhor ao processo do parto e conseguem se abrir melhor, quando podem escolher livremente uma posição apropriada para elas. Rupturas da vagina hoje em dia só acontecem quando a mulher se deixa convencer a posições inadequadas, erradas para ela. A terapia da medicina convencional consiste, como em todos os outros casos de romper ou ser rompida, em cuidados cirúrgicos, isto é, nas correspondentes suturas.

Ruptura do períneo

Quando o plano superficial, o último dos portais não se abre, mas rasga, falamos numa ruptura do períneo. Quanto maior for o defeito, tanto maior também a possibilidade de que acima, na vagina, algo se tenha rompido junto. A ligação com o ânus tende a se romper também, mesmo que não de todo. A voz popular conhece muitas expressões bastante claras, embora muito vulgares, quando ocorre um rompimento nesse local. Em todo o caso, trata-se sempre de alguém que se esforçou pelo outro, o que exige um bocado das próprias forças. A pessoa se esforçou demais e se forçou a uma abertura que nem sequer lhe correspondia.

O significado para a mulher consiste em que — talvez para agradar às médicas — permitiu que elas a convencessem a adotar uma posição de parto inadequada (por exemplo, a posição de costas) e que para isso precisou rasgar-se no plano físico corporal. Ela teria escolhido uma posição mais de acordo com o próprio sentimento.

O antigo costume de cortar o períneo, desde que a mulher tivesse optado pela posição de costas, totalmente inadequada, era também uma espécie de passo de libertação.

Medidas preventivas para a proteção do períneo
- *Óleo de germe de trigo*: fazer uma massagem suave que torna os tecidos flexíveis.
- *Café morno*: borrifar sobre o períneo e os órgãos genitais externos, para descontrair os tecidos.
- *Coffea C 200*: uma dose (3 glóbulos) pode ter um efeito liberador sobre os tecidos rígidos do períneo e da vulva.
- *Acupuntura*: espetar uma agulha entre a vagina e o ânus, na linha central.

Expulsão prematura da placenta

Uma expulsão prematura da placenta provoca uma ameaça muito grande em diversos planos. As hemorragias a ela associadas revelam que a mãe, e com ela o filho, estão ameaçados de perder a energia vital, caso não tenham ajuda externa imediata. O quadro mórbido quase só aparece quando existem outras ameaças como a gestose, a hipertensão, distúrbios do sangue, eclâmpsia e prolapso (rompimento do cinto de segurança), mas também no caso de um cordão umbilical curto demais.

A criança sofre ameaça de asfixia pelo desligamento prematuro da placenta, que é a fonte de tudo que a sustenta. A situação paradisíaca é interrompida subitamente, porque não existem mais reservas. As medidas ginecológicas de ajuda, como uma cesariana imediata, são as únicas chances de sobrevivência para a criança. A vida da mãe está igualmente ameaçada, pois um desligamento ou expulsão da placenta causa hemorragia interna. O útero tampouco consegue se recompor e, assim, continua sangrando fortemente. Pela quantidade de sangue que jorra não é possível determinar a gravidade da situação. Indícios mais seguros são a barriga dura como uma tábua (abdômen agudo) da mãe, bem como o estado de choque, a extrema palidez e as dores, em geral, insuportáveis.

A partir do significado, trata-se de uma situação desesperada, em que se chega a uma espécie de reação exagerada (pânico, choque). A mãe, inconscientemente, condicionada pela necessidade, chega a largar o filho, caso em que tudo — também a própria situação — ainda fica pior. A temática por trás disso gira em torno do último passo que é dado antes do primeiro. Em vez de pressionar primeiro o bebê para fora, o seu organismo esgotado resolve todo o problema inconsciente num desmaio — e assim, na verdade, não se livra dele.

Na maioria das vezes, nessa situação a mãe ainda é salva, enquanto a cesariana de emergência em 90% dos casos chega tarde demais para o bebê.

Ruptura prematura da bolsa amniótica

Com a ruptura prematura da bolsa amniótica a mãe *entrega* o filho *cedo demais ao ar*, no verdadeiro sentido da palavra, na medida em que lhe retira a água da vida. Mas também é preciso considerar que o filho não é posto a seco pela mãe, mas que ele mesmo rompe o invólucro com seus dedinhos. Pois quando está a termo, ele já tem pequenas unhas e pode usá-las por curiosidade. Chegando ao seco, acabou-se o conforto, e por fim ele tem de seguir a indicação clara e o líquido amniótico. Quando ele não interpreta o sinal nesse sentido e não se abre voluntariamente, embora já esteja pronto para isso, o parto em geral é induzido artificialmente com remédios para provocar as contrações.

Como um todo, a situação não é muito ameaçadora, pois, de qualquer modo, quando isso ocorre o bebê está pronto para conseguir abandonar o ventre, o que felizmente dá certo na maioria das vezes. Quando o tempo da criança não está completo, hoje em dia, ao contrário do que se fazia nas últimas duas décadas, esperaríamos e levaríamos em conta o risco de uma infecção, a fim de dar ao recém-nascido ainda algum tempo para chegar a termo.

Do ponto de vista simbólico, trata-se de um arremesso um pouco precoce; na verdade, de um salto para fora do paraíso, um corte prematuro do cordão umbilical, sendo que isso tudo na maioria das vezes é tão inofensivo quanto reter o bebê por um tempo maior. Quando, depois da puberdade, os adolescentes de dezesseis anos saem da casa dos pais, deve-se valorizar essa atitude como se isso acontecesse um pouco mais tarde, por volta dos vinte e tantos anos; a situação se torna problemática quando crianças de oito anos buscam (querem) sair de casa e filhos com trinta continuam em casa.

Nos abortos antigos (ilegais) havia o método bastante disseminado de perfurar a bolsa amniótica (usando-se para isso uma agulha de tricô ou algo parecido). Ele se baseava na experiência de que à criança só restava a saída, assim que lhe tiravam a água. Nos primeiros meses de uma gravidez isso leva à morte certa.

Uma saída claramente precoce do líquido amniótico e o conseqüente parto prematuro nos levam a concluir que a mãe e o filho também buscarão *soluções precoces* nas demais situações. As crianças envolvidas podem mais tarde tender para decisões precipitadas e na maior parte das vezes impensadas, e enfrentam o mundo com surpreendente impaciência. Muitas vezes elas pertencem ao tipo de pessoa que coloca o carro na frente dos bois. Como em todos os modelos de parto precoce, seus planos e objetivos podem parecer menos amadurecidos, e muitas vezes elas fariam melhor se *refletissem* um pouco mais sobre as suas decisões.

No caso das mulheres que dão à luz pela primeira vez, essa situação é extremamente rara; ela acontece em mulheres que já têm muitos filhos ou no nascimento de múltiplos. Antigamente o caso como um todo era considerado de emergência e requeria o transporte em ambulância, na posição deitada, até o hospital. Hoje encaramos a situação com mais calma e só escolheríamos o transporte na posição deitada em caso do perigo agudo de um prolapso do cordão umbilical ou ao se constatar clinicamente que a cabeça da criança ainda não entrou na pequena pelve. Naturalmente, logo se iniciarão as dores, e tenta-se evitar uma paralisação do parto devida ao pânico. Mesmo quando o salto acontece prematuramente, porque na verdade ainda é antes do tempo certo, e ao bebê é roubada a sua "pele da sorte", a parturiente ainda tem tempo de fazer a mala com calma e ir para o hospital pelas vias normais. Também no hospital tudo continuaria normalmente. No entanto, no momento em que surge o medo ou se ainda está sendo depilada, a *mulher* se fecha e há uma paralisação.

De qualquer modo, a bolsa só se rompe quando a cabecinha já está na pelve; a criança praticamente usa a bolsa como almofada e camada protetora e as dores do parto estão em pleno andamento. Mas sempre há, como acontece na puberdade, pequenos desvios no caminho para a vida. A longo prazo não há nenhuma desvantagem ginecológica devida a esse impaciente salto prematuro para a vida; seja como for, aqui já se pode reconhecer um padrão típico: uma certa impaciência.

Problemas de Relacionamento ou o Parceiro Difícil na Sala de Parto

Muitas vezes, apenas a mudança exterior visível da mulher torna realmente claro para o homem que a partir de então compete-lhe a responsabilidade pela família que cresce. Isso pode fazer surgir o medo com relação ao futuro e o questionamento sobre até que ponto ele está preparado para isso. A mudança na sua mulher, que mais ou menos cunhada pelo arquétipo venusiano da amante se transforma cada vez mais claramente no arquétipo lunar da mãe, pode fazer surgir nele os próprios problemas não elaborados com sua mãe. Assim, pode acontecer que ele comece a amar o lado maternal da esposa, que lhe foi negado pela mãe, ou tem de recusá-lo porque já em seu tempo de criança ele ameaçava asfixiá-lo. De qualquer modo, também para o homem a gravidez é uma espécie de psicoterapia natural, que além de vantagens também pode trazer alguns problemas.

O mesmo acontece à própria mulher, que viverá lados em si mesma, que conhece a partir da sua mãe, que amará ou recusará. Em todo o caso, uma gravidez seria uma boa oportunidade para resolver os próprios problemas maternos. Naturalmente, isso será ainda mais fácil quando a própria mãe se sintonizar com seu papel de futura vovó; dessa maneira, três gerações podem se aproximar durante a gravidez.

Também a parceria com a parteira ou a médica pode tornar-se problemática. Quase toda mulher, na gravidez, espera mais compreensão para suas necessidades anímicas do que de costume, visto que muitas vezes ela agora consegue exibir a necessária compreensão para as necessidades dos outros. É exatamente essa mudança que exige do ambiente uma modificação drástica. No caso ideal, agora as necessidades do filho têm prioridade absoluta. Muito da justificada expectativa de obter cuidados e compreensão, é projetada pela grávida sobre as ajudantes profissionais — especialmente quando o marido e a própria mãe fracassam nisso.

Uma das muitas vantagens de um parto em casa é que a mulher desde cedo pode desenvolver um relacionamento digno de confiança com a parteira da sua escolha, que muitas vezes adquire traços de amizade. De fato, no verdadeiro sentido da palavra, as duas têm de desenvolver *uma camaradagem incondicional.* Caso venham a surgir discórdias, a mulher não deve ter medo de trocar de parteira no devido tempo, pois quando algo não se harmoniza ou se harmoniza mal durante a gravidez, com certeza ela não se mostrará melhor com as pressões do parto que se aproxima. Quando, no caso ideal, já surgiu um laço anímico de confiança entre a parturiente e sua ajudante, isso pode ser de um valor inestimável.

Algo semelhante vale naturalmente para o relacionamento com a parteira de uma clínica ou a ginecologista; seria favorável que a mãe pudesse contar que a ajudante habitual estivesse disponível no momento do parto. Aí está uma grande desvantagem dos hospitais, visto que estes — como já mencionamos antes — têm de colocar suas tabelas de serviço acima das necessidades individuais de parturientes isoladas. Mas, sob a pressão crescente da concorrência e os partos em menor número, também neste caso já existem movimentos que beneficiam as futuras mães.

O pai da criança na hora do parto

Hoje em dia, o pai deve estar presente ao parto do seu filho, ao menos para valorizar a já mencionada cunhagem considerada muito importante nesse período. Isso, no entanto, pressupõe que ele tenha se preparado bem para isso e que suporte a situação (veja também p. 122ss.). Quando, entretanto, a futura mãe — na maioria das vezes sem estar consciente dos problemas do parceiro com o parto iminente do filho em comum, ou com o tema parto em geral — espera dele um comportamento e compreensão responsáveis durante o parto, nesse ponto algo pode sair dos trilhos. Pois nesse caso e nessas circunstâncias ela toca constantemente no seu ponto fraco, problemático, do qual ele aos poucos já toma consciência, mas com o qual ainda não quer lidar.

Quando uma mulher intui o problema do parceiro com o parto, talvez seja até melhor desobrigá-lo desde o início, e levar consigo uma boa amiga ou a própria mãe como acompanhante. Pedir à mãe para estar presente durante o parto estabelece um bom e saudável relacionamento entre as gerações, o que raras vezes acontece.

A ginecologia é o primeiro campo da medicina convencional que permite que haja espectadores, inclusive em cirurgias como a cesariana. Quando todos os participantes estão bem instruídos nisso, não há nada que o impeça. Entretanto, muitos homens vivem o parto como um ato doloroso, cujos propulsores foram eles mesmos, e então a cada ato são relembrados disso, o que pode causar insegurança também no que se refere ao seu comportamento sexual, com a mudança da sua garota em mulher através do ritual natural do parto.

Em outras culturas sempre houve diferentes acessos ao papel de pai, que brotaram em parte da necessidade, mas, na maioria das vezes, das tradições. No caso de alguns nativos das Filipinas, o pai ajuda a mãe, por exemplo, até fisicamente durante o parto, na medida em que a pega no colo e a segura durante as contrações e a sustenta. As vantagens desse costume são incontestáveis, pois o pai tem um papel realmente *sustentador*, e assim, uma participação direta no acontecimento. Ele está bem perto e pode ajudar a sua mulher no verdadeiro sentido do termo. Assim, ele ocupa um papel central e, com isso, passa mais facilmente para o papel de pai. Ele realiza algo para isso, e com certeza vive uma experiência comovente. Quando o bebê finalmente nasce, ele não vê somente a mãe, mas também logo o pai e assim também é marcado por ele.

Entre os burusho, na Índia, a tarefa do pai, ao contrário, é ser o guardião da porta da casa durante o parto, a fim de manter longe da parturiente e do filho as más influências. Esse papel também do ponto de vista psicológico é escolhido com muita habilidade, pois assim o pai por um lado está ligado ao acontecimento por meio de uma função importante, e por outro lado está suficientemente distante para não poder causar danos e não sofrer danos de sua parte também.

Hoje, sentimos que já superamos há muito tempo essas ponderações, pois o processo de parto e o significado do sangue que corre no ato já foram racional e totalmente esclarecidos e libertos de todas as superstições. Mas com facilidade deixamos de ver que temos uma visão muito mais superficial dos inter-relacionamentos anímicos do que muitos dos assim chamados povos primitivos, que, seguindo seus rituais, chegam a resultados essencialmente melhores para todos os envolvidos.

Enquanto os povos arcaicos declaram que não só o sangue da menstruação, porém o derramado durante o parto e a hemorragia que se segue ao mesmo, são prejudiciais e perigosos para a saúde paterna, mantendo o pai longe do ato, nós reconhecemos isso como tolice. Isso sem levar em conta que a noção, que nessas culturas impede o ato sexual como impróprio para o período, faz com que os homens possam preservar sua pose sob esse pretexto, quando a maioria deles só se perturbaria e muitos deles nem sequer estão suficientemente preparados para suportá-lo. Pelo fato de considerarmos esses costumes como uma superstição e os termos eliminado, os pais subitamente podem assistir a um acontecimento para o qual muitas vezes não estão ou estão insuficientemente preparados, no qual, além disso, não desempenham nenhum papel definido, o que por sua vez só aprofunda sua ameaçadora insegurança diante da nova situação familiar.

O ginecologista Michel Odent sustenta, hoje, a opinião de que devido às dificuldades que se criam nesse cenário, na maioria dos casos seria melhor manter os pais longe do parto — o que corresponde aos costumes da maioria das sociedades arcaicas. Mesmo que a idéia possa nos parecer estranha, essas experiências a longo prazo comprovaram-se muito mais profundas e significativas. No mínimo, deveríamos ter isso em mente.

Por outro lado, o parto poderia e deveria ser um exercício insuperável de humildade para o marido — e uma sintonização no papel de segundo violino por algum tempo após o parto. Quando ele se sintoniza com esse papel, o parto pode ser o ponto máximo da vida também para ele. Quando aceita essa possibilidade, ele com certeza não será mandado embora e poderá até mesmo segurar o filho quando ele chegar, e deitá-lo sobre a barriga da esposa ou envolvê-lo protetoramente nas mãos quando a parteira o tiver colocado sobre a barriga da mãe.

Ao contrário disso, o orgulho pessoal da parte dos ajudantes na sala de parto nada tem a ver com o acontecimento. Assim, muitas vezes o pai se limitará, no momento decisivo, quando o filho finalmente chegou, a dar uma olhada no relógio (acertado) para marcar o momento exato do nascimento.

Por certo, aqui só se pode decidir no caso particular. Pessoas que profissionalmente estão envolvidas com muitos partos, naturalmente terão a tendência de dar conselhos com base na sua experiência. No entanto, essa experiência, segundo as estatísticas, não faz justiça à situação individual. Importante é que o futuro pai — exatamente como a futura mãe — decida por si mesmo, pois assim ele saberá lidar mais facilmente com as conseqüências.

A Luta Contra a Dor Durante o Parto

A maioria dos remédios usados durante o parto para diminuir a dor infelizmente não serve para facilitar o parto, mas o dificultam e até mesmo o impedem e, com isso, prejudicam a criança. Em especial os métodos que, além do alívio da situação da mãe, a impedem de fazer pressão por esforço próprio — e com isso impedem as contrações, prolongando automaticamente o parto, o que sempre acontece em detrimento da criança, que está no canal de parto durante todo esse tempo. Apesar dessas desvantagens gerais, as medidas da medicina convencional às vezes são necessárias, principalmente quando existe um medo considerável do parto ou as dores não puderem mais ser suportadas.

Mas também médicas convencionais experientes enfatizam como é importante, com relação a isso, um bom esclarecimento e preparo para o parto. O conhecimento impede boa parte do medo, e nada estimula tanto as dores como o medo ou o *stress*. Entretanto, as decisões relativas às medidas analgésicas já são tomadas muito antes pelo modo como a *mulher* encara o parto e se sintoniza com ele, ou na medida em que é sensível à dor.

Analgésicos

Praticamente todos os remédios usados durante o parto chegam à criança através da placenta, e até agora não existe nenhum modo de impedir isso. O organismo da criança muitas vezes precisa de muito mais tempo que o da mãe para eliminar as substâncias.

A substância mais freqüentemente usada é a petidina (nome farmacêutico do Alodan ou Dolantina), que de fato mitiga as dores da mãe, mas ao mesmo tempo leva ao enfraquecimento das contrações e, principalmente, a problemas respiratórios no recém-nascido, depois do parto. Como demora até quatro horas para que a metade dos medicamentos seja eliminada do corpo do lactente, logo antes do parto não deveriam ser dados quaisquer remédios, porque a criança logo terá de respirar por ela mesma. Por outro lado, essa fase, segundo a natureza, muitas vezes é o período das dores mais intensas.

Como a petidina é um alcalóide com teor de morfina, ela é classificada entre os analgésicos e, por isso, na Alemanha, só deve ser usada sob responsabilidade pessoal. Hoje é substituída de preferência por meptid que, ao que parece, não cria dependência, visto que não é um alcalóide com morfina. Ele produz um efeito semelhante, mas não é classificado como analgésico. Há dúvidas se essa é uma alternativa significativa, visto que a maioria dos medicamentos puramente químicos a longo prazo se mostram ainda mais nocivos.

O parto "sem dor"

Por trás desse conceito atraente esconde-se, hoje, em essência, o método da anestesia peridural (APD). Em geral ela é aplicada por uma médica anestesista. Introduz-se uma pequena sonda no espaço peridural, que se situa no âmbito dos condutos nervosos, a qual adere à coluna vertebral, para que a qualquer momento, segundo a necessidade, se possam injetar mais medicamentos até o final do parto. Antes, no entanto, os valores sangüíneos têm de ser impreterivelmente avaliados, a fim de evitar complicações. Quando tudo é feito corretamente, leva cerca de 20 minutos até que toda a área a partir do umbigo fique livre de dores. Essa ausência de dores se deve aos medicamentos analgésicos injetados no canal espinhal, que além de eliminar as dores também leva à paralisia da metade inferior do corpo. A princípio as dores são apenas ligeiramente mais fracas, mas depois cessam de vez. Houve épocas em que 60% a 70% dos partos nas grandes cidades eram realizados sob anestesia peridural.

Hoje em dia o método é levado em conta para mulheres muito tensas e medrosas, que têm dores do parto mas nenhuma dor rítmica, e que não conseguem se soltar nem abrir, mas ao contrário se mantêm totalmente fechadas. Para elas, a eliminação da dor é ao mesmo tempo a destruição de um círculo vicioso, a fim de evitar a cirurgia cesariana. A mãe pode continuar a pressionar um pouco; entretanto, nem de longe tão bem como antes.

Apesar dessas grandes desvantagens para o bebê e a mãe pela eliminação da pressão eficaz, o método já encontrou muito eco e se disseminou bastante em virtude das promessas que vibram em seu nome. Mas, além do alívio relativo das dores, as conseqüências não provocam o parto e nem sempre são isentas de risco.

Como a pressão sangüínea cai, em todos os casos são necessárias transfusões. Além disso, devido à queda da pressão sangüínea, é necessário que o parto seja intensamente vigiado. A parturiente não sente dor, mas tem igualmente pouca vontade de fazer pressão, motivo pelo qual na maioria das vezes é preciso colocar um medicamento indutor do parto no soro. Em última análise, a mãe abandona o filho no que se refere ao trabalho de parto, pois, sem o impulso de pressionar, em geral ela pode fazer muito pouco, o que duplica o tempo da fase da expulsão. Um tempo maior de parto sempre significa um tempo mais prolongado de sofrimento e de risco para a criança. A probabilidade de que se tenha de ajudar com o fórceps ou o tubo de sucção aumenta consideravelmente (hoje em mais de 90% desses casos). Da parte da mãe sempre ocorrem dores de cabeça e, de início, paralisação ou sensação de adormecimento das pernas, que podem durar alguns dias.

Uma técnica nova, a anestesia epidural móvel (AEM), permite que a mulher, por meio da combinação refinada dos medicamentos analgésicos, continue a se mover e seja capaz até mesmo de andar. O adormecimento das pernas não existe nesse caso. Mas embora esse tipo de anestesia seja naturalmente preferível aos antigos métodos, ele deveria ser usado somente em casos de real necessidade, visto que a vivência do parto e a chance da iniciação na maternidade são impedidas apesar de todas as suas vantagens.

Uma mulher que conhece a ambos — o parto normal natural e o parto com APD — comparam este último com uma escalada à montanha por um elevador. Uma experiência de pico não pode acontecer dessa maneira, e com isso falta o ponto alto e o último carregamento de energia, em que a dor se transforma em libertação. Uma terapeuta e mãe de três filhos expressou isso da seguinte maneira: "A sensação intensa e subjetiva da dor voltada *para o objetivo* a serviço da vida, coloca a mãe no aqui e agora da vivência." Se é de conhecimento geral que não existe ritual de iniciação sem dor, ou simplesmente o sentimento das mulheres parece não ser tão importante nesse caso, seja como for, em muitos hospitais é feita a correspondente preparação das mulheres que desejam uma APD.

Por outro lado, existe também uma tendência contrária, principalmente entre os que acreditam no progresso, voltada para a técnica moderna baseada nas mulheres construtivas: "Por que sofrer dores quando é possível passar sem elas?" Ou: "Por que escalar uma montanha quando existe um bondinho?" — essa seria a questão correspondente. Mas vai uma grande distância entre uma mulher que *quer ser parida* e uma mulher que quer *dar à luz* com as próprias forças. De muitos pontos de vista, um parto é como uma viagem pela montanha, e ambos podem tornar-se uma iniciação. O que o teleférico é para os alpinistas, para a parturiente é a eliminação da dor. Quando se trata apenas de expulsar o bebê ou de alcançar o pico da montanha, os caminhos modernos não só são mais confortáveis, mas em parte também mais ajuizados. Mas quando se trata de uma experiência de pico, ou da iniciação na arte de ser mulher, seu efeito é inibidor.

Motivos para uma APD ou uma AEM
- No caso de extrema sensibilidade à dor, quando outros analgésicos não fazem efeito.
- Quando a única alternativa seria uma cesariana.
- Como alternativa para a anestesia geral durante a cesariana.
- Quando existe um grande medo, que não é possível controlar de outro modo antes do parto com total descontração.

Bloqueio do *pudendus*

No método do bloqueio do *pudendus*, pela anestesia do nervo do pudor (*nervus pudendus*), é impedida a transmissão de sensações dolorosas aos genitais exteriores, o que resulta numa clara redução da dor. Para esse objetivo, a médica precisa dar uma injeção nas nádegas. O efeito anestésico naturalmente é muito menor do que na APD, mas incomparavelmente menos bloqueador e nocivo para o bebê. Esse método é muito pouco utilizado hoje em dia, porque contribui pouco em comparação com a APD.

Infiltração no períneo

Esta intervenção inócua serve para tornar o períneo insensível antes do corte. Entretanto, muitas vezes é desnecessário, quando se corta no momento certo. Nas dores, em razão do esvaziamento de sangue no períneo, este está praticamente insensível de uma maneira ou de outra. Além disso, a injeção já é dolorosa. Só em raros casos não é possível esperar até essa anestesia natural. Além disso, já existe um *spray* anestésico local, que bem pode ser usado antes da injeção.

Procedimentos ultrapassados

Como ultrapassado, deve ser considerado o método anestésico com *gás hilariante*. Nesse método, a mãe respira uma mistura de gás hilariante e ar, que cria uma situação indolor parecida com a da anestesia, mas que impede a mãe de realizar o trabalho de parto ativamente. Como todos os métodos que poupam a mulher do aspecto do trabalho, também este é contraproducente.

Igualmente ultrapassado está o *bloqueio paracervical*, que se assemelha ao da APD, mas no qual até mesmo o bebê pode ser lesado.

Intervenções Médicas no Parto

Perfuração da bolsa amniótica

No final da abertura ou no início da fase de expulsão, quando a cabeça da criança está encaixada, em geral a bolsa se rompe por si mesma. Como, no entanto, a bolsa amniótica protege contra o toque direto na cabeça infantil pelas parteiras profissionais, ela muitas vezes representa uma dificuldade para elas, tanto que não querem ou não podem esperar o momento natural do rompimento e furam a bolsa antes que o colo do útero esteja totalmente aberto. Como pretexto para perfurar a bolsa amniótica (amniotomia) serve a necessidade de usar o *CTG* para descrição das dores do parto e executar todas as medidas para o controle do estado do bebê. Quando pensamos que hoje as ginecologistas experientes partem do fato de que o estado infantil pode ser vigiado de igual modo pelo lado de fora, trata-se aqui de um ataque injustificado.

A ruptura prematura da bolsa amniótica intensifica as dores do parto e acelera sobremaneira o parto, provocando facilmente a ruptura do colo do útero e do períneo, o que aumenta ainda mais o grande incômodo causado pela cabeça da criança. A intensificação do nível de dor pode até atuar em sentido contrário e prolongar o parto.

Motivos importantes para o rompimento da bolsa podem ser tanto uma aceleração necessária do parto, no caso de uma mãe já totalmente esgotada, como também uma indução ao parto não conseguida de outra maneira. A supervisão dos batimentos cardíacos do bebê por meio de um eletrodo colocado na pele da cabeça da criança não é motivo suficiente. Essa medida só é indicada em situações perigosas como a ameaça de falta de oxigênio (asfixia), e, mesmo nesse caso, na maioria das vezes a bolsa se rompe antes e ainda em tempo por si mesma.

Na medicina antiga e na medicina popular uma bolsa amniótica mantida intacta durante todo o parto é considerada uma pele ou touca de sorte, talvez porque ela possibilita um parto com moderação. De qualquer modo, a criança pode, assim, vir ao mundo maravilhosamente protegida por uma almofada de água e continuar assim todo o tempo. No entanto, por muito tempo a medicina convencional impediu o nascimento dessas crianças de sorte pela abertura prematura da bolsa amniótica. Mas hoje ela também está voltando à naturalidade, que reconhece a vantagem de o líquido amniótico se portar como uma almofada, porque atenua aprisionamentos do cordão umbilical que ocorrem em 50% dos partos. É interessante notar que o descobridor dos CTGs, o ginecologista alemão Kurt Hamacher, encabeçou essa volta, visto que pôde ver no CTG que, quando a bolsa amniótica permanece intacta, as complicações cardíacas são muito menores.

O famoso ginecologista Willibald Pschyrembel adotou em seu manual de obstetrícia ainda nos anos de 1960, cientificamente orientado para o século XX, o lema: "Em obstetrícia precisamos saber muito, a fim de realizar pouco." Essa tendência para uma nova modéstia seria muito apropriada para fechar as lacunas da obstetrícia entre as idéias científicas e as da medicina natural, a fim de criar uma síntese que seria de utilidade geral.

Corte do períneo

Na última fase do parto, quando a cabeça da criança surge na vagina, há enorme tensão nos tecidos da saída da vagina. Até recentemente, fazia-se então, rotineiramente, o corte; hoje a intervenção ainda é executada com freqüência, para que não haja rompimento do períneo.

Antigamente acreditava-se que um corte sarava mais depressa do que um rompimento. Certo, no entanto, é que neste âmbito tudo cicatriza surpreendentemente bem, e um rompimento do períneo em geral sara melhor e sangra menos do que um corte, que é menos adequado no lugar mais fraco do tecido (no meio). No baixo-ventre, o tecido é tão macio, que ele não só cura bem, mas também se recompõe muito bem. A favor disso também é o fato de que as fêmeas dos animais mamíferos nunca sofrem rompimentos do períneo.

Do ponto de vista puramente médico, o corte do períneo (episiotomia) é uma pequena cirurgia. Apesar disso, ele não é inofensivo, pois pode influenciar a vida das mães durante semanas, e em algumas até durante meses, com distúrbios ao urinar, durante o ato sexual, e até mesmo ao sentar-se normalmente.

Quando não é possível evitar um corte do períneo, deve-se dar preferência ao corte médio — caso ele seja possível. O corte na linha mediana provocou menos efeitos colaterais indesejáveis do que os constatados no habitual corte lateral, porque a ferida é menor, sara mais depressa e ocorre num períneo menos sensível. Portanto, além de um exagero dessa prática, no mais das vezes supérflua, temos também uma técnica errada de corte! A única desvantagem da execução desse corte é o risco mínimo de ferir o ânus. Em oposição às médicas norte-americanas, ainda não ousamos fazer esse corte mediano na Alemanha — por medo de um rompimento dos esfíncteres. Mas como estes são fáceis de suturar, não resultaria num grande problema. Como costumamos imitar os norte-americanos em quase tudo — também nas maiores bobagens — poderíamos ao menos também seguir as suas ajuizadas sugestões (de corte).

Com o recomendável uso de material de costura reabsorvente elimina-se a necessidade de retirada dos pontos. Uma costura intracutânea, cuja realização é um pouco mais demorada, traz inúmeras vantagens para a mulher.

O ideal seria ter uma parteira que, com uma competente proteção ao períneo durante a pressão, ainda impedisse o rompimento, em geral mais inofensivo (para medidas preventivas veja também p. 304).

Como prevenção para a posterior caída do útero, como os médicos argumentam com freqüência, o corte do períneo é total e comprovadamente impróprio. Um estudo científico feito na Inglaterra afirma que, com referência a isso, a ginástica da pelve e o esporte moderado visam resultados essencialmente melhores. Entretanto, as mulheres hoje devem informar-se com antecedência sobre os procedimentos, para que não cheguem ao hospital em que essa medida geralmente supérflua ainda é tomada rotineiramente.

Um outro argumento a favor do corte do períneo era a antiga opinião de que assim os tecidos não ficariam tão "flácidos", e conseqüentemente se poderia evitar um futuro prolapso. Isso não foi comprovado até hoje.

Situações que justificam um corte do períneo
- A mãe não pode fazer força (por exemplo, no caso de doenças cardíacas).
- É preciso usar o fórceps ou tubo de sucção.
- Falta de oxigênio para a criança.
- Parto precoce pouco comprometedor.
- Parto com a criança na posição sentada.
- O períneo se estende muito pouco, e temem-se grandes ferimentos na vagina.

Homeopatia depois de um corte do períneo
- *Staphisagria C 200*: em dois dias consecutivos uma dose por dia (3 glóbulos).

• *Tintura de calêndula*: diluir algumas gotas na água e borrifar com ela o ferimento.

Tubo de sucção e fórceps

O uso do tubo de sucção (extrator a vácuo) e do fórceps (pinça) pode ser levado em consideração quando, por exemplo, as contrações são muito fracas, porque a mãe já está esgotada ou não pode ajudar suficientemente no trabalho de parto devido aos analgésicos prescritos pelos médicos. Além disso, podem ser indicados no caso de ameaça aguda de que o bebê venha a morrer por falta de oxigênio durante o parto.

Pressupostos para essas situações de ajuda são um colo do útero totalmente aberto e a chegada da cabeça da criança na saída da pelve e quase sempre um corte do períneo.

Como o manuseio do tubo de sucção é essencialmente mais simples e mais fácil de aprender, esse caminho provavelmente apresenta vantagens sobre o uso do fórceps. Melhor seria, no entanto, utilizar o procedimento em que a ajudante momentânea que tem de executá-lo se sinta à vontade e com o qual tenha mais experiência. Um fórceps bem conduzido é melhor do que um tubo mal inserido. O uso do fórceps precisa ser dominado em qualquer caso, pois nos casos mais raros, quando o tubo sai repetidas vezes, não resta outra alternativa a não ser o fórceps.

O fórceps, introduzido entre a parede da vagina e a cabeça da criança, afasta as paredes da vagina e, desse modo, dá à cabeça do bebê mais espaço para a passagem. Um perigo considerável do fórceps está em que a cabeça da criança pode ser pega pelas pinças ainda antes de ela chegar à saída da pelve.

Na extração a vácuo, o tubo de sucção é aproximado do alto do crânio do bebê e, então, sugado a vácuo, de modo que a cabeça presa ao tubo pode ser sugada para fora. O hematoma causado na cabeça do bebê é inofensivo e é aceito como inevitável. Logo depois do parto ele deve ser tratado homeopaticamente com uma dose de *Arnica C 200*.

Hoje em dia esses procedimentos são raramente necessários, visto que, com base no modelo CTG, podemos julgar com mais exatidão se ainda existe tempo de espera. Antigamente, quando se dependia unicamente do aparelho auscultador da parteira, havia muito mais inquietação, pressa e ação na sala de partos.

Um método amplamente condenado hoje em dia é o de Kristellern, em que se faz pressão sobre o útero através da barriga. Esse procedimento, antigamente, chegava a ocasionar o rompimento do útero, só para compensar uma fraqueza de contrações. Um procedimento tão brutal hoje em dia é tabu, enquanto não há nada que desabone uma pressão suave, feita com muito cuidado.

O uso do tubo de sucção seria preferível quando o bebê fica entalado no meio da pelve, a força da mãe se esvai, os batimentos cardíacos se tornam mais fracos. Seja como for, quando a criança não chega até o meio, nem o tubo nem o fórceps podem ser usados.

Cesariana

Uma breve história da cesariana

A cirurgia cesariana (*sectio caesarea*) já foi mencionada pelo historiador romano Plínio, o Velho (23–79 d.C.), em correlação com o parto de César, que deve ter sido um parto cirúrgico. Hoje há, da parte das ginecologistas, grande dúvida quanto a essa versão, visto que a mãe de César ainda vivia durante a Guerra Gálica e parte-se do fato de que, naqueles tempos, uma mulher não sobrevivia a um parto cirúrgico. Mas como operações cesarianas sempre foram realizadas com sucesso nas culturas arcaicas, César talvez tenha visto a luz do mundo por esse caminho imperial. De qualquer modo, dizem que César recebeu esse nome depois desse fato (do latim: *caesus* = cortado).

O médico escocês William Felkin garante ter sido testemunha de um desses acontecimentos dramáticos em Uganda, no século XIX, em que mãe e filho sobreviveram. Um xamã executou a cirurgia sem a anestesia clássica e sem sutura do útero. Nessas situações, os homens arcaicos e também, limitadamente, aqueles da antigüidade, contavam com a ajuda de que num ambiente natural o risco de uma infecção com germes de doenças ainda é, na maioria das vezes, relativamente mínimo.

Para muita indignação dos médicos homens, o parto cirúrgico na antigüidade também podia ser executado por parteiras e sacerdotes. Os últimos obtinham permissão da Igreja, porque era tarefa deles salvar ao menos a alma da criança pelo subseqüente batismo. Por esse motivo, os médicos entraram em conflito com a Igreja, pois os padres faziam questão de colocar a vida do filho acima da vida da mãe.

A verdadeira história da cesariana em pessoas vivas começou no século XVI, com um livro de Rousset. Este, na verdade, nunca realizou um parto por cesariana, mas o seu livro tornou-se básico para tentativas de cirurgia. Sua avaliação errônea de renunciar a um exame, custou a vida de muitas mães durante cerca de trezentos anos.

Em 1610, conta-se de um parto bem-sucedido para mãe e filho pela primeira vez na Europa. Como tantas vezes na ginecologia, os franceses foram novamente os pioneiros. Eles recomendavam abertamente os partos por cesariana em pessoas vivas e também tentaram realizá-los. Os médicos holandeses seguiram esse exemplo. No entanto, coube ao parteiro alemão Ferdinand Kehrer (1837–1914) resolver um dos principais problemas dessa operação com a sutura do útero em três camadas, desenvolvida por ele.

Em 1876, o médico milanês, Porro, começou a retirar logo todo o útero ao fazer a cesariana, para desse modo diminuir o risco de infecção. Naquela ocasião, acreditava-se que a febre puerperal tinha sua origem no útero. Esse método cirúrgico não trouxe uma solução para o problema da infecção; no entanto, foi o início de um capítulo muito triste da ginecologia, que chega até nossos dias. Ainda hoje, em casos isolados, o útero é removido por questões de "segurança", para que ali nada possa degenerar-se. Felizmente, essas tendências nada científicas, que trabalham com o medo, aos poucos chegam ao fim.

Até o início do século XIX, apesar de todos os pequenos sucessos, o balanço geral das cesarianas bem-sucedidas continuava deprimentemente baixo. A verdadeira mudança só veio com Ignaz Semmelweis e a propagada desinfecção com cal de cloro propugnada por ele; com Joseph Lister e a desinfecção de feridas e, principalmente, com a descoberta da anestesia. Mas mesmo em 1986, a mortalidade em operações cesarianas ainda era de cinco a seis vezes mais alta do que nos partos normais.

Esses números deveriam nos fazer pensar nos prós e contras da tendência de realizar cada vez mais cesarianas. Se no século XVII aqueles médicos que ousavam fazer um parto por cesariana numa mulher viva eram os progressistas, hoje os progressistas são aqueles que, no contexto dos assim chamados programas de poupança *sectio*, procuram evitar uma cesariana, sempre que possível.[52]

Garantia de um número seguro de cesarianas!

Embora no parto sejam consideráveis as intervenções cirúrgicas, entre nós e especialmente nos Estados Unidos o parto cirúrgico é usado com excessiva freqüência. No caso, trata-se de um modismo e de uma loucura da nossa sociedade, que não tem tempo e se opõe com ceticismo aos andamentos naturais. Além disso, também as capacidades práticas das parteiras estão regredindo cada vez mais, justamente porque se pega depressa demais no bisturi. Mas é preciso que esse beco sem saída seja reconhecido como tal. Nos programas econômicos de *sectio*, já havia opiniões sensatas sobre isso. Seu iniciador, o professor Erich Saling, é ele mesmo um corifeu na obstetrícia invasiva (ele é o descobridor da amnioscopia, bem como do micrométodo do sangue; ele foi o primeiro a descobrir a "economia de oxigênio" na criança, que lhe permite superar sem danos uma carência de oxigênio por um tempo mais prolongado); mas ele já tentara dar um paradeiro a essa moda antes do *boom* das cesarianas na Alemanha — por enquanto ainda em vão.

O risco de adoecer ou até mesmo de morrer em conseqüência de uma cesariana é dez vezes maior do que o de um parto normal. O argumento das médicas diante dos parentes na maioria das vezes é a segurança do bebê. Nos Estados Unidos, entretanto, trata-se no mínimo da segurança médica. Com uma cesariana as médicas que tratam das pacientes fizeram todo o possível, e portanto estão — num país em que as queixas jurídicas se transformam cada vez mais num esporte popular — certas de uma vantagem jurídica. De fato, na cirurgia cesariana — do ponto de vista jurídico — tudo está sob absoluto controle, e, por isso, o corpo médico é inatacável. A ginecologia, tanto na América do Norte como na Alemanha, tem a maior cota de pedidos de indenização.

A segurança jurídica não corresponde à segurança médica. A taxa de complicações é muito mais alta para mãe e filho numa cesariana do que num parto normal — e, em última instância, devido a distúrbios na cura dos ferimentos, infecções nas vias urinárias, tromboses, embolias e hemorragia posterior da mãe. Depois de um parto cirúrgico a criança tende mais a distúrbios de adaptação, visto que lhe falta a *capacidade* de adaptação. É um pouco como voar, que, ao contrário das viagens de trem ou de navio, mal nos dá tempo de chegar. Fisicamente, a adaptação mínima da criança mostra-se nos distúrbios respiratórios mais freqüentes e principalmente nas complicações pulmonares, mas também nos problemas de circulação e cardíacos. Apesar disso, a média de cesarianas aumenta nas nações industrializadas — antes de mais nada, por causa do mencionado seguro jurídico das médicas.

Segundo a OMS, o limite superior aceitável para cesarianas numa maternidade é de 10% dos partos, no entanto, esse limite é ultrapassado em muito na maioria dos hospitais da Alemanha. A média de cesarianas no ano de 1999 consistiu claramente em mais de 20%. Especialmente nas clínicas particulares, há médias temerariamente altas de cesarianas.

Com toda a crítica relativa ao exagero de cirurgias cesarianas, não se deve justificar o fato de que em muitos casos elas são irrenunciáveis e salvadoras de vidas.

Mesmo nos casos de emergência, a medida de intervenções no mundo anímico de mãe e filho deve ser mantido tão baixo quanto possível. Num parto por cesariana feito para poupar mãe e filho deve-se preferir a anestesia peridural para que a mãe mantenha a consciência e acompanhe o parto, mesmo que muito enfraquecida. Seu parceiro deveria ficar junto dela, a fim de apoiá-la; no entanto, com a recomendação de manter-se à cabeceira da cama, para seu próprio bem e o da equipe médica. Em geral, o bebê é mostrado à mãe logo depois de sê-lo ao pai, o que é importante por causa da formação. Depois disso, o homem pode dedicar-se ao filho que fica deitado num berço apropriado para a reanimação. Todos os três voltam em seguida à seção de partos, para que tudo continue nos trilhos normais.

Entretanto, esse parto cirúrgico planejado, em que ainda resta tempo para uma anestesia peridural, nem sempre é possível. No caso de uma cesariana de emergência, o caso mais raro, é necessário uma anestesia geral da mãe com entubação por causa da possibilidade de reanimação. Mesmo nesse caso ainda se pode admitir a presença do pai na sala de partos, visto que é comprovadamente favorável que ele acompanhe de perto a luta de mãe e filho pela vida. Naturalmente, é preciso decidir, em cada caso particular, até que ponto ele está em condições de fazer isso e até que ponto as ginecologistas e anestesistas comungam da idéia.

A cirurgia cesariana "suave"

A designação "cesariana suave" surgiu da lamentável necessidade de racionalizar a ousada média alta de cesarianas e disfarçar o exagero de apetite por cirurgias. A associação com o parto suave segundo Leboyer é antes de tudo incômoda, quando pensamos que aqui se trata de uma modificação mínima diante de uma cesariana normal. As mulheres podem comer mais cedo, são mobilizadas mais depressa e, como não recebem nenhum dreno para a saída de secreções de ferimentos, elas também podem sair mais depressa do hospital. Embora isso seja um progresso para a mãe em relação à cesariana normal, que implica em mais de dez dias de permanência no hospital, o fato de ser uma cirurgia e a palavrinha "suave" despertam falsas associações.

Este método denominado suave deveria ser usado em todas as cesarianas. Além disso, nada tem de novo e em nenhuma hipótese deve servir de pretexto para se continuar operando de modo tão exagerado. Cirurgiãs experientes sempre operaram no menor tempo, médicas sensíveis sempre renunciaram ao jejum das mães, de qualquer modo sem sentido e as pouparam de uma drenagem.

Situações que exigem uma cesariana

A cesariana torna-se necessária quando a criança sofre de carência de oxigênio e o colo do útero ainda não está totalmente aberto. Ela também é realizada quando a posição do bebê ou da placenta torna mecanicamente impossível um parto normal pela vagina.

No caso da posição sentada do bebê (veja p. 293ss.), hoje sempre se deve tentar primeiro uma mudança externa, que muitas vezes ainda permite a realização de um parto normal. Além disso, ginecologistas experientes ainda conseguem fazer nascer bebês na posição sentada por parto normal, quando as condições da cabeça da criança e o tamanho da pelve o permitem.

Um outro motivo para um parto cirúrgico consiste na desproporção entre a cabeça infantil o tamanho da pelve da mãe. Além disso, as crianças na posição sentada, que fazem força para nascer antes da 32ª semana ou têm um peso avaliado em menos de 1.500 g, são retiradas por cirurgia cesariana, mas também aquelas que numa primípara estão na posição sentada e são avaliadas como tendo mais de 3.600 g. Na soltura prematura da placenta, devido ao risco de uma hemorragia, e no prolapso do cordão umbilical antes da cabeça por causa da temida falta de oxigênio no canal de parto, existe a necessidade de fazer-se uma cesariana. Finalmente, ela também é necessária quando se teme um rompimento do útero por causa de contrações fortes demais e por causa de lesões prévias do útero ou quando o colo do útero não pode se abrir por causa de cicatrizes provenientes de partos anteriores ou de cirurgias, apesar das contrações intensas.

Mesmo no caso de uma cesariana planejada é significativo, conforme a possibilidade, esperar pelo início do trabalho natural do parto, visto que o *stress* (neste caso, positivo) das dores é importante para a função pulmonar da criança e, bem generalizadamente, para a adaptação infantil à futura vida.

Na maioria das vezes a cesariana é realizada sob anestesia geral, embora a anestesia peridural (APD) apresente grandes vantagens e aos poucos já resulte numa mudança de pensamento. Pois, no último caso, a mãe poderia começar a amamentar logo, o que representaria uma transição muito tranqüila e sintonizada para o bebê. Além disso, a APD poupa a mãe e também o filho de uma anestesia geral com todos os seus possíveis efeitos colaterais.

A cesariana do ponto de vista da mãe

A habitual, mas desnecessária, combinação rotineira da cesariana com uma anestesia geral significa, para a mãe, a ausência da iniciação consciente na maternidade. Hoje mal conseguimos avaliar a importância desse passo. Essa iniciação não pode ser recuperada de modo equivalente nem mesmo com os mais intensivos esforços. A mãe não só deixa de fazer o primeiro e importante contato com o filho logo depois do parto, porque ainda se encontra no reino hipnótico do sono, deixando de ver por isso a entrada de seu filho neste mundo; ela adormece com o parto do seu filho e não raro também adormece durante o seu próprio nascimento como mulher. Os rituais vivem de sua consciência — uma iniciação só pode ocorrer em transe, não numa anestesia total.

Dar a vida de presente é um processo ativo; a cesariana sob anestesia geral se volta para o fato de que ela elabora toda a festa do nascimento com todos os seus detalhes e então perde o dia do parto. Algumas mulheres só tarde demais tomam consciência dessa chance perdida. Assim, não raro elas amadurecem o desejo de dar à luz o próximo filho num parto natural. O problema é que a ginecologia há muito tempo se baseia no ponto de vista: "Uma vez cesariana, sempre cesariana." Na Alemanha, felizmente, mudou-se de opinião, e hoje uma dessas mães tem a possibilidade mais facilmente de fazer um parto normal num hospital, mesmo depois de cesarianas passadas.

A antiga resistência tinha relação com o fato de que as ginecologistas — totalmente desinteressadas e desinformadas com relação ao significado ritual do parto — do ponto de vista puramente funcional só podiam trazer a campo alguns argumentos contrários de peso. O útero de fato fica com uma cicatriz depois de um parto cirúrgico, que pode ceder com o esforço de um parto normal e criar uma situação de risco de vida. Por outro lado, o útero é um músculo muito forte e que sara bem como outros músculos. Também os esportistas podem ter alguns desempenhos depois de rompimentos musculares.

Na maioria das vezes essas considerações causam medo nas mulheres, e as ginecologistas devem solucionar conscientemente o conflito, atendendo ao desejo das pacientes e realizando uma segunda cesariana "pobre de riscos". Às vezes também existe um perigo real por causa do endurecimento das fronteiras. Mulheres que estão decididas a compensar a experiência que lhes faz falta, e ginecologistas que não querem ceder, irresponsavelmente geram dramas até o ponto de um tratamento de choque. Mulheres que se sentem feridas pela medicina convencional, ou são ao menos incompreendidas, não raro empreendem uma fuga, decidindo-se, por exemplo, por fazer o parto em casa.

Sobre a necessidade de uma primeira cesariana ainda se pode muitas vezes discutir; sobre a necessidade de partos seguintes por cesariana nos hospitais modernos só podem duvidar os temerários, que exageram um princípio como o da naturalidade, e o colocam acima da própria vida e da vida do seu filho. Médicas modernas, que não estão acostumadas a assumir responsabilidades fora dos limites seguros da medicina convencional, para sua segurança poderiam fazer as mulheres assinar um certificado comprovando que elas apontaram os riscos; mas, exatamente nessas situações, elas não deveriam voltar atrás e ainda levar consigo as mulheres em estado interessante, fazendo-as participar de "ações de auto-ajuda", por mais saudáveis que sejam.

Também na medicina altamente tecnológica quem diz A muitas vezes também tem de dizer B. Quando ambas têm razão — a mulher do seu ponto de vista psicológico e a ginecologista com sua contemplação mecânica — como sempre, a mais inteligente cede. Mas como a futura mãe mal pode avaliar a situação anatômica, seria útil se a médica abrisse os olhos anímicos da mulher grávida, para que ao menos uma veja os dois lados e, nesse caso, continue possível o inevitável trabalho conjunto.

A cesariana do ponto de vista da criança

Por muitos motivos as crianças podem ficar muito grandes no ventre materno; um motivo essencial é nossa alimentação "boa" demais ou abundante demais em oposição à dos tempos antigos. Do mesmo modo que os adultos ficam cada vez mais gordos, assim acontece com as crianças, inclusive com as nascituras. Um nascituro come automaticamente junto com sua mãe. Aqui a boa vida se vinga e muitas vezes torna necessária a introdução da medicina moderna.

Por outro lado, pode acontecer também que a placenta mais velha cada vez menos cumpra bem a sua tarefa e a criança comece a passar necessidades. Também então a medicina convencional é necessária e uma cesariana também, pois agora a criança já pode estar tão fraca que as dores do parto podem diminuir de modo impensável a irrigação sangüínea.

Um outro motivo para uma cesariana é o atraso, mesmo que ele não ocorra tão freqüentemente quanto se supõe (veja também p. 288ss.). Nos partos há de 3% a 5% de autênticos atrasos e a impressão de números mais elevados deve-se principalmente — como já explicamos — a erros de cálculo. Segundo a OMS, só existe atraso quando a gravidez dura mais de 42 semanas.

Num atraso, a criança se concede muito tempo e fica acocorada no seu país das maravilhas original além do seu tempo. Uma vez que a maioria dos adultos em sua vida não consegue mais fazer a curva na hora certa nas épocas de transição, é quase natural que as crianças também não o consigam mais. Uma *frutinha* assim atrasada e madura demais na hora do parto não é nenhum prazer para ambos os lados. Por outro lado, a mãe talvez não consiga mais soltar a tempo o fruto do seu ventre, um tema que muitas vezes aparece mais tarde, na puberdade e na adolescência, e que aqui já tem seu predecessor anímico.

Poderíamos contemplar a gravidez como uma espécie de período de incubação para o parto e a vida. Quanto maior, no entanto, o tempo de incubação, tanto mais forte é a ruptura final. Para uma criança que não dá indícios de abandonar o ninho apesar da crescente pressão, pode predominar o medo do salto de cabeça para a vida. Trocar a atmosfera conhecida e até então muito agradável por um risco desconhecido, por certo não é agradável, por mais necessário que isso seja. Possivelmente, a criança ainda não se fartou o suficiente do país das maravilhas, a ponto de abandoná-lo voluntariamente.

A demora/o atraso é um prolongamento do tempo. Caso o momento certo do salto tenha sido perdido, este se torna difícil, pois, a partir de então, não existe mais um ponto obrigatório de tempo, todas as ocasiões são erradas. Agora trata-se de *aproveitar a oportunidade* menos ruim. Crises de transição análogas podem mostrar isso com mais clareza. Caso no momento natural da puberdade, a mudança da situação hormonal se perca, naturalmente não haverá outro, por mais que a criança espere. Toda tentativa com trinta anos é melhor do que uma com trinta e um, mas ambas estão atrasadas. Muitas vezes é somente a pressão de uma situação cada vez menos suportável e a necessidade física e anímica que se transformam na força impulsora.

Um aspecto significativo da demora é que criança é alimentada além de todas as medidas, e ao *aumentar de peso* torna-se um fardo *crescente* para a mãe. Fica claro para todos como é difícil para ela carregar a criança. Caso ela não tenha consciência dessa situação, o filho pode personificá-la.

Finalmente, pode se estar exigindo demais da força e da abertura materna, e ela se obriga a aceitar ajuda externa por meio da cesariana, para por fim livrar-se dessa tarefa grande demais. A anestesia geral pode então tornar mais claro que ela não quer ter mais nada a ver com tudo isso.

Também podemos imaginar uma criança especialmente acomodada, que não quer abandonar por sua própria força e voluntariamente o país das maravilhas e espera pela solução mais agradável de um caminho imperial. As médicas desenrolam o tapete vermelho para ela, o que estas gostam de fazer amorosamente. A cirurgia poupa a criança de todas as dores em curto prazo, mas passa à mãe alguns problemas. Aqui se poderia supor um certo egoísmo e uma tendência de obter conforto à custa de outra pessoa. Por outro lado, uma mãe pode dar-se tão grande importância, que quer egoisticamente manter seu filho por tempo demais, o que confere a ele um peso que não faz bem a ambos. Uma retenção do filho pela mãe o exporá a um aperto cada vez menos suportável, para o qual em algum momento só resta a saída de uma cirurgia cesariana.

Uma desproporção do tamanho (cabeça) da criança e a capacidade da pelve da mãe pode, além disso, surgir de uma correspondente desproporção na estatura dos pais, caso esta se tenha incluído na herança genética. Quando um homem muito grande e forte concebe um filho muito pesado para uma mulher delicada carregar, ela de fato pode carregá-lo, mas não consegue livrar-se dele pelo caminho natural. Mesmo uma criança como essa poderia ousar um salto um pouco prematuro e, com isso, optar por um caminho natural para a vida.

Cesariana por encomenda

Os motivos por trás de um desejo inadequado de um parto por cesariana sem justificativa médica são — com relação ao bebê — na maioria das vezes de natureza supersticiosa. Ao que parece, dessa maneira nascem crianças mais bonitas e inteligentes. Naturalmente, o risco de falta de oxigênio é contornado dessa maneira, mas para isso outros perigos entram no jogo da vida. O fato de a criança não estar sujeita a nenhum incômodo, rouba-lhe justamente o tempo muito importante de adaptação e impede-a psicologicamente no restante do seu caminho de vida.

Um motivo comum para o desejo de uma cesariana também é o medo que as mulheres têm das dores do parto. Elas não querem saber nada sobre todo o parto, não querem receber nada e, enfim, não querem estar presentes a ele. Muitas vezes trata-se de mulheres que só cederam, e com relutância, a um estranho desejo de ter filhos. Em última análise, temos aqui mais uma expressão daquela síndrome da recusa do problema, que nosso mundo atingiu. "Simplesmente não assumir nenhuma responsabilidade por coisa alguma" tornou-se algo em que pensar e um lema até mesmo perigoso. A cirurgia cesariana é por certo o método mais seguro, mas, como vimos, isso só vale para a equipe médica no sentido jurídico. A mulher envolvida, ao contrário, precisa calcular uma taxa visivelmente mais alta de complicações, até o caso de morte.

Um outro motivo, principalmente nos países católicos do Mediterrâneo, para um parto cirúrgico é o desejo de manter o próprio baixo mundo sexual imutável para o "Senhor da Criação". Aqui também o arquétipo feminino, o único a restar no círculo cultural cristão, exatamente aquele da Virgem Maria, pode ser um fantasma. Segundo a opinião do Vaticano, Ma-

Intervenções Médicas no Parto

ria ainda era virgem depois do parto, o que uma mulher normal no máximo só consegue por meio da inseminação artificial e a subseqüente cesariana. Somente o fato de que, de acordo com isso, Jesus deve ter surgido da primeira cirurgia cesariana bem-sucedida, mostra o mal-entendido que existe aqui.

O parto por cesariana por opção na verdade sempre existiu na prática, só que os médicos na maioria das vezes apenas fizeram uma indicação médica e descobriram uma cifra aparentemente adequada de classificação de imposto, para que o plano de assistência médica também o pague. Na prática, que a mulher possa desejar a cesariana também sem necessidade médica, pouca coisa mudará devido a essa "inovação". Entretanto, todo o sistema do plano de assistência médica se tornará por isso um pouco mais honesto.

O sistema do plano de assistência médica alemão de resto sempre leva, na situação de parto, a uma espécie de medicina de classes, visto que praticamente só poderia manter pacientes particulares, e a médica do hospital tenha de ser escolhida muito tempo antes do parto. As outras mulheres têm de buscar um consultório ginecológico, e no hospital, na hora do parto, têm diante de si médicas e pessoas relativamente desconhecidas. Isso se deve ao fato de que as médicas que atendem em consultórios podem ter para si um monopólio de tratamento ambulante. Isso é economicamente compreensível, mas leva ao fato de que muito poucas mulheres podem ter uma situação ideal numa maternidade, isto é, encontrar uma médica conhecida.

Conseqüências anímicas tardias das cesarianas

Como o nascimento é a primeira experiência neste mundo, ela tem uma influência formativa. Às crianças nascidas por cesariana falta no início a experiência de contornar os limites impostos e, se necessário, de ultrapassá-los. Isso corresponderia à tendência de esperar, de interromper as coisas, e de esperar que os outros ajudem. Essas exigências de um país das maravilhas feitas à vida só são atendidas bem no início por ginecologistas prestativas; depois, no tocante a isso, só restam decepções. Quanto maior o tempo em que os pais atendem às suas exigências, tanto mais problemas acontecerão na vida posterior dessas crianças, porque elas não aprendem a superar as dificuldades e situações difíceis por conta própria. Pois somente quem se permite ser estimulado é estimulado em seu desenvolvimento. Quem, ao contrário, não aprender a suportar e a superar as dificuldades, corre o risco de também fugir dos problemas no futuro, o que, por exemplo, pode levar ao problema dos vícios.

Por outro lado, pode-se observar como essas pessoas tendem a fugir para o pólo oposto da compensação depois de más experiências com esse modelo de vida, e ficam fazendo promessas em toda parte, a fim de fingir coragem e brincarem de pessoas arrojadas, que é algo que na verdadeira essência não são. Isso logo se torna algo artificial, desejado e muitas vezes desagradavelmente evidente.

Assim como a cesariana foi interpretada para mãe e filho, isso também serviria para aquelas médicas exageradamente dispostas às cirurgias. Enquanto as crianças muitas vezes dependem de um modelo inicial defensivo e sempre esperam ajuda alheia, em médicas enfaticamente dispostas a fazer cesarianas, poder-se-ia imaginar uma atividade exagerada e uma forma ousada e egoísta de prontidão, que — no que diz respeito à pessoa implicada — faz mais mal do que bem. Nas mães, o problema em primeiro plano é soltar e separar-se. Como motivo, por exemplo, poderia entrar em questão uma gravidez vivida e apreciada com muito pouca consciência. Nós só podemos soltar quando de fato a vivemos e saboreamos. Além disso, trata-se de temas como suportar e lutar, dedicação aos processos da vida, confiança na própria força e um bom sentimento "lunar" de auto-estima.

Novas e antigas tendências em torno do parto

A concorrência das grávidas, pelas maternidades de um lado, casas de parto, médicas de consultório, mas também parteiras autônomas do outro, trazem, no geral, além de algumas desvantagens, também diversas vantagens — e cada vez mais mulheres as usam, e à possibilidade de influência obtida delas, de modo consciente. Esta nova situação só pode fazer bem à ginecologia, e já podemos reconhecer os primeiros sinais de esperança. Assim, como descrevemos a partir da página 140ss., deixam-se unir no contexto de um parto ambulante, as vantagens de um parto na água realizado numa maternidade — com possibilidade na maioria das vezes supérflua da medicina intensiva em segundo plano — com as vantagens de um parto em casa. Além disso, hoje muitas vezes é possível encontrar uma maternidade que pode oferecer uma atmosfera quase doméstica. Igualmente positiva seria uma permanência um pouco mais longa numa casa de partos, em que as mulheres grávidas poderiam se preparar melhor com a médica e parteira responsáveis, e onde a um custo ideal e com dedicação elas poderiam dar os primeiros passos em seu papel materno numa atmosfera de cuidados amorosos.

Se nos países de língua alemã houvesse uma abertura para o parto em casa parecido com o da Holanda, e se também aqui tivéssemos as clí-

Intervenções Médicas no Parto

nicas ambulantes mantidas à disposição (veja p. 113ss.), o parto em casa poderia, em condições familiares mínimas, apresentar um nível de segurança igual ao das maternidades. Com apenas um pouco de boa vontade da parte dos médicos, a troca da difamação desses métodos mais antigos para um apoio concreto também daria certo por aqui. Na Alemanha seria necessária uma modificação na classificação dos honorários, pois hoje as médicas só podem dedicar-se aos cuidados com um parto em casa de várias horas, com consideráveis sacrifícios financeiros. A tendência, infelizmente, como nos outros campos da medicina, afasta-se das soluções domésticas descentralizadas para as grandes clínicas com aparelhagens de alta tecnologia. Motivos financeiros são os responsáveis pelo crescente fechamento de casas menores e o retrocesso das visitas domiciliares. Mas, sob outras condições de enquadramento, os pontos de gravidade imediatamente seriam transferidos. Já podemos prever que a folha será virada outra vez e se descobrirão novamente as enormes vantagens de um cuidado local descentralizado, assim que as organizações regionais forem totalmente dissolvidas. As vantagens para a obstetrícia já podem ser vistas agora.

No tema do parto, já se mostra no geral uma tendência satisfatória de volta ao natural. Dentro da obstetrícia alemã são dados passos corajosos para corrigir erros antigos. O professor Fred Kubli, que foi emblemático nas conquistas do parto de alta tecnologia, teve mais tarde a coragem de desaconselhá-las, quando exames em longo prazo não puderam comprovar as vantagens propaladas.

Os mais graves erros de uma medicina mecânica e técnica, como o assim chamado parto programado, já saíram totalmente de moda. As inumeráveis induções ao parto em virtude de cálculos questionáveis diminuíram drasticamente. Até mesmo a administração de medicamentos analgésicos durante o parto entraram francamente em retrocesso. O rompimento artificial da bolsa amniótica para colocar pequenos eletrodos sob a pele da cabeça da criança a fim de controlar os batimentos cardíacos é questionado cada vez mais criticamente e muitas vezes impedido por mães alertas e por aquelas que se desligam da sombra dos semideuses de branco. Enquanto isto, já se valoriza novamente manter a bolsa amniótica pelo maior tempo possível, pois ela diminui o perigo das infecções e oferece boa proteção. O uso da APD no combate à dor está também em retrocesso, visto que essa anestesia mascara para a mulher a experiência do parto. A profilaxia de Credé, obrigatória até há pouco tempo por lei, hoje saiu igualmente de moda e é — caso o seja — realizada com gotas de antibiótico, que não corroem como a antigamente usada solução de nitrato de prata.

A cerclagem, a costura do colo do útero no caso de tendência ao parto prematuro, foi elogiada durante muito tempo como um método que prometia sucesso. Hoje, em virtude do acúmulo de inflamações, irritação e até mesmo indução ao parto que sempre eram observados, o método foi abolido.

Também as técnicas uterinas, mantidas durante trinta a cinqüenta anos para recompor o útero mais depressa depois do parto, não têm mais adeptos; hoje sabemos que elas antes perturbam a recomposição do útero, pois diminuem a eficácia da irrigação sangüínea e, com isso, a cura.

A profilaxia com vitamina K entrou na discussão também, porque a substância conservante levou a um claro aumento de casos de leucemia. Portanto, o problema não era a vitamina K, mas sua forma de apresentação. São tais experiências que levam principalmente as mães modernas mais conscientes a reagir com muito mais cautela aos conselhos ginecológicos. Entretanto, com isso às vezes também se joga a criança fora com a água do banho.

A dose rotineira de magnésio para as mulheres grávidas também deve ser questionada. 80% a 90% das ginecologistas prescrevem magnésio, visto que nossos solos agrícolas são pobres de substâncias minerais e as dores prematuras do parto podem ser melhoradas com doses dessa substância. Mas, como todas as mulheres grávidas o tomam com antecedência, é preciso levar isso em consideração. O mesmo vale para a prescrição de preparados de ferro quando a alimentação é pobre em ferro, e também para os preparados multivitamínicos. Em todos esses casos seria melhor e mais indicado que a gestante adotasse uma alimentação integral. Engolir cápsulas sempre deve ser uma solução de emergência, e esse conhecimento também aumenta cada vez mais. Naturalmente, os teores de magnésio e ferro têm de ser equilibrados, mas as pílulas devem ser o último recurso.

A tendência para formas mais suaves de parto e terapia também poderia ser apoiada da parte de quem estabelece as leis, em vez de ser impedida. O puerpério, com a correspondente formação das ajudantes, poderia manter-se simples na maioria dos casos, respectivamente sem remédios químicos. O uso da homeopatia clássica e de outros remédios caseiros, como a fitoterapia e as compressas, já comprovaram sua eficácia na atmosfera aberta de algumas maternidade como a de Straubing. Depois do rompimento ou do corte do períneo dá-se arnica, ou colocam-se compressas com pomada apropriada. Gravatas de gelo ou compressas de coalhada podem ser usadas em seios doloridos no caso de lesão dos tecidos ou empedramento do leite. Chás e pílulas para a formação de leite são cada vez mais procurados pelos médicos. Para a preparação do parto temos Pulsatilla, e durante o mesmo, Rescue Remedy; para as dores posteriores novamente Pulsatilla. Em Straubing, a satisfação com esses métodos é muito grande. E mesmo que só deva ser a dedicação que faça efeito no caso da coalhada, não podemos deixar de ver que a dedicação nesse âmbito está entre as coisas mais importantes.

Do lado oficial poderíamos cuidar para que os partos em casa compensassem financeiramente, ao menos em parte, à médica e à parteira. No momento, tais alternativas não são economicamente atraentes nem para as clientes nem para as médicas. As maternidades poderiam calcular os custos devidos por meio de diárias. No entanto, pelo parto em si a médica recebe tão pouco que ela não consegue sustentar-se com isso. Para uma equipe de partos em casa, não existem possibilidades de cálculos.

Apesar disso, a tendência é clara. Ou os partos em maternidades diminuem, ou as maternidades passam a oferecer uma atmosfera doméstica que seja tão agradável, que convide as mulheres a dar à luz. Por outro lado, a luta pelas parturientes também leva a meios e argumentos mais persuasivos. Como hoje as maternidades não querem perder nenhum parto, não é raro que as parteiras especializadas em partos domésticos sejam discriminadas. Além disso, as casas maiores lutam contra as menores, as maternidades com menos de 300 partos por ano devem ser fechadas na Alemanha. Também aqui se percebe claramente a sensível tendência de centralização em toda parte. Nisso, pequenos setores que conhecem seus limites poderiam ser muito úteis e trabalhar bem.

Depois do Parto

Problemas do puerpério

Depois da expulsão da placenta o útero se contrairá. Se isso não ocorrer espontaneamente, é preciso ajuda para impedir o risco de uma hemorragia. Para tanto, meios suaves como compressas de gelo são a primeira opção, só então se parte para a medicação com hormônios como a oxitocina e prostaglandina. No caso extremo, deve-se até mesmo considerar a remoção do útero (extirpação do útero). O perigo dessa complicação, também chamada de atonia, acontece principalmente em mulheres que já têm muitos filhos, em períodos muito prolongados de parto e principalmente em situações de total esgotamento da musculatura do útero.

Dores posteriores muito fortes acontecem praticamente apenas em mulheres com muitos partos. Talvez nisso se possa ver a tentativa de um ventre materno solicitado demais de se livrar de tudo juntamente com o útero. Dores espasmódicas são expressão de um acontecimento guerreiro com o objetivo de superar um obstáculo, ou livrar-se de algo que se transformou num obstáculo. Entretanto, pode-se ver nisso uma reação depois do desafio exagerado recente de um ventre materno afligido além das medidas e, principalmente, além da sua própria medida.

Problemas de amamentação

Falta de leite materno

Para a criança a situação é clara. Não há nada de nutritivo ali, seja qual for o motivo. Ela faz a experiência: "Eu quero, mas não recebo como eu quero (da mãe)." A fome de alimento e de proximidade fica insatisfeita de alguma maneira. A criança tem de aprender a ficar satisfeita com o que recebe, ou seja, comida artificial para bebês.

Da parte da mãe, por trás da falta de leite pode esconder-se uma espécie de recusa em amamentar. Possivelmente ela não pode dar nada ao bebê porque ela mesma não tem mais nada, visto que já teve de dar demais ou também porque não quer dar nada (inconscientemente). A outra possibilidade seria o fato de o bebê não poder ou não querer buscar nada. Quando o problema é da mãe, no momento ela não consegue criar interiormente um espaço para produzir leite. Talvez ela simplesmente não consiga chegar a uma harmonia com o contexto de tempo e ritmo, visto que todo o esforço lhe causa *stress* e insegurança. A saída consiste então em alimentação substitutiva para o bebê, que nunca passará de um substituto, mesmo que a indústria afirme o contrário (indicações para ajuda de formação de leite na p. 171).

O principal motivo para o leite não fluir pode consistir no fato de a mãe mesma ser muito mal nutrida ou alimentada, possivelmente também no sentido figurado. São atingidas em geral as mulheres às quais falta a necessária tranqüilidade interior e dedicação, as que logo têm de voltar ao trabalho, as que não querem submeter-se a nenhuma pressão, as que se contraem ("eu quero/ preciso alimentar"), as que são atormentadas pelos medos existenciais, as perfeccionistas ou as que sofreram um choque ou um susto.

Toda recusa do recém-nascido é prejudicial à produção de leite. Amamentar naturalmente causa dependência, visto que a *mulher* agora não pode se afastar por mais de quatro horas. (Por outro lado, amamentar provoca independência, porque a *mulher* sempre leva tudo com ela.) Atualmente a independência é mais importante do que nunca. A constante obrigação de estar presente muitas vezes é sentida como um castigo.

Além disso, cada vez menos mulheres vivem hoje num ritmo organizado, o que sob muitos pontos de vista provoca problemas internos de ritmo. A amamentação exige justamente os ritmos lentos do tempo antigo. A *mulher*, no caso ideal, teria de "se deixar viver" tão devagar como sua mãe e avó. A época moderna, no entanto, anda muito depressa: num ano acontece tanta coisa, que a *mulher* poderia ficar com medo (justificável) de perder a ligação com o mundo.

É possível que ela também não consiga adaptar-se à lentidão que surge na época da amamentação. Raras vezes ela sente com tanta clareza a discrepância entre o compasso artificial das máquinas da época moderna e nosso ritmo natural. A medida do tempo durante a amamentação é tão diferente, que ela muitas vezes não consegue mais acompanhar o ritmo externo, o que pode refletir-se nos distúrbios da falta de palavras. *Bios*, a vida, nessa época torna-se mais importante do que tudo o que é intelectual. Contudo, cada vez menos mulheres podem se dar o luxo de estar presentes exclusivamente para o filho e passar todo o primeiro período depois do parto em paz.

Enquanto a *mulher* amamenta, não é só o tempo que lhe parece fugir, mas ela de fato perde energia na forma de leite. Esse pode ser um dos motivos de a maioria das mães se queixarem — principalmente com o nascimento do primeiro filho — de que não têm mais tempo e força para si mesmas e que todo o resto passa a segundo plano premido pela necessidade. Com freqüência ela está extremamente cansada, principalmente no início; e basta isso para obrigá-la aos necessários descanso e circunspeção. Uma mulher que amamenta sofre um desgaste de energia como o de um peão de obras. Essa doação unilateral também não está mais na moda. Mesmo que na Bíblia esteja escrito que dar é melhor do que receber, nesse momento, receber tornou-se desigualmente mais importante. Isso vai tão longe, que muitas mães não sentem mais o que recebem de volta do seu filho ao amamentá-lo.

Agora os homens também entram em cena e exigem seus antigos direitos de volta. Aqui com boa vontade sempre é possível comprometer-se entre usar soutiãs próprios para amamentar e esconder o que está embaixo deles. Entretanto, há parceiros bastante perturbados que insistem no desmame, e abrem mão das próprias atividades nos seios da mulher, porque têm nojo de leite. Nesses casos, a perturbação do parceiro ocupa o primeiro plano e também deveria ser tratada em primeiro lugar; gira-se obviamente em torno de um problema de relacionamento com a mãe, e também conviria examinar até que ponto ele interiormente tem horror à mulher, cujo leite o enoja.

A experiência mostra que uma atitude de recusa do parceiro pela amamentação na maioria das vezes a impede ou ao menos prejudica. O ciúme que muitos homens têm do próprio filho não deve ser desvalorizado, mas a autoconfiança de muitas mulheres durante o puerpério é muito pequena para que elas defendam os próprios interesses e os do filho.

O argumento da beleza e o medo do busto caído cada vez perdem mais terreno como motivo contra a amamentação, uma vez que não se tem certeza de que a boa forma sofre algo nas hoje tão poucas gravidezes.

Não poder amamentar

Quando não é possível amamentar mesmo que haja leite, isso antes de tudo se deve a motivos sociais, que devem ser buscados no contexto do moderno estilo de vida, ou em causas psíquicas como recusa a tanta proximidade ou recusa à própria criança. Por outro lado, a criança também pode ter dificuldade para sugar, o que para o recém-nascido representa o primeiro verdadeiro esforço. Mais raros são os casos em que as crianças se recusam a mamar.

Antigamente a recusa de amamentar em mulheres dos melhores círculos e das camadas mais altas da sociedade era habitual. As amas então tinham de fazer esse "trabalho sujo", como de fato era considerado. Uma dama que amamentasse, ao contrário, era considerada culpada de não realizar seu papel na sociedade altamente burguesa a que pertencia. Amamentar lhe era apresentado como algo vulgar.

Por trás disso esconde-se um problema inconsciente com a alimentação. Quem não se alimenta suficientemente, ou não é alimentado, também não tem nada para alimentar os outros. Por trás disso pode até mesmo ocultar-se uma desesperada resistência a sentir-se sorvido. Quem já se sente totalmente sorvido, não pode dar nada.

Bem diferente é a posição das mães que desde o início se decidiram contra a amamentação. Aí existe um não querer dar e a recusa de organizar sua vida segundo as necessidades do filho. Além disso, na recusa de amamentar pode estar expresso um sobressalto diante de tanta intimidade.

O bebê não mama, embora haja leite

Aqui, naturalmente, é de importância decisiva para a interpretação saber se o bebê não pode ou não quer mamar. No primeiro caso, muitas vezes o motivo é que por falta de cuidados ou por causa de uma deficiência ele é fraco demais. Também bebês febris, influenciados por um amarelão considerável (icterícia) muitas vezes não têm condições de mamar. De qualquer modo, mamarão assim que se recuperarem. Até então o leite materno deve ser tirado com uma bomba. Nesse caso é importante prestar atenção para que o furo no bico da mamadeira não seja grande demais, pois caso contrário o bebê se acostuma a esse modo "preguiçoso" e depois não se esforçará suficientemente ao seio.

Quando bebês normais não mamam, as causas podem ser várias. Muitas vezes, as mães não criam o "campo" no qual os bebês possam mamar. Quando a mulher está sob pressão, indiferentemente se é causada por ela mesma ou vem de fora, isso já se revela na retenção de leite nos seus seios. Quando, além disso, enfermeiras de crianças sem filhos próprios e sem experiência de amamentação colocam o lactente com pressão física nos seios já doloridos, a coisa mais natural do mundo muitas vezes se transforma num problema.

Conselhos para a amamentação

O próprio fato de o aconselhamento ser feito por conselheiras profissionais do ramo, em vez de pela mãe ou avó da mulher que amamenta, mostra que círculo de problemas surgiu aqui. Naturalmente as conselheiras fazem um bom trabalho, o mesmo podendo-se dizer dos grupos de amamentação, que oferecem uma boa compensação para eventuais déficits e que, com freqüência, ainda salvam situações erradas. Os grupos de auto-ajuda, sob muitos pontos de vista, são uma solução. Aqui mães inseguras podem perguntar sem problemas e recebem respostas. As conselheiras de amamentação tendem a substituir aos poucos as estruturas de uma grande família e ao mesmo tempo aliviam a solidão de muitas mães modernas.

Hoje em dia, a mãe e a sogra da mulher que amamenta não são mais capazes de dar orientação, principalmente se elas mesmas não amamentaram. Muitas vezes estão demasiadamente enfronhadas nos próprios problemas, talvez quando crises da menopausa não elaboradas impediram uma renúncia oportuna. Assim, às vezes é melhor deixar uma geração de fora e perguntar à própria avó. Na verdade, para tudo existem hoje livros, como este aqui, mas os livros não podem substituir os relacionamentos e conversas, bem como a audição da própria intuição.

O motivo básico dos problemas com a amamentação consiste, entre outros, em que na Europa, talvez em oposição à África ou à América Latina, não existe uma cultura madura de amamentação, que foi formada também por amas-de-leite (veja também p. 357ss.). Assim sendo, as gerações passadas, em vez de apoiar a amamentação, tendiam antes a sabotá-la inconscientemente. Os argumentos para o uso de um leite industrial para bebês, como "Aí ao menos nós vemos o quanto o pequeno mamou", têm, além disso, um peso social fortemente materialista. Finalmente, não se deve subestimar o tema do poder (inconsciente) entre as gerações. Nas sociedades arcaicas o bem da estirpe está em primeiro lugar, ao contrário dos homens modernos, que fazem mais pelo seu ego. Todo boicote inconsciente da amamentação, no entanto, enfraquece a mãe.

Onde faltam a harmonia interior e exterior, onde entra em jogo uma recusa inconsciente para uma amamentação bem-sucedida, são necessárias uma objetividade descontraída e uma boa confiança primordial. Quando estas não são encontradas dentro da família, elas têm de ser buscadas fora. O quanto a amamentação depende do posicionamento interior e da situação anímica revela-se, por exemplo, no fato de muitas mães adotivas estarem em condições de amamentar. A grande capacidade de adaptação do organismo feminino permite esse milagre, mesmo que antes não tenha ocorrido uma gravidez. Por outro lado, as experiências comprovam que, sob a influência

Depois do Parto

do choque e do susto, o leite pode desaparecer de uma hora para a outra — no entanto, ele volta logo, assim que a calma e a descontração interiores forem recuperadas.

Remédios homeopáticos para problemas de amamentação

Para bebês que recusam o leite materno:

- *Silicea*: A criança tem problemas com tão intensa aproximação física e dedicação. Ela é gentil, mas incrivelmente teimosa, também na recusa do peito e, com isso, do leite. A teimosia também se revela na cabeça bastante grande, embora o corpo do bebê possa muitas vezes ser fraco e apresentar um tônus muscular flácido (*Silicea* é flexível como borracha, a fim de poder exercer uma resistência passiva, o que, por exemplo, pode revelar-se num sintoma tão expressivo como a falta do reflexo de pegar). Se, além disso, a criança tiver recebido todas as vacinas, seguidas de recorrentes infecções das vias respiratórias, a recusa do leite materno pode ser curada com 1 a 2 doses de *Silicea C 200* (3 glóbulos de cada vez).

- *Calcium phosphoricum*: O bebê oscila entre a necessidade de calma e estabilidade (Calcium) e de mobilidade e surtos de energia (Phosphor). Assim, podem-se observar nela processos irregulares de desenvolvimento. Longos períodos de paralisação do desenvolvimento se alternam com surtos quase explosivos de crescimento. Essa "irregularidade" na curva do desenvolvimento se expressa, por um lado, na preguiça (nenhuma vontade de esforçar-se para mamar no peito) ou no relaxamento (nervosa demais para sugar o peito). Instabilidade nervosa (azougue), o que leva ao rápido esgotamento físico e mental, nem sempre torna fácil amamentar essa criança, uma vez que ela também não tem muita persistência ou paciência. De vez em quando uma dose de *Calcium Phosphoricum C 200* (3 glóbulos de cada vez) pode ajudar a estabilizar esse estado e trazer mais equilíbrio ao desenvolvimento da criança, o que tem um efeito positivo também na irritabilidade crônica e na insatisfação.

- *Calcium carbonicum*: Este remédio é composto do cal da concha das ostras e é um "remédio infantil" muito usado. Assim como a concha é um ser relativamente imóvel (ela se abre e fecha para pegar comida e, de resto, depende de que algo comestível passe nadando por ela), esse estado se parece com o do lactente. Em geral, o bebê é redondo, flácido, com a cabeça e a barriga grandes; gosta de comer, mas não quer fazer força para isso. É lento para mamar e um pouco preguiçoso; e da mamadeira o leite flui com mais facilidade. Se ainda houver uma clara tendência para a crosta de leite, 1 a 2 doses de *Calcium carbonicum C 200* (3 glóbulos de cada vez) podem ajudar a criança na sucção.

- *Calcium carbonicum e Silicea* podem, quando o lactente responde a eles, curar também uma intolerância ao leite.

Vômitos constantes do leite materno
- *Gengibre*: A mãe deve, algum tempo antes da mamada, ingerir um pouco de gengibre (cristalizado ou como chá). Dessa maneira, a "criança expectorante" logo se transforma na "criança vicejante". Além disso, o chá de gengibre estimula a produção do leite materno.

Anomalias dos mamilos

No caso do mamilo **cavo** e **escondido**, trata-se do oposto a um botão. Ele não sobressai, pois está voltado para dentro; portanto não está em condições de florescer. Introvertido no sentido físico, ele está voltado para a mulher e não para fora, para o parceiro ou o filho. Disso poderíamos concluir que ela prefere ficar fechada em si mesma e floresce para dentro, em vez de doar-se.

De qualquer modo, o mamilo oculto dá mais trabalho ao lactente. Ele, por assim dizer, se esconde, escorrega da boca e não se doa. Assim, ele não quer ou não deve dar leite. Essa poderia ser uma indicação de que a *mulher* primeiro tem de alimentar a si mesma.

Mamilos rasos no mínimo tornam mais difícil a pegada do bebê, pois sempre escorregam. Desta maneira, todos os mamilos escondidos, introvertidos ou visivelmente chatos estão naturalmente muito mais protegidos: os botões sensíveis não podem ser mordidos ou feridos com tanta facilidade. De onde podemos concluir que suas donas (precisam) pensar em primeiro lugar na própria segurança, antes de poderem cuidar da alimentação dos outros.

Não existe um verdadeiro botão: a mulher retraiu e escondeu seus órgãos estimulantes, eróticos e protetores. Por trás disso pode existir uma vergonha inconsciente e a não aceitação dos próprios encantos, bem como um não querer nada com eles. Ao filho só com muita dificuldade ela pode entregar os próprios tesouros. Em vez disso, a forma de botão (forma de funil) expressa antes o desejo de tomar.

A criança pode por isso viver num estado em que ela intui onde estão as boas coisas, mas estas lhe são escondidas. A mãe se contém diante dela e não lhe oferece a "mamãe" que nela se esconde.

A terapia pode ser ao mesmo tempo simples e prazerosa, quando o parceiro recebe a incumbência de chupar os mamilos relutantes para fora. No caso ideal, isso pode ser praticado muito antes da gravidez. No caso de mamilos cavos ou chatos também é aconselhável usar muito tempo antes da amamentação uns formadores de mamilos, que na maioria das vezes resolvem o problema com facilidade. Também o bebê poderia, mamando, melhorar a situação a seu favor no caso de mamilos cavos ou chatos, sendo ajudado pelas assim chamadas chupetas de amamentação. É surpreendente ver a energia que os pequenos desenvolvem quando se trata dos seios e da sua alimentação. Em todo caso, mesmo as anomalias *mais visíveis* dos seios não são motivo para renunciar à amamentação — ao menos na medida em que as mães enfrentam o problema e querem transformar os seios em fonte de leite e, a si mesmas, em verdadeiras mamães.

Ferimentos nos mamilos

Feridas nos mamilos não são muito raras, principalmente quando o lactente não "mama" ou não é colocado no seio corretamente. No caso ideal, os bebês devem enfiar todo o mamilo na boca, inclusive a aréola. Mas quando, ao contrário, só sugam na ponta, em geral esta fica ferida.

Uma boa prevenção poderia começar durante a gravidez com um certo endurecimento dos seios, com banhos moderados de sol, massagem leve dos mamilos, renúncia temporária aos soutiãs — para que os mamilos rocem nas roupas.

Durante a amamentação, a melhor prevenção consiste em não lavar os mamilos depois das mamadas, deixando secar a mistura de saliva infantil e leite materno. Espremer um pouco do leite depois da mamada também é aconselhável, principalmente quando os mamilos já estão feridos. A crosta de saliva infantil e leite materno é a melhor compressa. Quando a mulher, em razão de idéias exageradas sobre higiene quer lavar os seios feridos, ela só deveria usar água pura, sem sabonete ou qualquer outro aditivo.

Caso já haja ferimentos, recomenda-se em primeiro lugar deixar os seios tomar bastante ar, portanto, ficando nus, como é costume entre as mulheres das sociedades arcaicas. Entre elas quase não se encontram mamilos feridos, naturalmente por causa do melhor endurecimento dos seios. Além do endurecimento por um lado, por outro o estímulo dos mamilos pode ser diminuído pelas chupetas de amamentação. Também é possível diminuir o tempo das mamadas, para que os bebês entrem mais depressa no ritmo.

Além disso, recomendam-se estes pequenos truques: compressas de chá preto fervido podem ser colocadas sobre os mamilos com sucesso. O ácido tânico cuidará do endurecimento. Quando além dos ferimentos já houver fissuras (rachaduras), o seio deve ser umedecido com água pura e então borrifado com açúcar em pó, pois isso não só ajuda a mitigar a dor, mas também estimula a cura. Entre as pomadas, recomenda-se a *Traumeel e Lansinoh*, uma pomada de lanolina natural fabricada na Suíça. Óleo de groselha também pode ser útil.

Inflamação dos seios

A inflamação dos seios (mastite) acontece quase exclusivamente durante o puerpério e na maioria das vezes nas primeiras semanas depois do parto. Os primeiros sinais são dores agudas nos seios, na maioria das vezes só de um lado, e vermelhidão. Um nódulo muito doloroso de alguns centímetros de diâmetro pode ser apalpado. A isso acrescenta-se a febre, que pode subir a 40 graus em poucas horas, acompanhada de calafrios.

A portas de entrada desse problema são fendas e fissuras provenientes das sucções e mordidas dos bebês. Crianças que recebem o peito a cada momento e, saciadas e entediadas, ficam sugando-o à toa em vez de mamar de fato, podem lesar bastante os mamilos. Antigamente, a falta de higiene era um dos motivos das inflamações.

Se o problema básico não for resolvido, inflamações dos seios já curadas podem voltar. Pode até se formar abscessos perigosos, muito vermelhos, que podem piorar pela irradiação dos fogões sobre os seios — talvez agravados pelo mau estado dos dentes. (Com a idade avançada, no caso de inflamações repetidas dos seios deve-se excluir, por um exame, a possibilidade de um processo canceroso em desenvolvimento.)

De forma geral, a incidência de inflamações dos seios tem diminuído graças ao maior esclarecimento e melhor aconselhamento. Hoje as mulheres sabem que depois de dez minutos de amamentação os seios podem ficar feridos e que convém mudar o bebê de lado assim que surgirem os primeiros indícios de uma inflamação. Assim é possível poupar o seio atingido.

Quando um dos seios está inflamado, é possível continuar amamentando com o outro, mesmo que haja um mamilo chato. Amamentar de um lado é possível e não leva, como se afirmava antigamente, à inflamação dos seios e também não provoca seios de tamanho desigual. Um dos lados é praticamente desmamado. Embora o hormônio (prolactina) também continue existindo para o lado não estimulado, o organismo pode regulá-lo por caminhos anímicos, de forma que não resultem problemas ou desvantagens.

Algumas parteiras e ginecologistas, que vêem na amamentação algo positivo e querem apoiá-la, permitem que a mulher continue a fazê-lo mesmo no caso de inflamação e febre, a fim de diminuir a tensão dos seios. Quando for preciso tomar antibióticos, em geral o bebê recusará o peito. Até ser possível amamentá-lo outra vez, o período pode ser transposto tirando-se o leite com uma bomba. Mas convém prestar atenção para que o furo do bico da mamadeira seja muito pequeno, para que ao sugar a mamadeira o bebê seja obrigado a continuar se esforçando.

Quando se puder detectar um nódulo, vale a tentativa de relaxar essa região com uma massagem muito cuidadosa, não tanto para favorecer a passagem do leite, mas para eliminar as contrações e, com isso, as dores.

Também são recomendáveis duchas sob água muito quente. Se nada disso produzir alívio, deve-se pensar numa massagem suave dos seios, mas somente até a tensão desaparecer, pois uma massagem que esvazie totalmente os seios de leite, só servirá para estimular a formação de mais leite. Se com isso o seio não deixar de doer em alguns minutos, o próximo passo é fazer uma compressa quente. Para isso, uma toalha de rosto é mergulhada em água suportavelmente quente e torcida — coberta com uma toalha seca — e colocada sobre o busto. Depois de cinco minutos, nova tentativa com massagem suave. Por fim, uma compressa de coalhada é muito conveniente. Uma coalhada normal é colocada durante uma ou duas horas sobre os ferimentos do seio com uma toalha (veja também à p. 168, compressas de argila). Se nem assim a febre e os ferimentos dos seios cederem, está na hora de chamar a parteira ou a médica. Com métodos suaves, 90% das inflamações dos seios podem ser suavizadas com energia pessoal de forma satisfatória. Também provocam alívio a aplicação de gelo, a elevação dos seios e ungüentos.

Com freqüência, as inflamações dos seios acontecem devido à baixa resistência física (*stress* do parto, esgotamento, estagnação do leite, resfriados, etc.). Um remédio útil, para fortalecer novamente a resistência da mãe é uma cura com colostral, um preparado (lácteo) composto de colostro de vacas biologicamente controladas. A cura consiste numa dose diária de colostral durante dois a três meses. O sistema imunológico da mãe é fortalecido, e o colostral previne na criança a alergia ao leite, cada vez mais freqüente; além disso, é uma boa proteção contra a neurodermite.

De importância decisiva para evitarem-se as inflamações nos seios é a técnica correta de colocação do bebê ao seio, que pode ser mostrada pela parteira ou conselheira de amamentação. Além disso, existem conselheiros recomendáveis na La Leche Liga, que dizem como a criança deve ser levada ao peito, de modo que seu queixo possa constituir um prolongamento do canal inflamado do leite. Na posição "do berço" por exemplo, o bebê esvazia mamando principalmente os âmbitos exteriores do seio; na posição deitada, o lado inferior; na posição de quadrúpede, a mãe pode encontrar a posição mais favorável para cada seio.

Do ponto de vista simbólico, no caso da inflamação dos seios trata-se de um conflito inconsciente quanto à amamentação, à alimentação, ao ninho doméstico e à mãe ou arquétipo lunar. Muitas vezes o *stress*, o preço da exigência excessiva e da intranqüilidade, está por trás de uma inflamação dos seios. Estabelecer limites pode ser difícil para a mulher que amamenta, quando todos se imiscuem o tempo todo em sua vida com *conselhos*. Muitas vezes ela também exige demais de si mesma, com pretensões de perfeccionismo e uma enorme exigência de maternidade. Tudo tem de ser feito com 100% de perfeição. Mas como isso é impossível no reino dos vivos, ela está destinada a fracassar.

Uma outra causa, até bastante freqüente, pode ser o empedramento do leite, quando subitamente o bebê mama muito menos do que de costume, por exemplo, quando está resfriado.

A pele como limite mostra a exigência excessiva feita à mãe com toda a clareza e antes de tudo de modo perceptível. O perigo consiste no conflito não expresso ir cada vez mais fundo. Depois do parto, ela fica tão aberta e vulnerável como nunca — o interior do útero é uma única e grande ferida aberta. Essa abertura ferida não só é presa fácil dos germes, mas também das pessoas e temas irritantes. Então, nesse período, ela não raro é uma vítima desamparada de projeções de culpa que estão abaixo da superfície e de hostilidades do meio ambiente.

Os seios representam o princípio lunar e seu suave mundo de sentimentos. A mulher, também do ponto de vista anímico, está excessivamente aberta e vulnerável, vive as notícias com profundo interesse. Em si, isso faz sentido, para que ela possa sintonizar-se totalmente com seu filho. Para isso, ela precisa de uma cuidadosa defesa contra o *stress* exterior, que de todo modo no momento não é importante para ela, num mundo totalmente enredado e apressado além da medida saudável. Ouvir todas as noites as notícias de todas as catástrofes desta Terra é essencialmente uma questão de gosto; depois do parto, entretanto, isso se transforma numa exigência excessiva. O simples fato de desligar o telefone durante a amamentação pode ajudar e protegê-la ao menos durante esse curto tempo.

Assim que surge uma inflamação, começa uma espécie de guerra pela fonte de leite, e durante a amamentação muitas vezes a mãe tem vontade de gritar. O que a provoca — na forma dos germes — entrou nos tecidos através das fissuras ao redor dos mamilos, o local arruinado do conflito.

Durante a amamentação, quando no verdadeiro sentido da palavra a mulher é a mãe do filho, ela toma consciência, pela primeira vez, de tudo o que depende dela. Tanto quanto a criança pendurada em seu seio, o homem, a sexualidade e as preocupações financeiras dependem dela. O que comove seu coração e se pendura ao seio com todo o amor, também pode lhe dar nos nervos. Quando o bebê mama excessivamente e a mamada demora muito, a

Depois do Parto

pele ficará flácida e com fissuras. Esse é um sinal claro da exigência excessiva e do fato de que ela não consegue impor seus limites, mas é uma vítima de exploração à qual está entregue, desamparada. Ela permite que seus limites sejam ultrapassados e que ela seja literalmente sugada e seus tecidos tornados flácidos.

No exemplo do seu local mais macio e sensível, o seio, ela deixa claro que agora precisa de cuidados, cuidados maternais. O seio febril, machucado, ferido e dolorido grita por dedicação. A dor pungente, forte como um grito de ajuda, que um seio rachado sente, não pode deixar de ser ouvido e também não deve ser mal compreendido. Ela quer e precisa ser deixada em paz. O simples andar já dói; sendo assim, um repouso absoluto na cama é necessário — ela não pede nem pelo filho, nem pelo parceiro, muito menos por visitas. Se o tema não for trazido à consciência e elaborado, há o risco de o conflito inconsciente na dolorosa fonte ferida aprofundar-se e chegar a um abscesso. Nesse caso, o grito por *alívio* médico não pode deixar de ser ouvido.

No caso de inflamação dos seios, o lucro com a doença é claro. Ela com certeza será deixada em paz, caso contrário ela gritará de dor. Muitas vezes o parceiro terá de ajudar, ou contratar uma "governanta". Um homem sensível saberia como julgar se a sogra, a mãe, tias ou vizinhas vão ajudar mais ou, ao contrário, atrapalhar.

Tudo isso não quer dizer que a mãe não quer amamentar, mas pode, por exemplo, significar que ao amamentar percebe como ela mesma precisa de calor humano e dedicação e, em última análise, de *cuidados maternais*. Quando ela não realiza isso, ou não ousa se articular, seu seio pode entrar no jogo e encarnar o sofrimento.

Em todo caso, trata-se de confessar o conflito relativo à amamentação e ao princípio da nutrição maternal e de elaborá-lo interiormente. Isso pode despertar perguntas sobre a hierarquia ao seio: quem tem quais direitos a ele e à *mamãe*? Em primeiro lugar, a própria mulher (qualidade de vida) ou o recém-nascido (puro leite) ou o parceiro (fonte de desejo)? Mas também outros problemas — mamãe (e papai) e a preocupação com a silhueta — podem se anunciar. A amamentação pode mobilizar todos esses temas irritantes e aprofundar conflitos inconscientes de relacionamento com o filho, com o parceiro e com o próprio corpo, e liberá-los para serem combatidos. Também a dependência do provedor da família, subitamente tornada consciente, pode lhe dar o que fazer e forçá-la a uma posição de desamparo, na qual acha que tem de suportar e engolir tudo.

Finalmente, tudo se voltará para a descoberta de uma nova hierarquia no relacionamento a favor da nova vida, em que a criança, e com ela a amamentação, ocupem temporariamente o primeiro lugar. Todas as eventuais exigências e ataques da parte do parceiro, da família ou das outras pessoas são secundários, e convém defender isso com maior ou menor clareza.

Na terapia, no caso ideal é preciso exaurir toda a riqueza do princípio lunar. Isso vai desde os mencionados remédios caseiros até procedimentos ocultos corajosos como o uso de caracóis vazios que se preservou na Escandinávia. Podem muito bem ser incluídos no tratamento os mundos das imagens interiores, à medida que se faz uma meditação dirigida durante a aplicação da compressa de coalhada, como no programa *Heilungsrituale* [Rituais de cura] estimulando e fortalecendo dessa maneira as próprias forças curativas.

Ajuda homeopática para inflamação dos seios
Quando depois de duas doses (3 glóbulos de cada vez) dos seguintes remédios homeopáticos não houver nenhum alívio, é preciso substituir o remédio.

- *Castra equi D 6*: Tomar 3 glóbulos depois de cada mamada. Mostrou-se eficaz no caso de mamilos feridos, com fissuras e com fendas supuradas. Os seios são muito sensíveis ao toque, parecem inchados, a mulher tem uma sensação de prurido interior.
- *Phytolacca*: Em potências baixas (D 6) ajuda a reduzir a quantidade de leite; na potência C 6 estabiliza a produção do leite, e em potências mais altas (C 200) cura as inflamações agudas dos seios no caso de empedramento doloroso do leite (especialmente em conseqüência de um súbito resfriamento). Sintomas colaterais são dores fortes, que se voltam para baixo durante a amamentação, uma sensação geral de estar ferida; o seio está quente em vários pontos e excessivamente sensível. Muitas vezes o seio esquerdo é fortemente atingido. Também é curativo no caso de mamilos feridos, rachados e purulentos e mesmo com abscessos (muitas vezes com o uso adicional do remédio para casos agudos, Belladonna).
- *Belladonna*: No caso agudo, 3 glóbulos a cada duas até quatro horas, na potência *C 200*. O estado Belladonna se desenvolve rápida e intensamente. Na maioria das vezes começa no seio direito — de repente, ele fica quente, muito vermelho e inchado. Isso é acompanhado de febre crescente com suores na cabeça e no corpo. Em geral, mãos e pés ficam frios. A mãe fica muito irritadiça e só quer tranqüilidade, o que é compreensível nessa situação; o que provoca o processo inflamatório é o desgaste excessivo.
- *Bryonia*: No caso agudo, a cada quatro até seis horas tomar 3 glóbulos na potência *C 200*. É um dos remédios mais importantes no caso da inflamação dos seios. Os seios estão avermelhados, duros e inchados e parecem muito pesados. O menor dos movimentos e qualquer abalo — por exem-

plo, ao andar — causam dores insuportáveis. A mãe tem de manter a calma e ser deixada em paz.

- *Pulsatilla*: A mulher sente-se mole, chorona e triste. Tudo a comove, e esse fato somatiza-se no corpo, ora aqui, ora ali. Ao amamentar, ela muitas vezes tem de chorar, pois o mundo lhe parece grande, frio e terrível demais para o delicado ser que é o seu filho. Se com esse estado de ânimo houver sintomas de dor nos seios, algumas doses de Pulsatilla podem ajudar. Como Pulsatilla é um remédio muito "maternal", ele regula a formação de leite em todos os sentidos: se por motivos especiais a formação de leite tiver de ser interrompida, *Pulsatilla C 30* (3 x 4 glóbulos) pode cessar a formação de leite em 24 horas.
- *Silicea*: A mulher atingida em regra tem trabalho com um contato corporal muito intenso. A constante dedicação no momento da amamentação pode inconscientemente ter o efeito de uma ameaça sobre a estrutura da sua personalidade. (Silicea é formado de cristal de rocha; o cristal tem uma estrutura característica, firme, da mesma maneira como personalidades-Silicea têm idéias firmes.) A irritação causada pela grande proximidade pode causar dores pungentes (como de cacos de vidro) durante a amamentação, que vão desde o seio até as costas ou o útero, sendo que, em casos extremos, leva até a hemorragias. Neste caso, os ferimentos custam a sarar, as inflamações se encapsulam com facilidade e, por isso, Silicea ajuda a curar velhos nós depois de uma inflamação dos seios. Ela desfaz antigos abscessos e auxilia na cura de fissuras dos mamilos difíceis de fechar. O que chama mais a atenção é a grande sensibilidade ao frio, da mulher atingida. Em geral, de duas a quatro doses de *Silicea C 200* estimulam os impulsos decisivos de cura.
- *Compressas quentes com Melilotus (farinha de pedra)* — sempre que possível acompanhadas por uma terapia homeopática — ajudam a dissolver empedramentos e obstruções dos canais de leite. A farinha de pedra seca (da farmácia) é colocada numa compressa e fervida com água quente. Depois de dez minutos a compressa com a farinha de pedra é comprimida entre dois pratos, colocada sobre o seio na temperatura mais quente possível e coberta com um cobertor. Se necessário, repetir o processo.

O que impede a amamentação

Quando um bebê não consegue mamar ao seio, isso não é motivo para renunciar ao leite materno. Ao contrário, esse bebê muitas vezes tem uma necessidade especial do leite materno. O leite pode ser retirado com uma bomba e servido na mamadeira. Aqui deve-se pensar principalmente nos recém-nascidos prematuros ou nas crianças com anomalias na boca, garganta, maxilar e gengivas e nas crianças deficientes em geral.

O fato de a mãe ter necessidade de tomar remédios fortes como antiepilépticos ou psicofármacos pode impedir a amamentação. Quadros mórbidos graves como a hepatite e a tuberculose, mas também as doenças que enfraquecem muito a mãe, como o câncer, a Aids, o diabete, bem como a desnutrição profunda podem impedir a amamentação.

Substâncias nocivas no leite materno são de fato um escândalo lamentável, que exemplifica nossa desatenção ao meio ambiente, mas, mesmo assim, elas ainda não são motivo para renunciar-se à amamentação. Os danos por não amamentar — como comprovam todos os exames — são maiores do que os causados pelas substâncias nocivas. Também a recomendação de restringir a amamentação aos primeiros seis meses depois do parto faz bem à indústria, mas não à criança.

Psicose da amamentação

As sensações da mulher ainda durante a gravidez, com a sua dramática mudança dos hormônios, mas especialmente depois do parto, fazem-na estar muito mais perto do princípio lunar do que de costume. O reino inconsciente dos mundos das imagens interiores interessam-na mais, ela está mais receptiva e suave, de todos pontos de vista mais vulnerável e sensível — também diante do inconsciente e das sombras do seu próprio inferno. Isso se revela no aumento de sonhos e visões. A gravidez abre uma espécie de atalho para o inconsciente. Quanto mais a mulher o reprimiu antes, tanto mais pode subir à superfície e à sua consciência.

Se isso for mais do que ela pode elaborar, há uma inundação de quadros e vozes interiores, a que ela está mais ou menos sujeita, conforme tiver mais ou menos apoio familiar e doméstico em sua situação de puerpério. Assim, antigas histórias não elaboradas, que a seu tempo foram reprimidas da consciência por necessidade, talvez por meio de psicofármacos, agora anunciam-se com toda a força. O gelo sobre o mar do inconsciente agora é tão fino, que pode romper-se com facilidade, e o material não elaborado vem à tona. Com demasiada freqüência, os conflitos são apenas a ponta de um *iceberg* que só mostra uma parte minúscula acima da superfície, cuja massa principal atua perigosa e intensamente nas profundezas. Enquanto eles não são tocados ou se acumulam, são inofensivos. No período do puerpério, o barco da vida muitas vezes bate nesses *icebergs* e perigosamente coloca a sua massa profunda em movimento.

Naturalmente, é imperativo organizar essas fontes de perigo no período anterior e, se não for possível de outro modo, no início da gravidez, e reconciliar-se com os monstros do próprio armário de sombras. No puerpério, eles com freqüência se transformam num problema, porque a violência primordial do parto simultaneamente traz consigo a irrupção de um grande poder. Aqui por certo está o motivo do caráter de iniciação que o parto traz à mulher.

Um problema já mencionado é a repressão da fase do sonho em virtude da falta de sono, quando o bebê é amamentado a curtos intervalos (veja p. 72ss.). Imagens reprimidas podem forçar a entrada na consciência diária, o que é definido pela psiquiatria como alucinações ópticas.

Quando uma mulher grávida se coloca em permanente oposição à sua voz interior ou a ignora, pode acontecer algo semelhante. Se as vozes interiores se tornarem altas fora dos sonhos e trouxerem os temas de sombra à consciência, chamamos de alucinações acústicas, a famigerada audição de vozes.

Quando a expectativa de ser feliz e de ter sorte é elevada demais, o que acontece em torno do parto, o lado escuro longamente reprimido do próprio ser pode passar e perturbar o esperado idílio entre mãe e filho. São justamente as tensas expectativas unilaterais que estimulam especialmente o pólo oposto, ou as sombras, e lhes possibilitam um jogo fácil, porque a resistência está enfraquecida. Por exemplo, quando todos esperam uma profunda tristeza durante o enterro de uma pessoa muito próxima, pode irromper um riso histérico exatamente nesse momento. Onde nos esforçamos demais pela devoção, como talvez nos mosteiros de monjas, o "diabo" obviamente é tão provocado que muitas vezes ele visita as irmãs sob forma de possessão. E quase todos os grandes políticos da paz estabeleceram o conhecimento mortal do pólo oposto da violência. Onde queremos somente o luminoso e o bom, devemos nos preparar logo para o mal e as trevas, pois vivemos num mundo de contrários, que se atraem mutuamente.

Naturalmente, a situação de puerpério com um recém-nascido ao lado não é ideal para se fazer uma psicoterapia; por outro lado, essa época é menos indicada ainda para tomar remédios psicofármacos, caso em que a amamentação deve ser encerrada imediatamente. No caso mais simples, é preciso pensar em afastar todo fantasma com a ajuda de uma competente avó (Grande Mãe), que durante a noite acalme o pequeno espírito atormentador com uma mamadeirinha de chá e possibilite à filha (nora) as regeneradoras fases de sonho. Nos casos mais difíceis, apesar das circunstâncias ainda adversas, convém pensar em fazer uma psicoterapia. Um conceito de terapia com tempo marcado, como as quatro semanas da terapia da reencarnação, seria apropriado no caso. Esse conceito também é questionável, especialmente por causa do seu aspecto de sombra, em que são objetivamente esclarecidos os temas sombrios incontroláveis que vêm à superfície na psicose.

Outros problemas maternos depois do parto

Babyblues e a depressão do puerpério

Para a depressão do puerpério vale algo semelhante ao que vale para a psicose da amamentação. Justamente numa época que está muito relacionada com a felicidade e a alegria e suas correspondentes expectativas, existe a ameaça do escuro pólo oposto da depressão. Fala-se muito também em *babyblues*, que envolve uma forma mais suave de mudanças de ânimo, em que a jovem mãe simplesmente não sente nenhuma vontade de preencher todas as expectativas que parentes e conhecidos aparentemente bem-intencionados lhe apresentam. Quando a mãe tem de suportar toda a procissão de visitas com bons *conselhos*, pessoas que, com a melhor das boas intenções e mal disfarçada inveja, afirmam que sabem melhor das coisas, e ainda todas aquelas que acham de bom tom aparecer, esse período pode ser demais para ela. Nunca ela é tão sensível às mentiras e meias-verdades, tanto quanto às próprias necessidades como às do seu filho; e quando, além disso, se acumulam uma porção de problemas, como estímulos e exigências desde o campo conjugal até o social, ela está prestes a uma recusa. Essa recusa é muito importante e sensivelmente *respeitável*.

Também pode surgir uma depressão autêntica no sentido psiquiátrico. A nova vida parece atrair a velha (Mãe) morte de modo mágico. Em todos os tempos, as mesmas divindades sempre estiveram presentes ao parto e à morte, como Hécate, na antigüidade, ou Kali, até hoje, na Índia. Elas presenteavam a vida livremente e também a tomavam de volta a seu bel-prazer. Hoje elas não levam mais tantos recém-nascidos — ao menos em nosso país — como nos velhos tempos; por outro lado, tampouco presenteiam a vida nova com tanta generosidade.

A depressão[53] em parte é uma lida não resolvida com a morte, o que fica especialmente claro com o ininterrupto rodopiar dos pensamentos sobre o suicídio. Como seres humanos não temos a escolha de lidar ou não com a morte, mas escolhemos de que modo queremos lidar com ela. As sociedades arcaicas e as grandes culturas na maioria das vezes escolhiam o caminho religioso-espiritual para fazer isso, como os tibetanos, que elaboraram o tema por meio de um livro dos mortos e não conhecem a depressão. A maioria de nós, ao contrário, reprime a sua mortalidade e não lida voluntariamente com a morte, mas apenas por obrigação, ou seja, na forma de depressões.

O parto, no entanto, é obviamente uma transição para a vida, que de um modo ou de outro nos leva a lidar com a morte. Inconscientemente, muitas mulheres ainda intuem que juntamente com a vida que acabaram de presentear ao filho também lhe deram ao mesmo tempo a sua morte. Essa intuição e a constante preocupação com a vida do filho ameaçado pela morte pode *abatê-la* com uma tristeza profunda. Todas as depressões de transição, que estão por trás das mensagens hormonais, são acompanhadas por Hermes/ Mercúrio, o mensageiro dos deuses.

A maioria das futuras mães também enfrenta voluntariamente esse tema, quando cultiva pensamentos sobre o que será do filho se algo acontecer com ela. Toda transição de vida é perigosa e exige sempre a morte de uma época antiga, ultrapassada. Assim como na puberdade a infância morre, mais tarde, com o primeiro parto tem de morrer a menina, para que a mulher e a mãe possam viver. Quanto mais conscientemente isso acontecer, tanto mais certo é que a mulher envolvida aprenda isso com o ensinamento compulsivo na forma das depressões.

Tanto no caso da depressão do puerpério como no da psicose da amamentação é útil conseguir espaço (na consciência) para os urgentes temas interiores e levá-los também em consideração, de modo que a *mulher* possa recolher-se nele à vontade. A reconciliação com o papel de mãe e a correspondente responsabilidade é tão importante quanto ficar mais receptiva e consciente nos diferentes campos limítrofes de outras realidades.

Febre puerperal

O quadro mórbido da febre puerperal hoje perdeu grande parte do seu horror. Antigamente, ao contrário, matou milhares de mulheres e crianças. Hoje o perigo maior ainda é o da cirurgia cesariana. A ameaça poderá aumentar outra vez por causa dos germes resistentes que aparecem em maior número. Alguns pesquisadores acreditam que está por vir uma verdadeira avalanche de resistência. Nesse caso, se a questão for parto na maternidade ou em casa, devemos decidir imediatamente a favor do parto em casa, pois os germes mais perigosos, como os que provocam a febre puerperal, sempre foram *criaturas* de hospital, no duplo sentido da palavra.

A antiga forma da febre puerperal hoje se tornou rara. Porém, quanto maior o hospital, maior é a probabilidade de que ela aconteça. A técnica de parto vinda dos Estados Unidos, com controles vaginais a cada hora e pequenas coletas de sangue, aumentou mais um pouco o problema. Todas as medidas, como por exemplo, o exame do líquido amniótico (amnioscopia), a colocação de eletrodos e sondas, a pequena coleta intra-uterina de sangue, enfim, toda a medicina tecnológica do parto, representam uma fonte de risco, não só no que se refere à febre puerperal, mas também a todas as outras infecções. Aqui a solução não consiste em mais higiene, mas em abandonar os jogos com a alta tecnologia, pois, assim, como mostram os hospitais menores da área rural, há muito menos problemas relativos a isso. Também desse ponto de vista vale a máxima homeopática "menos é mais".

Vítimas da medicina tecnológica são tanto as mães como os filhos, sendo que os últimos ainda têm uma posição pior de saída. Muitas vezes o bebê já vem ao mundo com febre, ao passo que a mãe só apresenta os sintomas. Isto é, ela ainda lida com os germes, ao passo que o filho já vem ao mundo lutando contra o conflito.

Quanto ao significado, no caso da febre puerperal trata-se de um conflito generalizado em torno do tema de ter filhos. A febre puerperal aparece sobretudo nos círculos socialmente fracos, naquelas mulheres que foram e ainda são vítimas de muitos exames. Mas também as mães precavidas, que para ter um parto normal investem desde o início numa medicina intensiva e que, fora a clínica da universidade, não levam em conta nenhum outro local para fazer o parto, muitas vezes colhem ali exatamente o queriam evitar a todo custo. Aí se revelam as vantagens do parto sem tecnologia, realizado em casa, e aqueles feitos em maternidades. Mas aos poucos se reconhece também o problema nos hospitais; e renuncia-se, por exemplo, à colocação de eletrodos na pele da cabeça da criança para verificar os batimentos do coração.

Lesões nas sínfises

As articulações ileossacrais, entre o osso ilíaco e a pelve, e a cartilagem das sínfises no âmbito frontal da pelve da mulher são afrouxadas pelo alto teor de estrógenos antes do parto, para que a criança que empurra para a frente possa dilatar o canal de parto até o tamanho da sua cabeça. Uma ruptura da sínfise acontece raras vezes, quando a criança rompe o osso pubiano materno (sínfise). Com freqüência isso ocorre nos partos a fórceps. Os sintomas vão de dores insuportáveis no início, à posterior incapacidade de caminhar. Desenvolve-se uma espécie de andar bamboleante ou andar de pato, porque a pelve perde a sua estabilidade. A casca da pelve se rompe.

A terapia consiste em descanso mais prolongado no leito e, depois, na colocação de bandagens na pelve. Finalmente, acrescentam-se bandagens no corpo e, então, o uso de uma cinta apertada. Com esses cuidados, os prognósticos são bons.

O significado é claro: no verdadeiro sentido da palavra, a mãe *se rasga* pelo filho, relativamente deixa-se rasgar. Ela executa a tarefa que se impôs com exagero no âmbito do corpo, ela chega até a substância, até os ossos. Em geral, o rasgo ou ruptura acontece quando primeiro se oferece grande resistência e, então, cede-se abruptamente. Um processo de dilatação e alargamento mais harmonioso e paulatino, menos precipitado é necessário para ambos. A solução relativa a este problema, de resto, é dedicar-se antes à criança no sentido figurado, *rasgar-se* pelo filho e na defesa dos seus interesses no plano não corporal.

Da parte da criança devemos questionar como ela pôde ficar tão grande de modo "tão egoísta". A sua cabeça, como símbolo do ego, cresceu além de todas as medidas, rompendo os limites da mãe; ela *ataca* ofensivamente a própria mãe. A mãe dessa maneira sobrecarregada e abusada além da medida suportável, desmancha-se e cai. Como resultado, a criança é mal alimentada, porque a mãe — obrigada ao descanso no leito — pode *lhe oferecer* pouca ajuda. Mas o problema não tem de ser absolutamente uma cabeça grande demais (ego), ela pode ser relativamente grande para essa mãe. Quando essas crianças com a *cabeça relativamente grande demais* são confrontadas com mães com muito pouco apoio, há uma luta que culmina em curvar-se e romper.

Nesta situação, é a pelve materna que sofre mais danos do que a cabeça infantil — assim como o bate-estacas sofre menos danos do que o portão sobre o qual é arremetido. Nesses encontros de confrontação, o feminino sempre corre um risco maior do que o masculino. Mas durante o parto, a cabeça infantil tem a mesma função fálica agressiva na ruptura da casca da pelve que o esperma em sua tentativa de romper a pele do óvulo.

Assim como os problemas, as soluções também estão no âmbito feminino. De modo ideal, é menos tarefa do feminino, da mãe, resistir e oferecer resistência do que abrir-se ainda mais, dando espaço além de todos os limites, adaptando-se e, nesse caso, até cedendo às exigências excessivas.

A sexualidade depois do parto

Segundo pesquisas há muitas vantagens no relacionamento sexual durante a gravidez. 16% das mulheres e 13% dos homens acham o seu relacionamento sexual depois da gravidez mais "íntimo e intenso". Mais de um terço dos casais gosta muito mais de dormir junto depois do que antes do parto.

Exatamente a metade dos casais não teve relacionamento sexual durante o puerpério, mas somente depois de seis a sete semanas. Um quarto dos casais manteve relacionamento sexual antes. No quarto restante, o primeiro encontro sexual pode ser bastante retardado — um quinto demora mais de meio ano, 5% até mesmo um ano inteiro. Especialmente no caso do primeiro filho, a insegurança pode ser grande depois do parto no que se refere ao sexo, ao passo que no terceiro filho a metade dos pais já dorme junto outra vez durante o puerpério.

Os motivos dos dois sexos diferem. Enquanto três quartos dos homens alegam o desejo sexual como o motivo principal, ele só é decisivo para a metade das mulheres. Nitidamente, mais mulheres dizem que querem outra vez a proximidade do seu parceiro.[54]

Diante destes fatos, os conselhos dos médicos têm pouco sentido, e muitas vezes são encarados como *golpes*. Antigamente, o período do puerpério era tabu para qualquer atividade sexual, e, ao que parece, essa fase motivou muitas traições dos pais orgulhosos.

No primeiro tempo depois do parto é conveniente os pais demonstrarem seu amor um pelo outro em outros âmbitos, e depois, conforme a vontade dos dois, incluir outra vez o âmbito físico. Evidentemente, o ato sexual durante o puerpério não é mais perigoso do que durante a menstruação. Naturalmente a mulher tem uma grande ferida aberta, mas o organismo obviamente é capaz de proteger-se muito bem quando o sistema imunológico está em ordem. Segundo os conhecimentos da psiconeuroimunologia, esse será o caso se a mulher estiver feliz e sentir-se bem.

Um preconceito importante a eliminar é o relativo às dores na "primeira vez" depois do parto. Enquanto três quartos de todas as mulheres têm medo delas, e mais de 70% dos homens também temam machucar a mulher nessa ocasião, apenas um terço das mulheres realmente tem problemas. Mas, seja como for, uma em cada três mulheres realmente sente dor, isto é, ainda não voltou à normalidade; e um corpo esgotado diz-lhe isso dessa maneira.

Já falamos sobre os problemas causados pela recusa ou incapacidade dos parceiros homens que não cresceram (veja p. 54s.). Segundo as estatísticas, estes se ocultam por trás dos 5% que ainda não retornaram à sexualidade prazerosa depois de um ano.

A Criança Depois do Parto

Uma breve história sobre os cuidados com o recém-nascido

Na antigüidade, a situação da criança era ainda pior do que a da mãe. Na medicina dos antigos, e mais tarde novamente na medicina árabe, havia algumas opiniões positivas, mas então, até o século XIX, nos assim chamados países civilizados, ninguém se preocupava com o recém-nascido.

Na antigüidade, o assassinato de crianças nem sequer era ilegal. Naqueles tempos era costume vender as crianças mais fracas como escravas ou enjeitá-las, o que em geral significava a morte dessas crianças. Não só em Esparta, mas também em Atenas, cuja posição cultural era muito mais elevada, não havia interesse oficial do Estado na criação de crianças fracas. No que se refere a essa questão, o cristianismo apresentou melhoras para as crianças, mas na prática elas não significaram muita coisa.

A primeira casa cristã para enjeitados foi fundada em 787, a segunda somente quatrocentos anos depois. A roda introduzida pelo Papa Inocêncio III nas casas para enjeitados, na qual crianças indesejadas podiam ser deixadas anonimamente, era usual no século XIX, e hoje encontra outra vez seu lugar na sociedade, como "armadilha para bebês".

Dos médicos também não podemos contar nada de positivo nesse âmbito, pois até no século XIX era contrário à honra da sua posição dedicar-se à disciplina da medicina infantil — do mesmo modo que no século XVIII surgiu um livro com o significativo título *Von der Unschicklichkeit für Männer, Frauen zu entbinden* [Sobre a impropriedade de os homens fazerem o parto das mulheres]. É por isto que até o século XVIII médicos infantis e obstetras eram exceção, e se tornavam suspeitos aos olhos dos colegas. O fato de muitos cirurgiões vestirem-se de mulher a fim de prestar ajuda a mãe e filho nos partos difíceis, pode esclarecer o grotesco da situação. O que estava por trás disso, dessa vez, era menos a Igreja do que os preconceitos e a vaidade da posição. O motivo mais profundo por trás desse inconveniente, no entanto, é a opinião de que assim como a mulher, uma criança tinha pouco valor. Essa opinião mostrava-se também na legislação, que não considerava as crianças dignas de proteção, especialmente quando se tratasse de uma menina.

Nas mãos das parteiras, os bebês não estavam em melhores mãos do que nas mãos dos médicos desinteressados, pois também aí imperavam preconceitos de arrepiar os cabelos e práticas medonhas. Por muito tempo, muitas crianças morreram por infecções causadas depois do corte do freio da língua logo depois do parto. A mutilação das crianças acontecia devido à opinião de que só muito mais tarde elas poderiam desenvolver uma boa capacidade da fala. Igualmente ruim era o "endireitamento da cabeça" depois do parto, quando com terrível violência manipulava-se a cabeça do bebê, muitas vezes também os membros. Acreditava-se que a criança ficava em tal desordem devido ao parto, que ela tinha primeiro de ser *organizada* outra vez. Não raro, muitas crianças foram, no verdadeiro sentido da palavra, organizadas até a morte.

Ainda pior foi o tributo de sangue que as infecções estimularam no terreno da falta de higiene. Como mal se tinha conhecimento da higiene, não se pode realmente falar em falta de higiene. Imperava uma imundície inimaginável, provocada principalmente pela pressão das condições de moradia, à qual não se dava a mínima importância.

Apenas em 1802, com a fundação do primeiro autêntico hospital infantil, começou em Paris a era da verdadeira pediatria. A partir daí, uma após outra, surgiram por toda a parte as clínicas infantis: em 1830, em Berlim; em 1846, em Munique. A partir de meados do século XIX, Viena tornou-se um centro de pediatria.

Embora houvesse clínicas infantis por toda parte, elas mal podiam aliviar a situação das crianças, pois a mortalidade infantil nessas instituições era muitíssimo alta. Na *Charité* berlinense, entre 1894 e 1897, ainda morriam mais de 70% das crianças antes de elas chegarem aos dois anos de idade. Segundo informações dadas pelo médico-chefe da Charité, que representava uma casa exemplar, no ano de 1890 exatamente 76,5% dos bebês recém-nascidos admitidos morreram no primeiro ano de vida. A falta de higiene também representava aí o seu papel, bem como a falta de amor e de dedicação humana. A mortalidade dos recém-nascidos oscilava entre 60% e 90% nas clínicas em todos os lugares. Em muitas clínicas a taxa de mortalidade das crianças admitidas sem a mãe aproximava-se dos 100%, motivo pelo qual essas clínicas muitas vezes se recusavam a aceitar crianças desacompanhadas.

Num grande orfanato de Berlim, de 1.000 recém-nascidos internados somente 124 sobreviveram ao primeiro ano. Nas famílias daquela época acontecia quase o contrário, 750 sobreviviam ao primeiro ano. Nesses números e na conseqüência resultante de não aceitar mais crianças sem a mãe, podemos ver muitas coisas, por exemplo, como a convivência com a mãe é crucial.

Desse ponto de vista, já é mais do que digno de nota, quando até hoje, nas grandes clínicas infantis, é impedida a presença das mães junto aos filhos. As gerações futuras falarão sobre isso, assim como hoje falamos sobre as condições no século XIX.

Novamente, foi Ignaz Semmelweis quem se tornou o salvador das crianças, como já havia sido o salvador das mães. Com a desinfecção exigida por ele, virou-se uma página da História. Se no século XVIII a mortalidade infantil em parte ainda era de mais de 70% e no século XIX em muitos lugares ainda era de 50%, atualmente caiu para menos de 2% — e isso se deve em primeiro lugar ao mérito de Semmelweis.

O que pôde ser expresso de modo tão lapidar nos números, não oculta um terrível mal entre as mulheres e crianças daquela época. As mulheres valiam muito pouco, tal como as crianças — no entanto, as mais duramente atingidas eram as meninas. Nisso não se trata de um problema especial da medicina, mas de uma posição básica da sociedade. Essa época também teve a medicina que lhe correspondia.

A alimentação do recém-nascido

Por certo a falta gritante de amor pelas crianças na antigüidade, do ponto de vista moderno, tinha uma função anímica de proteção para a mãe, dada a alta taxa de mortalidade infantil. Muitas vezes, elas perdiam mais filhos do que podiam criar. Com um vínculo tão forte entre mãe e filho, como avaliamos hoje, as mães certamente teriam morrido de tanto sofrer.

Desse segundo plano talvez se torne compreensível que em todas as épocas históricas que chegaram até nós não havia possibilidade de a mulher amamentar os próprios filhos durante muito tempo. Quanto melhor a posição social das mães, tanto mais elas se recusavam a cuidar pessoalmente da prole. O resultado foram as amas-de-leite, que duraram muitos séculos.

Nos séculos VI e VII, os mercados de amas na Grécia, como posteriormente também em Roma, aconteciam freqüentemente. As amas tinham de atender a severas determinações. Só entravam em questão mulheres entre 25 e 35 anos de idade, que tivessem tido dois ou três filhos e os tivessem amamentado, e que fossem mães de filhos homens. Elas tinham de ser bonitas, mostrarem boa pele e não podiam ser ruivas. As mais cobiçadas pelos antigos eram as amas de Esparta, porque delas esperava-se saúde e robustez para os filhos.

As famílias da nobreza romana contratavam logo várias amas. Os próprios filhos da ama podiam ser amamentados junto, o que resultou nos assim chamados irmãos de leite e até levou à criação de regras próprias para o casamento. Os irmãos de leite não podiam casar-se, da mesma forma que os irmãos de sangue. Para os próprios filhos da ama um relacionamento desses podia ser uma grande vantagem para o futuro progresso. Na Grécia e Roma antigas, houve uma verdadeira veneração das amas, visto que o relacionamento dos jovens heróis assim criados, muitas vezes era mais próximo e sensível com a ama do que com a mãe biológica. Encontramos muitas indicações de que a ama era preferida à mãe também depois, na vida. Ao ter preocupações, procurava-se muito mais a ama, com a qual havia um vínculo mais forte, do que a mãe, que vivia mais ou menos atrás dos limites formais da sociedade.

Na pré-história cinzenta da Alemanha, as germanas eram adeptas incondicionais da amamentação pessoal. Muito mais tarde desenvolveu-se também aí uma associação de amas-de-leite. Há alguns poucos séculos, o médico estatal Johann Harnisch tentou provar, com toda a seriedade, que o leite das amas era mais saudável para os filhos do que o da própria mãe. De fato, tentativas de amamentação das mães dos melhores círculos sociais da Prússia haviam aumentado a taxa de mortalidade dos recém-nascidos; mas isso se devia ao fato de ninguém ter consideração pelas crianças, levando-as junto a todos os eventos sociais. As crianças sofriam com as condições catastróficas de higiene e ficavam doentes.

As amas-de-leite perderam a boa fama a partir do século XVI, na Alemanha, e passaram a ser muito mais desprezadas do que respeitadas. A profissão de ama era considerada primitiva, e nas grandes cidades as amas logo se encontraram nas camadas mais baixas da sociedade. Por isso, as famílias mais abastadas examinavam atentamente se as amas contratadas por elas não eram raquíticas, não tinham tuberculose nem doenças sexualmente transmissíveis, e se, na medida do possível, não bebiam. Controlava-se cuidadosamente a alimentação da ama, que se tentava melhorar com os remédios da "farmácia de drogas" medieval, a fim de aumentar o fluxo de leite.

Durante todo o século XVIII e até o século XIX, as amas voltaram a estar em moda nos melhores círculos sociais da Alemanha. No final do século XIX, as famílias de boa posição de Berlim iam buscar suas amas no *Spreewald*, porque as camponesas são mais saudáveis. Somente no início do século XX, a profissão de ama foi praticamente extinta — por um lado, por

A Criança Depois do Parto

causa do medo da contaminação e, por outro, porque aos poucos se desenvolveu um melhor relacionamento entre mãe e filho também nos círculos da nobreza e da grande burguesia. Conhecia-se, então, o perigo dos germes causadores de doenças e a importância da ligação anímica. Surgiram novos costumes sociais: as amas foram descobertas como seres humanos e o direito à vida dos seus filhos surgiu na consciência. Além disso, já havia melhores produtos para substituir a amamentação.

Ao lado das amas-de-leite humanas, principalmente entre as pessoas mais simples, um grande papel era representado pelas amas de quatro patas, pois também as camadas inferiores da sociedade logo se esforçaram por imitar as camadas mais altas, no mínimo não amamentando os filhos. Como amas-de-leite animal vinham antes de tudo as cabras, as ovelhas e as éguas. Mitologicamente, esse procedimento é muito conhecido, porque o pai dos deuses, Zeus, foi amamentado pela cabra Amaltéia, sua ama-de-leite; Órion foi amamentado por uma ursa, e os gêmeos, Rômulo e Remo, fundadores de Roma, por uma loba.

Os primeiros testemunhos históricos de amas-de-leite animais são encontrados já no século II a.C. Essa possibilidade de alimentação de recém-nascidos sempre foi usada e, naturalmente, sempre houve médicos que a defendessem "cientificamente". No início do século XIX, por exemplo, um médico de Baden interpretou o mito de Zeus ao pé da letra e elogiou o leite de cabra como o melhor alimento para recém-nascidos. Ele deveria imprescindivelmente ser preferido ao leite materno. E, naturalmente, ele encontrou muitos argumentos para comprovar a sua insensatez. Nem mesmo o aparecimento regular da anemia provocada pelo leite de cabra, que levou muitas crianças à morte — porque ao leite de cabra falta um fator importante na formação do sangue —, conseguiu afastá-lo do seu caminho errado.

Por outro lado, no que se refere às cabras, havia muitas histórias comoventes de crianças que só mamavam na cabra, e de cabras que só deixavam o *seu bebê* humano mamar, e rejeitavam sistematicamente as crianças estranhas. Ao que parece, na hora de cada mamada, elas naturalmente procuravam seu lactente humano e se colocavam em posição para ele.[55]

Por piores que fossem os resultados para os lactentes, quando eram colocados junto à cabra, eles ainda estavam incomparavelmente melhor servidos do que com todas as antigas tentativas de amamentá-los com mamadeiras. Aqui está até um dos motivos para a extrema mortalidade dos lactentes. Embora houvesse mamadeiras desde a antigüidade, os problemas dos bicos e da higiene nos primeiros tempos eram praticamente insolúveis. Como no início o bebê não sabe beber, portanto, as mamadeiras com duas aberturas, pelas quais o leite simplesmente jorrasse, não eram usadas, tentou-se construir um substituto para o mamilo, que permitisse a sucção. A pior "solução" foi o chifre com uma cobertura de teta de vaca sobre ele, usado em praticamente todos os países nórdicos. Do ponto de vista puramente técnico, isso funcionava de certa maneira, mas como ele não podia ser renovado devido à falta de tetas de vaca, à medida que apodrecia tornava-se fonte mortal de infecção para incontáveis lactentes. Onde se usavam os chifres, de dez recém-nascidos morriam oito.

Mas também as garrafas muitas vezes não eram suficientemente limpas, isso sem mencionar que não se tinha nenhuma noção de higiene. De início, usavam-se principalmente garrafas de madeira, que do ponto de vista higiênico eram totalmente impróprias. Elas foram substituídas por mamadeiras de estanho, que encurtavam também a expectativa de vida dos pequenos devido à sua forte quantidade de chumbo. Essas mamadeiras foram encontradas tipicamente como oferendas fúnebres nos muitos pequenos sarcófagos de crianças de famílias ricas.

Além das mamadeiras, havia todas as variantes de xícaras com bicos, canecas para sucção, e saquinhos de linho com bicos para chupar, canudinhos e pequenas esponjas. As garrafas de porcelana, a partir de meados do século XVIII, e posteriormente as mamadeiras de vidro foram um grande progresso no que se refere ao material. A verdadeira solução do problema da alimentação com mamadeira, no entanto, só foi encontrada com o desenvolvimento do bico de borracha de caucho, a partir de 1846.

Mesmo onde se amamentava, a alimentação adicional na maioria das vezes iniciava-se cedo demais. Talvez um dos motivos para isso fosse em geral o mau estado de nutrição da mãe. Por outro lado, o assim chamado desmame precoce — a alimentação adicional — era uma necessidade entre as classes mais pobres, pois a mãe tinha de voltar ao trabalho, e, entre as ricas, uma questão de comodidade. Seja como for, com isso aumentava o perigo de a criança adoecer e morrer. De tudo isso, não é difícil deduzir por que a mortalidade infantil foi tão assustadoramente alta na Alemanha até o século XX.

Além disso, a história da amamentação mostra com muita clareza como as opiniões médicas dependem de cada época. Para aqueles que confiam na opinião dominante, esse conhecimento talvez represente uma desilusão; para a medicina ele pode ser rico em ensinamentos, mesmo que muitas vezes um pouco doloroso.

Há duzentos anos, por exemplo, um médico declarou, com toda a sua *autoridade científica*, que o leite das amas era muito melhor para o recém-nascido do que o da mãe. Então outro defendeu com a mesma autoridade que o leite de vaca era ainda melhor do que o leite da ama ou o leite materno. Hoje somos de opinião, *cientificamente comprovada*, de que de fato o leite materno é a melhor alimentação para recém-nascidos. Muita coisa indica que, com isso, o círculo (de abuso) fechou-se novamente, e nós — de volta à antiqüíssima solução da natureza — realmente chegamos à melhor verdade para todos.

Por outro lado, cada tempo acreditava na verdade corrente em sua época. Que cada época tem a sua própria verdade, podemos deduzir das anotações acima sobre a alimentação de recém-nascidos. Por certo, também nos séculos anteriores houve mulheres que amamentaram, contrariando a opinião dos estabelecimentos médicos, e isso foi garantido nas duas décadas do século XX em que a medicina convencional opinou contra. Mas, infelizmente, essas mães, que intuitivamente seguiram o próprio caminho para garantir o bem-estar do seu bebê, eram discriminadas por isso. Há dez anos, algumas médicas deixavam as mães que amamentavam de consciência pesada, pois elas não sabiam se ao amamentar faziam algo de mal para os seus filhos. A recomendação de não amamentar baseava-se no fato de que o leite materno está muito sobrecarregado de substâncias nocivas e que a mãe que amamenta desintoxica-se através do leite. Já no corpo materno muito veneno armazenado passa ao corpo infantil, e então, com a amamentação, transmite-se uma porção adicional de veneno. Assim sendo, por exemplo, uma mãe perderia 50% da amálgama retida nos seus tecidos para o seu primeiro filho.[56] Mas todas essas tentativas, nem sempre desinteressadas, da parte da classe médica de servir à saúde da criança, à medida que proibiam a amamentação ou a desaconselhavam, não se mantiveram — independentemente da argumentação que usavam. Elas sempre traziam consigo incômodos em outros âmbitos, que não tinham relação com as vantagens para mãe e filho. Reconhecia-se que as crianças levadas ao peito materno, além de calorias e substâncias nocivas, também recebiam amor. Esse fato supera obviamente de longe todos os outros. Que uma mãe passe ao primeiro filho durante a amamentação uma parte considerável da sua carga de amálgama/mercúrio, naturalmente deve inquietar-nos, mas, do ponto de vista geral, a amamentação sempre é melhor do que qualquer alimentação com leite artificial. Todos os estudos modernos estão voltados nessa direção. E como a intuição de inúmeras mães indica essa direção, e como isso está de acordo com as experiências da antigüidade humana, podemos confiar nela.

A primeira consulta

Na primeira consulta (C 1) da criança, trata-se de examinar possíveis deformações como, por exemplo, pés em forma de foice, pés em ponta, pés de gancho, pés dobrados para dentro, pés disformes, pés chatos, pés côncavos ou anomalias do quadril. Conforme o caso, no primeiro dia de vida tenta-se fazer um acerto manual, isto é, curvá-los na direção correta com posterior fixação com uma bandagem de gesso. Quanto mais cedo se fizer isso, tanto melhores são os resultados.

A partir daí também são diagnosticadas anomalias muito raras como a fenda de lábios, mandíbulas e gengivas, que hoje em dia podem ser operadas por especialistas com muito sucesso. Mas também uma distocia de ombros, por exemplo, causada por um parto difícil, uma paralisia do plexo (braço) podem ser encontradas nessa ocasião.

No caso do fechamento do esôfago (atresia do esôfago), outra anomalia rara, a criança não consegue engolir ou deixar o alimento passar, e precisa vomitar continuamente. Algo semelhante é o fechamento do duodeno (atresia duodenal). No fechamento do ânus (atresia anal), a criança não consegue devolver nada. Nesses casos é aconselhável dirigir-se a especialistas em pediatria e buscar uma saída com a ajuda deles.

Inchaços da cabeça

O hematoma encefálico (hemorragia da cabeça) acontece em quase 50% dos casos de primíparas e é totalmente inócuo. As ginecologistas modernas não fazem mais uma punção; elas não tomam nenhuma providência, e o sangue é reabsorvido totalmente por si mesmo. Se a parteira ainda tiver de lançar mão da bomba de sucção, o hematoma aumenta de modo assustador diante dos olhos dos pais. A criança inspira tanto medo com a cabeça sangrenta e inchada, que é preciso preparar cuidadosamente a mãe, poupando-a do susto. A luta pela vida deixa seus vestígios, que parecem dramáticos, mas são inofensivos. Crianças que têm de ser retiradas por meio da bomba de sucção ou do fórceps, mostram a tendência de "deixar-se puxar e rasgar". Esses primeiros sinais de adaptação à vida e às suas condições, nada mais são do que sinais de uma luta bem-sucedida e da disposição de sobreviver com o uso da energia vital.

Possivelmente, o fato já é uma indicação de uma criança corajosa, que segue em frente cheia de vitalidade, e que mais tarde poderá voltar muitas vezes do parque de diversão com os joelhos feridos. Doses homeopáticas de Arnica D 12 em glóbulos ou gotas ajudam em ambos os casos a melhorar o mais depressa possível a situação inofensiva.

O mais importante é convencer rápida e eficazmente a mãe da benignidade do hematoma. Crianças nascidas de cesariana, ao contrário, sempre são imaculadamente belas, o que logo leva a preconceitos contra o parto

A Criança Depois do Parto

normal. Entretanto, elas têm de recuperar mais tarde a luta pela sua vida e aprender com esforço, o que as pequenas corajosas lutadoras já deixaram para trás com seu hematoma na cabeça. É por isso que ele é considerado um troféu.

Icterícia

A causa da icterícia dos recém-nascidos (*ikterus*) é a decomposição inicial em massa dos corpúsculos vermelhos do sangue (eritrócitos). Basicamente, o quadro acontece com mais freqüência nos prematuros, pois o tempo de vida dos eritrócitos só aumenta aos poucos, depois do parto. De início, a redução da matéria corante do sangue (hemoglobina) é aumentada e o sistema de transporte que deve levá-la ao fígado não está suficientemente amadurecido.

A fototerapia por meio da luz ultravioleta era executada antigamente em todos os casos e em muitos recém-nascidos. Os olhos da criança, sensíveis à luz, tinham de ser protegidos por óculos especiais contra a luz ultravioleta. Hoje a fototerapia é usada com mais moderação e só para valores muito aumentados. No caso de crianças de peito, pode-se esperar muito mais tempo para aplicar o tratamento, porque no geral a sua situação é melhor e mais estável. Homeopaticamente, recomenda-se uma dose de *Natrium sulfuricum C 200* (na forma de 5 glóbulos ou gotas). Em casos muito graves deve-se pensar, além da fototerapia, na substituição do sangue também.

Do ponto de vista moderno, o antigo exagero da terapia deve ser criticado principalmente porque leva ao prematuro afastamento da criança da mãe durante tempos mais prolongados e retarda demasiadamente a alta do hospital. Assim, surgem danos anímicos por medo do *kernicterus*, muito raro, em que acontecem consideráveis diminuições da inteligência. Enquanto isso, sabe-se que o perigo do kernicterus é muito menor e tolera valores de bilirrubina duas vezes mais altos. Este produto da decomposição da substância corante vermelha do sangue é venenoso para as células do cérebro. Os sintomas do kernicterus são fraqueza para beber, um tônus muscular fraco, gritos freqüentes sem motivo. O espectro dos danos vai de mínimos distúrbios nas funções do cérebro, no sentido de falta de concentração, até distúrbios graves do pensamento abstrato e graves paralisias cerebrais (pareses cerebrais).

Hoje já existem métodos de medição do sangue sem derramá-lo, que podem medir o correspondente produto da decomposição do sangue, a bilirrubina, na pele. O uso da fototerapia retrocedeu muito; o da substituição do sangue, ainda mais.

O significado está na queda de energia vital ou força vital da criança no início da vida, que muitas vezes foi iniciada cedo demais. Seu suco vital ainda não é suficientemente estável para o mundo polarizado dos opostos. A criança ainda não está energeticamente pronta para enfrentar as dificuldades da vida. Os portadores da sua energia ainda não estão suficientemente resistentes e a eliminação dos destroços da decomposição ainda não está amadurecida. A criança ainda não consegue lidar com as escórias da própria energia vital; ela está sobrecarregada. A luz e o princípio solar curam pela transmissão de energia vital externa. Sua energia luminosa torna a bilirrubina capaz de excreção: suas pontes de hidrogênio são rompidas, e a molécula torna-se solúvel em água.

A cólica dos três meses

No ponto central do atualmente muito disseminado quadro mórbido da cólica dos três meses, que esgota os nervos e a alegria dos pais com o seu filho, está uma flora intestinal em decomposição. O psicanalista René Spitz já tinha uma explicação para isso há muitas décadas (veja também a p. 174). Quando os bebês são amamentados a curtos intervalos, conforme a sua vontade, o leite passa ao mesmo tempo por todos os estágios da digestão no estômago, o que torna difícil uma digestão regular. O leite materno precisa de cerca de duas horas para passar pelo estômago. Se o ritmo da amamentação for inferior a duas horas, o leite fresco e o digerido se juntam e podem provocar flatulência. Quando, ao contrário, amamenta-se em ritmo mais espaçado obviamente diminuem as cólicas, que podem tornar a vida das crianças tão difícil nos primeiros três meses de vida.

A chave para se evitar as cólicas dos três meses está no pensamento simples, na verdade banal, de que nem toda manifestação infantil precisa ter algo a ver com a fome. Os meninos, que em virtude da comprovada dedicação mais intensa da mãe e das suas exigências determinadas quanto à alimentação, são ainda mais bem cuidados do que as meninas e tipicamente mais atingidos pela cólica dos três meses do que elas. Se estamos certos de que o lactente não tem nenhuma outra chance de expressar-se a não ser chorando, fica claro como não tem sentido responder a cada uma das suas manifestações vitais com a amamentação. A palavra amamentar, que em muitas línguas equivale a "acalmar", já deixa transparecer o problema: a administração de alimento é usada como tranqüilizante. Se isso acontecer em toda oportunidade, pode tornar-se problemática.

Sobre o significado neste caso, as crianças com flatulência obviamente não conseguem digerir a vida nessa primeira fase. Elas se estufam, chamam a atenção, fazem intrigas contra algo e, obviamente, têm sua necessidade de elaborar e entender a sua situação de vida. Uma barriga dura com seus espasmos indica como se esforçam espasmodicamente. Os flatos resultantes são, além dos gritos, sua única possibilidade de expressão.

Possivelmente, o ambiente também é agitado demais para um trabalho digestivo tranqüilo, a alimentação é consideravelmente suja devido aos detergentes de limpeza da mamadeira e a sua "comida pronta" está contaminada com produtos químicos, até com antibióticos. Além disso, os exames comprovam que as crianças que gritam estiveram expostas a forte tensão durante a gravidez e que o seu ambiente familiar muitas vezes está sobrecarregado de problemas psicossociais. Com seus gritos elas expressam de modo que não pode deixar de ser ouvido seu desagrado diante da sua situação e, ao mesmo tempo, pedem ajuda. Elas ainda não amadureceram para enfrentar as exigências de digestão da vida e demonstram de modo audível como acham dolorosa a elaboração do seu novo mundo. No quarto mês, existem outras possibilidades à disposição da criança para ela conseguir o contato de pele, o que em geral sempre leva a uma rápida melhora da situação.

Entretanto, uma grande parte dos bebês que grita não tem problemas de intestinos, mas sofre de inundação de estímulos e falta de ritmo de vida. Rudolf Steiner dizia que toda vida é ritmo — um recém-nascido não pode florescer bem sem ritmos confiáveis. Como já se comprovou, é útil usar as fases despertas para jogos descontraídos e conversas, além de evitar todo cansaço excessivo do bebê. Nas fases de gritaria, passear com a criança no colo ou levá-la de carro pode fazer maravilhas. Quando a criança é suavemente embalada no carrinho de bebê, no colo ou no carro, ela obtém ao menos certa dose de ritmo e logo se sente melhor. É por isso que os rituais para adormecer ou tranqüilizá-la são muito úteis, pois também eles transmitem confiança e um ritmo diário.

Com esse conceito — completado por aconselhamento para o desenvolvimento e conversas familiares — segundo o *Medical Tribune*, os problemas desapareceram em 68% das crianças e suas famílias tratadas dessa maneira, ao passo que outros 17% tiveram uma melhora considerável.

Igualmente útil comprovou-se a desobrigação, a descontração e a mudança de alimentação da mãe. Aqui, uma avó (Grande Mãe) pode fazer maravilhas, pois ela ainda se prende a ritmos estabelecidos há tempos, dando com isso estabilidade à criança e transmitindo à mãe a sensação e a experiência de, por sua vez, dispor de uma mãe. As mães modernas que na maioria acreditam que sem a avó e sem uma boa introdução conseguem fazer justiça ao bebê de maneira bem flexível e descontraída, muitas vezes foram obrigadas a reconsiderar graças aos gritos dos seus bebês.

Ajuda prática para a cólica dos três meses
- *Chá de funcho, cominho e anis*: O chá morno tranqüiliza e atua relaxando o intestino.
- *Ungüento para flatos* (nas farmácias): para esfregar levemente ao redor do umbigo.
- *Banho quente*: atua descontraindo.
- *Travesseiro quente de cereja* (da loja de produtos naturais): colocar sobre a barriga. O travesseiro de cereja é mais leve do que uma almofada térmica cheia de água.
- Em muitos bebês, a cólica piora sob pressão, em outros, por sua vez, ela melhora. Quando *a pressão melhora*: deite o bebê sobre os seus ombros e bata suavemente na sua bundinha, ao mesmo tempo em que canta canções monótonas. Ou faça uma massagem suave na sua barriga com óleo na temperatura do corpo (por exemplo, óleo de oliva) no sentido horário.

Homeopatia para a cólica dos três meses
- *Chamomilla D 12*: O bebê tem dores insuportáveis, quer ser carregado constantemente no colo, é raivoso e impaciente, não quer ser tocado na barriga. Muitas vezes uma bochecha é quente e vermelha e a outra pálida — 2 glóbulos, 3 vezes ao dia.
- *Colocynthis D 12*: Dores intensas, do tipo das cólicas; melhoram com pressão e calor (nesse caso uma bolsa térmica ajuda). As cólicas também são provocadas pela irritação, aborrecimento e raiva — 2 glóbulos, três vezes por dia.
- *Magnesium phosphoricum D 12*: As dores surgem de repente. O bebê contorce-se devido aos flatos fortes e puxa as pernas bem para cima. Depois de uma massagem suave na barriga (no sentido horário) ou de um banho quente os flatos desaparecem com mais facilidade, e o bebê fica imediatamente alegre e bem disposto — 2 glóbulos, três vezes por dia.
- *Nux vomica C 30*: Dores espasmódicas que podem ser provocadas pela ingestão excessiva de alimentos e pela raiva: o bebê curva-se para trás, é irritadiço e reage com sensibilidade à luz, aos ruídos, aos golpes de vento e à pressão. Melhora com o calor, e, para evitar a pressão, um travesseiro quente de caroços de cereja ou uma toalha aquecida podem ser colocados sobre a barriga — uma vez 2 glóbulos só em caso de necessidade, não administrar regular e sistematicamente.
- *Lycopodium C 30*: O bebê tem a barriga estufada como um tambor com violentos gargarejos e ruídos nos intestinos. O período principal dos flatos acontece entre 16 e 20 horas. Os males melhoram depois de ele arro-

tar, eliminar os flatos e defecar; depois disso, o bebê fica logo com fome. O bebê franze a testa e apresenta um rosto de "velho" — dar uma vez 2 glóbulos, só em caso de necessidade.

A morte súbita do bebê

Este acontecimento terrível, cercado de mistério, aumentou nas últimas décadas de modo assustador. Antigamente, a morte súbita de uma criança era um caso raro. Ela também acontece no ventre materno e é considerada parto de natimorto (veja p. 279 e 282s.). Assim como pode atingir o recém-nascido no primeiro dia de vida, esse destino também pode acontecer ao nascituro no penúltimo dia da gravidez.

Numa atividade subversiva, a medicina convencional reuniu um mosaico de motivos que podem desempenhar seu papel, mas o fenômeno da morte súbita de uma criança ainda não pôde ser satisfatoriamente explicado. Realmente, é possível constatar estatisticamente que ela acontece com maior freqüência para filhos de mães socialmente desfavorecidas — mas acontece também para mães socialmente bem situadas. As crianças de fumantes são mais freqüentemente atingidas. A sobrecarga de substâncias nocivas do meio ambiente obviamente representa seu papel e, nesse caso, principalmente a carga de mercúrio. Quanto mais obturações de amálgama a mãe tiver na boca, tanto maior é a carga de mercúrio em seus órgãos internos. E, apesar disso, o fenômeno também ocorre — seja como for, mais raramente — em mães que nunca tocaram num cigarro, têm uma vida totalmente saudável e alimentam-se de modo muito consciente. Além disso, a posição de bruços da criança ao dormir foi considerada co-responsável. A presunção da medicina convencional de um centro respiratório ainda imaturo não tem nenhuma viabilidade, pois por que ele se tornaria de repente um problema, quando a criança já respirou por muito tempo sem nenhuma dificuldade?

Apesar de todos os indícios, a "despedida por caminhos misteriosos", em última análise, ficou sem explicação. Toda morte tem o seu significado e pode ser interpretada a partir dele, sendo conveniente pensar sempre nos dois lados. Quando uma criança, como na morte súbita, logo se despede da vida, isso naturalmente tem relação com ela mesma. Pode ser que ela já viveu o suficiente nesse curto intervalo de tempo, que simplesmente neste plano não se tratava de viver mais. Pode ser que ela não tenha conseguido ousar a vida ou que não quisesse viver. É possível ainda que subitamente não considerasse a vida futura digna de viver, caso em que se poderiam constatar projeções de culpa da mãe. Podemos supor que as condições são muito ruins para o recém-chegado. É provável que o sistema sensorial muito sutil do recém-nascido tome conhecimento de muito mais coisas do que podemos sonhar.

Para a prevenção desse destino extremo, que inflige medo, existem aparelhos da parte da medicina moderna destinados a vigiar a respiração infantil. Esse tipo sensível de "bebefone", que em última análise consiste num transmissor sensível colocado perto da cabeça do bebê, no entanto, pode levar à loucura a mais estável das mães. Depois de certo número de alarmes falsos a mãe já sofre de perturbações do sono e seus nervos estão em frangalhos. Na prática, a UTI é transportada para casa e confia-se numa supervisão total.

O mais perverso desses aparelhos dá um golpe no bebê, quando ele não respira muito bem. Assim, as crianças têm o seu sono perturbado por máquinas elétricas, que os pais assustados e bem-intencionados mandam instalar, os quais, por sua vez, ficam totalmente nervosos. No pólo oposto temos a nativa, que carrega o filho junto ao corpo e que sente em si mesma quando o bebê precisa fazer cocô. Ela não precisa de máquinas de supervisão, ela mesma está desperta. No que se refere à morte súbita, o filho dela não sofre nenhuma ameaça. Por isso podemos partir com certeza do fato de que a morte infantil súbita tem relação com o progresso da nossa civilização. Ao que parece, as crianças param subitamente de respirar sem motivo plausível, o que no âmbito simbólico significa que elas interrompem a comunicação com este mundo. Isso nos lembra do fenômeno das baleias, igualmente inexplicável, que nadam até o continente para morrer ali, o que abala profundamente a alma de muitas pessoas — e não somente das pessoas amigas dos animais.

As tentativas técnicas de fiscalização para impedir a morte súbita de crianças realmente não ajudam, mas mostram de modo muito mais claro como é grande o nosso problema atual de comunicação. A solução — como exercitada pelas mães dos povos arcaicos — é um contato muito íntimo com o filho. Quem carrega o filho no colo para toda a parte, dorme na mesma cama e sempre está presente, não precisa ter tanto medo. Na maioria das vezes, com esse tipo de contato não acontece nada. Mas caso venha a acontecer de essa criança parar de respirar, a própria mãe pode encarregar-se da reanimação.

O significado da morte infantil súbita deve-se — como já foi mencionado — principalmente a um enorme problema de comunicação, o que explica a grande incidência no caso de fumantes e a diferença com relação aos

A Criança Depois do Parto

povos arcaicos. Até mesmo a presunção da medicina convencional de um centro respiratório imaturo indica uma comunicação deficiente com o mundo aéreo. As mães com um sentimento seguro pelo seu filho terão menos medos ao lidar com ele, por isso vivem com a certeza de que estarão a postos na hora certa, quando o filho precisar urgentemente delas.

Do ponto de vista da criança atingida, trata-se da instalação da comunicação com este mundo aparentemente pouco digno de amor. A criança logo foge, sem realmente ousar viver. A não aceitação da vida torna-se visível no ato de não respirar mais. Se partirmos do fato de que as crianças refletem os problemas do seu meio ambiente e, com isso, os problemas dos pais, temos aí uma imagem terrível e podemos tentar examinar esse inter-relacionamento, examinando até que ponto amontoam-se também os problemas de comunicação entre os pais.

Quando hoje confiamos mais na fiscalização eletrônica do que no contato do corpo e da alma para ouvirmos a criança quando estamos sentados diante da televisão, isso já preenche volumes sobre o caos da comunicação.

A morte súbita infantil acontece com a mesma freqüência nas clínicas e em casa, e logo remete ao problema da culpa. De fato, a morte infantil súbita é considerada um terrível golpe do destino, mas em geral não se atribui a culpa à mãe — mesmo que esse acontecimento animicamente leve a projeções pessoais de culpa. Não é raro que as mães se sintam especialmente *atingidas* e castigadas pela morte do filho.

Mas a maioria de nós esquece que a morte é humana e que a vida é mortalmente perigosa. Ao menos durante esse primeiro tempo, não queremos de modo nenhum ser lembrados disso. Assim, torna-se especialmente difícil, realizar o presente trabalho de luto e não abismar toda a vida em total desespero. A morte súbita de um filho é certamente a mais dura terapia do destino para aquelas pessoas que acreditam ter tudo sob controle. Elas percebem, de forma impressionante e cruel, que as coisas não são bem assim. Por mais difícil que seja, é preciso aprender a aceitar que a morte pertence à vida e é o seu pólo oposto, que finalmente atrai e recupera toda a vida, que é apenas o tempo que nos separa da morte e da salvação.

Especialmente para a mãe, esse acontecimento traumático da morte súbita do filho significa a experiência de que a maternidade sempre está intimamente associada com o nascimento e a morte. Pois, na medida em que uma mulher *põe um filho no mundo*, ela já pare com ele a sua morte. Dar à luz significa ao mesmo tempo soltar e despedir-se — às vezes até à última conseqüência da morte. A *mater dolorosa*, representada na Pietá — Maria segurando Jesus morto sobre os joelhos — mostra essa experiência profundamente feminina.

"Uma mãe que perdeu seu filho, não tem medo de mais nada", diz um ditado judaico e ele significa que ela já passou pelo pior sofrimento e, depois disso, enfrenta a vida já provada, amadurecida e — se puder aceitar o seu destino — com descontração. Amargura e ódio pelo destino significam que ela continua carregando a morte consigo e que não está preparada para aceitar a mensagem materna dos ciclos da vida. Pois, ser mãe, sempre significa despedir-se — de um ou de outro modo.

Perspectiva Futura de uma Nova Obstetrícia

Nos últimos anos foram alcançados grandes progressos na obstetrícia. No entanto, ainda falta a ruptura decisiva em favor de um cuidado e acompanhamento de alta qualidade para mãe e filho. Essa ruptura tem relação com a própria experiência dos envolvidos, e pode ser que todos os participantes do acontecimento do parto esclareçam antes o seu trauma pessoal de parto. Não se trata aqui somente da mulher que quer ser mãe. Ela deveria cuidar disso antes de engravidar, mas em caso de necessidade também no início da gravidez. De significado central, no entanto, é que também as obstetras enfrentem o seu trauma pessoal do parto, para desse modo destruir o círculo vicioso ainda dominante.

Em geral, segundo a lei de ressonância, até agora se encontram na obstetrícia antes de tudo pessoas que ainda não dominaram o problema do próprio parto. Com a escolha dessa profissão, elas criam intuitivamente a chance de recuperar o perdido até então. O caminho mais simples é a vivência do parto numa terapia de respiração controlada ou numa terapia da reencarnação de quatro semanas, que sempre incluem oportunamente o esclarecimento do trauma do parto. Também é possível considerar uma unidade terapêutica de uma semana, concentrada no parto e na gravidez, que combine a respiração controlada com as imagens interiores e que tem dado certo para pessoas que já tinham experiência anterior no reino das imagens anímicas.[57]

Se ginecologistas, parteiras e enfermeiras ousassem dar esse passo pessoal, elas não teriam mais de deixar o próprio medo e insegurança inconscientes influir no acontecimento do parto e assim, sem saber e involuntariamente, complicar tudo por causa dos temas não elaborados.

Além da medicina, a exigência de experiência e competência pessoal é banal, de um ou de outro modo. Uma mulher que planeja fazer uma viagem ao Amazonas e contrata uma guia, espera, naturalmente, que esta já tenha estado antes na região amazônica e que tenha feito a sua experiência pessoal, o que transmitirá segurança e orientação à cliente durante a viagem. Estudar o Amazonas nos livros não é suficiente. Principalmente, a guia deverá ter vivido e enfrentado seus medos com relação ao Amazonas para que esteja livre deles ao cuidar da sua cliente.

Depois da grande melhora na decoração externa das clínicas e maternidades nos últimos anos, o próximo passo decisivo volta-se para o seu *âmbito interno*. Clínicas como a de Bensberg (região de Ruhr) já praticam uma ginecologia e obstetrícia integradas. Com o engajamento de Frédérick Leboyer e Michel Odent nos aproximamos bastante dos caminhos naturais trazidos pelos antigos a este mundo, e em muitos lugares já podemos falar com razão sobre a festa do parto, como era costume nas épocas matriarcais muito antigas. Principalmente, aprendemos a ver já no recém-nascido um ser humano, do qual devemos nos aproximar cuidadosamente, com respeito e suavidade.

O caminho, desde as grosseiras manipulações da cabeça e da tentativa violenta de consertar a criança supostamente desorganizada na hora do parto até o quase habitual parto suave de hoje, foi muito longo. O caminho da direção técnica adequada, profissional de um parto até a obstetrícia que inclua o esclarecimento do próprio trauma do parto e a conseqüente libertação do medo, também exigirá um tempo considerável. Não podemos ver seus resultados externamente, o que nesta época materialista constitui um problema, mas nós podemos senti-los em toda parte. Segundo as regras básicas da filosofia espiritualista, eles não correspondem apenas a *em cima* e *embaixo*, mas também a *dentro* e *fora*. É por isso que para essa inclusão totalmente desacostumada das ajudantes não haverá nenhum caminho. Até na ciência aprendemos que uma pesquisadora sempre influencia o resultado com a sua presença, mesmo nas séries mais simples e banais de tentativas; na obstetrícia, esse conhecimento deve ser facilmente compreensível para todo ser com sentimentos.

A formação de todas as profissões relativas ao campo da obstetrícia se modificará a partir das bases, por meio da exigência da experiência pessoal e elaboração do próprio trauma do parto. Em primeiro lugar, isso pressupõe uma mudança da tendência adotada, de confiar demais na teoria e na ciência pura. Também a tendência da especialização precisa modificar-se outra vez no âmbito da obstetrícia. Transformar tudo o que é possível fazer em ação, não basta neste caso. Quem domina bem os partos cirúrgicos, hoje os pratica em toda oportunidade. Mas isso causa, além da unilateralidade pessoal, um direcionamento básico problemático. A obstetrícia continua a ser uma profissão em que as obstetras têm de estar em condições de solucionar situações raras, sem a estereotipada cirurgia cesariana. O hoje já costumeiro "Eu nunca vi isso, não posso fazer isso!" tem de desaparecer novamente. Somente a formação ampla das capacidades "concernentes ao ofício" e das capacidades mecânicas podem transmitir a necessária segurança. Então uma espécie de medicina geral da ginecologia é bastante questionável. O passo seguinte na direção da experiência pessoal não é mais tão difícil e entra no jogo o próximo empurrão importante na segurança e tranqüilidade em lidar com a parturiente e seu filho.

Os preparativos para o parto podem ser reais preparativos para a vida, no sentido positivo. Essencialmente, os rituais vivem do fato de serem celebrados pelas ajudantes conhecedoras e livres do medo. Isso pressupõe que estas dispõem do total conhecimento necessário e da correspondente capacidade e que estão amplamente livres das limitações da própria história de vida. Toda parturiente pode, então, no ritual do parto, não só tornar-se mãe, mas também mulher, e a concepção se torna a iniciação da criança no mundo polarizado dos opostos. Assim, nós podemos solucionar uma das mais difíceis carências da nossa época por meio do caminho mais longo da obstetrícia.

Natural e automaticamente essa situação de iniciação está protegida, e, sempre que possível, não deve ser impedida por uma anestesia geral ou por outra anestesia. O desencadeamento do parto naturalmente é *natural* e provocado pela mãe ou pelo filho. A medicina moderna de hoje não sabe muito a respeito disso, e a discussão científica gira em torno de suposições: a supra-renal infantil em combinação com o cérebro pode desencadear o parto, mas o sistema hormonal da mulher também pode decidi-lo. Onde ainda não dispomos de conhecimento digno de confiança, naturalmente podemos ser ajudados pela experiência natural, que — de um modo ou de outro — toda criança fez no caminho. Quem trouxer em si essa segurança, porque a viveu conscientemente, não precisa ficar se preocupando. Provavelmente, no final ficará claro que a verdade está no meio e que ambos — mãe e filho — determinam juntos o início do parto.

Por meio da vivência das forças primordiais naturais, que dominam o próprio parto, as ajudantes puderam desenvolver outra vez a confiança na mãe natureza. Não é à toa que sabemos literalmente que a natureza é antes de tudo uma mãe para todas as criaturas que ela gera. Do seu modo insuperável, ela cuida delas e sempre descobre os caminhos mais inteligentes de ajudá-las no mundo e através da vida. No futuro, a nossa tarefa pode consistir mais no fato de ouvi-la. Para isso, basta ouvirmos para dentro, ouvirmos e obedecermos a nossa voz interior.

Em gravidezes que geram deficientes, por exemplo, antigamente interrompia-se a gravidez já na 37ª semana. Atualmente, deixamos vir ao mundo o bebê deficiente ou o que está passando por dificuldades. É provável que a criança consiga desencadear o parto através dos sistemas da mãe, visto que ambos ainda são uma unidade. Enquanto isso, também reaprendemos a confiar no organismo da mãe que — quando chega o tempo — logo dará a criança à luz. Temos de continuar nessa direção e, com a nossa crescente confiança na mãe natureza, com certeza seremos recompensados.

Quando, além disso, aprendemos a entender o significado dos campos de consciência, nós compreendemos por que a posição da mulher é determinada principalmente pelo campo da sua origem; e com isso, pela posição da sua mãe. Assim sendo, para muitas mulheres, ter filhos é uma brincadeira de criança, para outras representa um drama. Mesmo que não queiramos mais aceitar isso como verdade, nós ainda vivemos num mundo de mitos, símbolos e imagens, tanto coletivas como pessoais. O mero conhecimento desse fato pode ajudar-nos por meio do novo cultivo de nossas imagens interiores, posicionando-nos desde o início da melhor maneira e permitindo-nos dar novos passos e trilhar novos caminhos para fugir aos dramas familiares.

Antigamente, entre as pessoas ricas logo eram chamados os astrólogos para escolher a data correta e, às vezes, também para terem o filho nessa data. Isso deve ser valorizado como uma tentativa de interferir com outros métodos e forçar o destino. Hoje pudemos amadurecer para o fato de que também desse ponto de vista devemos deixar o parto em paz, no verdadeiro sentido do termo. Depois do parto, a determinação da qualidade do tempo pode ter sentido no enquadramento de uma astrologia psicológica, que visa reconhecer precocemente as chances de desenvolvimento e que está consciente do perigo das estipulações no sentido de profecias que se realizam. A tentativa de controlar o destino, de resto, supera violentamente as nossas possibilidades humanas. Uma mãe que queria imprescindivelmente um filho do signo de Leão e que por isso mandou induzir o parto, teve de constatar que o filho de fato tem o Sol em Leão, mas o Ascendente, a Lua e mais quatro planetas no desprezado signo de Virgem.

A nossa grande chance na época de uma rede global é tirar o melhor de todas as partes e integrá-lo num modelo harmonioso, em que cada mãe se sinta bem e possa adquirir confiança. Da Holanda, pudemos captar que a tradição do parto em casa pode ser totalmente unida com a medicina moderna. A posição defensiva contra o parto cirúrgico na Suécia pode servir-nos de exemplo, bem como a idéia local de hotéis de parto, que em todo o caso devem ser preferidos ao ideal do hospital. Os diversos costumes em torno do parto dos povos arcaicos e seus rituais podem tornar novamente saborosos os caminhos naturais para a vida. Da Índia, importou-se a massagem para bebês introduzida por Leboyer no Ocidente, assim como exportamos o nosso conhecimento sobre higiene para todas as sociedades originais.

Com essa base, também pode surgir uma abertura para a dimensão espiritual da gravidez, como por certo era costume no início da época do matriarcado. Isso pode incluir uma educação antes do parto que não se oriente por mais desempenho ainda, como hoje talvez no Japão e na América, mas que busque o contato com o nascituro, a fim de estimular a sua iniciação na vida e nos seus mistérios.

A idéia da prevenção não pode ser introduzida melhor e mais cedo em nenhum lugar a não ser na ginecologia, que ainda encontra tudo tão aberto e em formação. Se ela entender a importância e a vantagem de manter a confiança primordial e a primeira formação intactas, existem aí possibilidades que nem sequer intuímos hoje. Mas no âmbito da prevenção da medicina convencional há muita coisa a melhorar ainda. Cada criança "que chega ao término da gravidez" poupa um bocado de sofrimento. Portanto, não é o domínio dos partos prematuros que deve ocupar o ponto central, mas o impedimento dos partos demasiado prematuros.

Com os preparativos para partos como esses, nos planos interiores e exteriores, e do correspondente meio ambiente, aumentam as chances de o parto transformar-se numa festa para mãe e filho, em que a mãe pode parir com toda a sua força e o seu filho ousar dar o salto de cabeça na vida. Num tal campo amável para crianças e pessoas, também pode haver mais compreensão para o tempo posterior com a criança. Uma mulher, que aprende a atender tão amplamente as próprias necessidades anímicas, também sentirá que amamentar a tirará da polaridade para uma situação semelhante à da unidade com o seu filho. Amamentar, conseqüentemente, terá para ela um valor muito diferente.

Quando muitas mães se tornarem outra vez sensíveis às necessidades da vida, isso certamente terá efeitos até nos âmbitos mais longínquos da sociedade. Talvez então não mais precisemos esperar décadas até que uma socióloga sensível prove que o ruído é ameaçador para a criança. Quando crianças pequenas reagem ao barulho de bombardeiros a jato com o reflexo de fingir-se de mortas, podemos concluir que elas também estão passando por um medo mortal. Talvez se possa reunir uma maioria política que coloque os direitos das crianças acima dos direitos dos garotos grandes que brincam de guerra, os quais devem ser realmente lamentados, porque deixaram de tornar-se adultos, que nem mesmo os aviões ultrassônicos perto do solo da puberdade substituirão.

Seja como for, a obstetrícia e os preparativos para o parto são a medida mais eficaz, se quisermos modificar uma sociedade na direção de mais humanidade e compaixão. Então a maternidade e a paternidade terão outra vez a sua posição de valor na sociedade. Nós compreendemos que ser pais não é um acontecimento do acaso, segundo o lema "Todos podem fazer isso", mas sentimos a responsabilidade e a tarefa com relação a cada filho e, com isso, com relação à humanidade como um todo. A gravidez é o tempo em que os adultos são mais receptivos para esses assuntos. Como dissemos: tudo está no início, e por isso, nada é mais importante do que todo início.

Notas

1. Sobre a idéia de "campo" veja: Rüdiger Dahlke, *Der Mensch und die Welt sind eins* [O homem e o mundo são uma unidade].
2. Por exemplo, o *Livro Tibetano dos Mortos* ou o *Popol Vuh* dos maias.
3. Mandalas são chamadas aquelas imagens circulares de todas as culturas, que representam certamente o modelo mais importante desta criação e também simbolizam o caminho individual de desenvolvimento. As rosáceas das janelas das catedrais góticas estão entre as mais belas mandalas. Veja também: Rüdiger Dahlke, *Arbeitsbuch zur Mandala-Therapie* [Manual da terapia com mandalas] e *Mandalas der Welt* [Mandalas do mundo].
4. Lennart Nilsson, *Ein Kind entsteht. Bilddokumentation über die Entwicklung des Lebens im Mutterleib* [Nasce uma criança. Documentação por imagens do desenvolvimento no ventre materno], Munique, 1990.
5. Sobre esse assunto veja: Margit e Rüdiger Dahlke, *Die Psychologie des blauen Dunstes* [A psicologia das ilusões].
6. Sobre o tema da direção saudável de vida, veja: Rüdiger Dahlke/ Baldur Preiml/ Franz Mühlbauer, *Säulen der Gesundheit* [Pilares da saúde].
7. Informações e endereços relativos ao esclarecimento do trauma do parto: Heil-Kunde-Zentrum, Johanniskirchen, Schornbach 22, D-84381, Johanniskirchen.
8. Sobre isto, em preparação na editora Bertelsmann: Rüdiger Dahlke: *Unfruchtbarkeit — Bedeutung und Auswege* [Infertilidade — Significado e saídas].
9. Veja: Rüdiger Dahlke/ Andreas Neumann, *Die wunderbare Heilkraft des Atems* [A maravilhosa força curativa da respiração].
10. Veja o significado simbólico das regiões e órgãos do corpo da primeira parte em Rüdiger Dahlke, *A doença como símbolo*, editora Cultrix.
11. Veja o capítulo sobre esse assunto: Rüdiger Dahlke, *Lebenskrisen als Entwicklungschancen* [As crises existenciais como chances de desenvolvimento], São Paulo: Editora Cultrix, em preparação.
12. Veja a interpretação exaustiva dos flatos em: Rüdiger Dahlke/ Robert Hössl, *Verdauungsprobleme* [Problemas digestivos].
13. Aqui talvez seja conveniente pensar em roupas funcionais da Ortovox para alpinistas e esportistas, que, devido a um processo de tecelagem, não coçam nem arranham, mantendo ao mesmo tempo todas as vantagens da lã de carneiro.

14. Por exemplo, *Frühjahrskur: Entgiften — Entschlacken — Loslassen* [Cura da primavera: desintoxicar — descongestionar — soltar]. Informações no Heil-Kunde-Zentrum Johanniskirchen.
15. Ravi e Carola Roy, *Homöopathischer Ratgeber — Geburt* [Conselheiro homeopático — Parto] Editora Ravi Roy e Carola Lage-Roy, Murnau, 1992.
16. No assim chamado estudo perinatal, hoje em dia todo parto em clínica é mencionado e os dados centralizados e avaliados estatisticamente, de modo que no momento existem dados muito dignos de confiança.
17. Marina Marcovich/ Maria Theresia de Jong, *Frühgeborene — zu klein zum Leben? Die Methode Marina Marcovich* [Prematuros — muito pequenos para viver? O método de Marina Marcovich], Frankfurt sobre o Meno, 1999.
18. Michael Adam/ Volker Korbei/ Renate Daimler, *Rund ums Kinderkriegen* [Sobre ter filhos], Munique, 1997.
19. Uma introdução exemplar para os homens ocidentais é oferecida pelo livro de Nikolaus Klein, *Auf den Schwingen des Drachen* [Na vibração do dragão], com um CD para acompanhamento dos exercícios. Para as mulheres grávidas o CD é ideal, visto que o exercício torna-se muito mais relaxante. Além disso, as mestras especialistas em Qi-Gong podem mostrar os exercícios menos apropriados para as mulheres grávidas.
20. Beate Jorda/ Ilona Schwägerl, *Geburt in Geborgenheit und Würde* [Parto sob proteção e com dignidade].
21. Por menos que a medicina convencional esteja disposta a desistir da pretensão da própria infalibilidade no caso concreto, ela logo se apressa em criticar as idéias alternativas com acusações. Muito do que não dá certo na medicina convencional é levado em consideração ou superado de propósito. Não há praticamente nada tão difícil neste país do que demonstrar o erro (artístico) de uma médica. Faz parte da naturalidade científica ser uma artista infalível, e o que não é coberto pela arte, pode ser encoberto pela última posição da ciência, ou no pior dos casos, não se encontra ninguém que dê um bom parecer.
22. Veja também os estímulos concretos de interpretação no capítulo sobre o parto em: Rüdiger Dahlke, *As crises existenciais como chances de desenvolvimento*. São Paulo: Editora Cultrix.
23. De fato, com o parto trata-se da entrada no mundo polarizado, cujo senhor é o demônio, como Jesus constatou expressamente na Última Ceia. É por isso que as médicas trabalham, mesmo que de forma exagerada, em sintonia com a mitologia. Não se trata aqui de não colher nenhum sangue, mas talvez de não fazê-lo como primeiro procedimento.
24. Sobre o significado dos problemas venosos veja em: Rüdiger Dahlke, *Herz(ens)probleme* [Problemas cardíacos].
25. Veja: Urs Honauer, *Wasser, die geheimnisvolle Energie für Gesundheit und Wohlbefinden* [Água, a misteriosa energia para a saúde e o bem-estar]. Munique, 1998.
26. Para a compreensão da autêntica prevenção veja: Rüdiger e Margit Dahlke/ Volker Zahn, *Frauen-Heil-Kunde* [A saúde da mulher].
27. Veja também a introdução à massagem de bebês de Leboyer, que chegou ao tema do parto por esse caminho: Frédérik Leboyer, *Sanfte Hände. Die traditionelle Kunst der indischen Baby-Massage* [Mãos delicadas. A arte tradicional da massagem hindu para bebês].
28. Veja: Rüdiger Dahlke, *Bewusst Fasten* [Jejuar com consciência].

Notas

29. Veja: Margit Dahlke, Ist Heilen weiblich? Em *Weibliche Wege der Heilung* [Curar é feminino? em Caminhos femininos da cura] em Connection Spezial, agosto/setembro 1999.

30. Neste contexto são úteis a fita cassete da palestra *Suchtprobleme* [Os problemas do vício] e o programa de relaxamento *Suchtprobleme*.

31. Para reconhecer o padrão por trás do fumo e os caminhos para sair dessa armadilha, veja: Margit e Rüdiger Dahlke, *Die Psychologie ds blauen Dunstes* [A psicologia das ilusões] e a fita cassete de meditação que o acompanha, *Rauchen* [Fumar].

32. Veja: Rüdiger Dahlke, *Gewichtsprobleme* [Problemas com o peso] e o programa de relaxamento com o mesmo nome da série de fitas cassete *Heilmeditationen* [Meditações para a cura].

33. Veja aqui também o livro infantil, recomendado para adultos *Regenbogenkind* [Criança do arco-íris] de Edith Schreiber-Wicke.

34. Sobre o simbolismo das mandalas como modelo do caminho humano de vida, que começa no centro da mandala, leva até a periferia da mandala na metade da vida e volta outra vez a esse centro e ao ponto da salvação, veja: *Arbeitsbuch zur Mandala-Therapie* [Manual para a terapia da mandala] e *Mandalas der Welt* [Mandalas do mundo] de Rüdiger Dahlke.

35. Aqui também podem ser úteis *Reisen nach Innen* [Viagens para o interior], como também talvez o programa *Innerer Arzt* [O médico interior] ou *Heilungs-Rituale* [Rituais de cura], que ainda por cima apresentam a vantagem de facilitar o contato com o filho através da voz interior.

36. Em questão entram programas como Heilungs-Rituale [Rituais de cura] ou *Innerer Arzt* [O médico interior] ou *Entgiften — Entschlaken — Loslassen* [Desintoxicar — descongestionar— soltar].

37. Willibald Pschyrembel/ Joachim W. Dudenhausen, *Praktische Geburtshilfe* [Obstetrícia prática]. Berlim, 1991.

38. Para a interpretação de tecidos conjuntivos fracos veja: Rüdiger Dahlke, *Herz(ens)probleme* [Problemas cardíacos].

39. Sobre os arquétipos femininos veja: Margit e Rüdiger Dahlke/ Volker Zahn, *Frauen-Heil-Kunde* [A saúde da mulher].

40. Melhor do que a proteína animal neste caso é a proteína vegetal. Mais sobre o assunto: Rüdiger Dahlke/Baldur Preiml/Franz Mühlbauer, *Säulen der Gesundheit* [Pilares da saúde].

41. A interpretação geral e detalhada de ambos os quadros mórbidos em: Rüdiger Dahlke [*A doença como símbolo*], São Paulo: Editora Cultrix.

42. Veja: Margit e Rüdiger Dahlke/ Volker Zahn, *Frauen-Heil-Kunde* [A saúde da mulher].

43. A interpretação detalhada do quadro mórbido em: Rüdiger Dahlke, *A doença como linguagem da alma*. São Paulo: Editora Cultrix.

44. Veja: Stanislav Grof, *Auf der Schwelle zum Leben* [No limiar da vida].

45. Especialmente a técnica da respiração associada pode, pelo caminho direto, estabelecer um novo contato com esse âmbito, pois somente na profundeza do nosso próprio ser podemos reconquistar aquela qualidade que foi perdida para sempre como experiência exterior. Veja também: Rüdiger Dahlke/ Andreas Neumann, *Das Geheimnis des Atems* [O mistério da respiração].

46. Veja Marie-Louise von Franz, *Der ewige Jüngling. Der Puer aeternus und der kreative Genius im Erwachsenen* [O adolescente eterno. O *puer aeternus* e o gênio criativo dos adultos]. Munique, 1992.

47. Veja o capítulo "A puberdade" em: Rüdiger Dahlke, *Lebenskrisen als Entwicklungschancen* [As crises existenciais como chances de desenvolvimento]. São Paulo: Editora Cultrix.

48. Veja a apresentação detalhada da endometriose em: Margit e Rüdiger Dahlke/ Volker Zahn, *Frauen-Heil-Kunde* [A saúde da mulher].

49. Veja: Hannah Lothrop, *Gute Hoffnung — jähes Ende* [Boa esperança — final inesperado].

50. Veja as interpretações sobre este assunto em: Rüdiger Dahlke, *A doença como símbolo*. São Paulo: Editora Cultrix.

51. Veja: Michael Adam/ Volker Korbei/ Renate Daimler, *Rund ums Kinderkriegen* [Sobre ter filhos], Editora Kösel, Munique, 1997.

52. Enquanto na Alemanha a taxa de cesarianas está em 25% com tendência a aumentar, na Suécia são realizadas menos do que a metade de cirurgias, exatamente 8%, com padrões comparáveis de segurança. Nas clínicas alemãs pagas, em que a classe médica tem um interesse direto de lucro associado às suas cirurgias, a taxa chega a ser de 32%. A Klinicum St. Elisabeth em Straubing pode comprovar, ao contrário, uma quota de apenas 6%. Em sua simplicidade, esses números falam uma língua bastante honesta e dolorosamente reveladora.

53. Veja as interpretações disso em: Rüdiger Dahlke, *Lebenskrisen als Entwicklungschancen* [*As crises existenciais como chances de desenvolvimento*]. São Paulo: Editora Cultrix.

54. Conforme pesquisa do jornal *Eltern* [Pais], de julho de 2000.

55. O melhor leite substituto animal parece ser o de éguas, como mostram as experiências de médicas antroposóficas, por exemplo, numa clínica de Stuttgart.

56. Aqui também está um dos motivos por que emagrecer durante a amamentação é insensatez e jejuar até mesmo nocivo, visto que fortalece ainda mais a desintoxicação através do leite. Depois do desmame, ele é de longe o melhor método para recuperar a forma (antiga). Melhor é a eliminação das obturações em amálgama e uma desintoxicação completa antes da gravidez. Sobre isso, veja: Rüdiger Dahlke/ Doris Ehrenberger, *Wege der Reinigung* [Caminhos da limpeza].

57. Informações sobre os correspondentes seminários e ofertas de terapia podem ser obtidas no *Heil-Kunde-Zentrum*, em Johanniskirchen.

Bibliografia

BALASKAS, Janet. *Aktive Geburt* [Parto ativo]. Munique, 2000.

_____. *Natürliche Schwangerschaft* [Gravidez Natural], Munique, 1990.

BOLEN, Jean Shinoda: *Göttinnen in jeder Frau. Psychologie einer neuen Weiblichkeit* [As Deusas em toda Mulher. Psicologia de uma nova Feminilidade]. Munique, 1998.

DAHLKE, Margit /Dahlke, Rüdiger. *Die spirituelle Herausforderung* [O Desafio Espiritual]. Munique, 1995.

_____. *Der Meditationsführer* [Guia de Meditação]. Darmstadt, 1999.

DAHLKE, Margit/Dahlke Rüdiger/ ZORN,Volker: *Frauen-Heil-Kunde. Be-Deutung und Chancen weiblicher Krankheitsbilder* [A saúde da mulher. Significado, interpretação e perspectivas das doenças femininas]. São Paulo, Cultrix.

DAHLKE, Rüdiger. *Arbeitsbuch zur Mandala-Therapie* [Manual para a Terapia com Mandalas]. Munique, 1999.

_____. *Bewusst Fasten. Ein Wegweiser zu neuen Erfahrungen* [Jejuar com consciência. Um guia para novas experiências]. Munique, 1996.

_____. *Der Mensch und die Welt sind eins. Analogien zwischen Mikrokosmos und Makrokosmos* [O ser humano e o mundo são uma unidade. Analogias entre o microcosmo e o macrocosmo]. Munique, 1991.

_____. *Gewichtsprobleme. Be-Deutung und Chance von Übergewicht und Untergewicht* [Problemas do peso. Significado e chance da obesidade e da falta de peso]. Munique, 2000.

_____. *Herz(ens)probleme. Be-Deutung und Chance von Herz- und Kreislaufsymptomen* [Problemas cardíacos. Significado e chance de sintomas cardíacos e da circulação]. Munique, 1992.

_____. *Krankheit als Sprache der Seele. Be-Deutung und Chancen der Krankheitsbilder,* [A doença como linguagem da alma. Significado e chances dos quadros mórbidos]. Munique, 2000. *A doença como linguagem da alma.* São Paulo: Editora Cultrix.

_____. *Krankheit als Symbol. Handbuch der Psychosomatik. Symptome, Be-Deutung, Bearbeitung, Einlösung* [A doença como símbolo. Manual de Psicossomática. Significado, Elaboração, Resgate]. Munique, 2000. *A doença como símbolo.* São Paulo: Editora Cultrix.

_____. *Lebenskrisen als Entwicklungschancen. Zeiten des Umbruchs und ihre Krankheitsbilder* [As crises existenciais como chances de desenvolvimento. Tempos de transformação e os seus quadros mórbidos]. Munique, 1999.

_____. *Mandalas der Welt. Ein Meditations- und Malbuch* [Mandalas do mundo. Um livro para meditar e pintar]. Munique, 1994. *Mandalas*, São Paulo, Editora Pensamento.

_____. *Reisen nach Innen. Geführte Meditationen auf dem Weg zu sich selbst* [Viagens para dentro. Meditações dirigidas no caminho para si mesmo]. Munique, 1994. Livro acompanhado de duas fitas cassete.

DAHLKE, Rüdiger/DAHLKE, Margit: *Die Psychologie des blauen Dunstes. Be-Deutung und Chancen des Rauchens* [A psicologia das ilusões. Significado e chances de fumar]. Munique, 2000.

_____. *Das spirituelle Lesebuch* [O livro de leitura espiritual]. Munique, 2000.

DAHLKE, Rüdiger/EHRENBERGER, Doris: *Wege der Reinigung. Entgiften, Entschlacken, Loslassen* [Caminhos da limpeza. Desintoxicar, descongestionar, soltar]. Munique, 2000.

DAHLKE, Rüdiger/HÖSSL, Robert: *Verdauungsprobleme. Be-Deutung und Chance von Magen- und Darmsymptomen* [Problemas digestivos. Significado e chance dos sintomas do estômago e intestinos]. Munique, 1999.

DAHLKE, Rüdiger/ NEUMANN, Andreas: *Die wunderbare Heilkraft des Atems* [A força maravilhosa da respiração]. Munique, 2000.

DAHLKE, Rüdiger/ PREIML, Baldur/ MÜHLBAUER, Franz: *Säulen der Gesundheit. Körperintelligenz durch Bewegung, Ernährung und Entspannung* [Pilares da saúde. Inteligência corporal por meio do movimento, nutrição e relaxamento]. Munique, 2000.

Dahlke — Papus — Paracelsus: Hermetische Medizin [Medicina Hermética] AAGW-editora H. Frietsch. Sinzheim, 1998.

DAVIS, Elisabeth: *Das Hebammen Handbuch. Ganzheitliche Schwangerschafts- und Geburtsbegleitung* [Manual das parteiras. Acompanhamento integral da gravidez e do parto]. Munique, 1992.

DITTMAR, Friedrich W./Loch, Ernst-Gerhard/Wiesenauer, Markus (orgs.): *Naturheilverfahren in der Frauenheilkunde und Geburtshilfe. Grenzen und Möglichkeiten* [Procedimentos naturais de cura na medicina para mulheres e obstetrícia. Limites e possibilidades]. Stuttgart, 1998.

DRÖSCHER, Vitus: *Nestwärme. Wie Tiere Familienprobleme lösen* [Calor de ninho. Como os animais solucionam problemas familiares]. Munique, 1984.

EDELMANN, Lilo/ SEUL, Shirley: *Aus der Hebammenpraxis.Das Begleitbuch für Schwangerschaft, Geburt und Wochenbett* [Da prática das parteiras. Manual de consulta para a gravidez, o parto e o puerpério]. Munique, 2000.

ENDRES, Norbert: *Die homöopathische Frau. Ein Lesebuch über die Leiden der Frau — auch für Männer* [A mulher homeopática. Um livro de leitura sobre os sofrimentos da mulher — também para homens]. Heidelberg, 1991.

ENDRES, Norbert: *Bewährte Anwendung der homöopathischen Arznei.* [Uso eficaz dos remédios homeopáticos]. Heidelberg, 1992.

FONTANEL, Beatrice/D'HARCOURT, Claire: *Baby, Säugling. Wickelkind. Eine Kulturgeschichte* [Bebê, lactente. Criança de fraldas. Uma história cultural]. Hildesheim, 1998.

GAWLIK, Willibald: *Arzneimittelbild und Persönlichkeitsportrait. Konstitutionsmittel in der Homöopathie* [Quadro dos remédios e retrato da personalidade. Meios de constituição na homeopatia]. Stuttgart, 1999.

GRAF, Friedrich P.: *Ganzheitliches Wohlbefinden. Homöopathie für Frauen* [Bem-estar integral. Homeopatia para mulheres]. Munique, 2000.

_____. *Praxis der Homöopathie für Hebammen und Geburtshelfer*, Bd 1-7 [Prática da homeopatia para parteiras e obstetras, vols. 1-7]. Hannover, 1999.

GRAY, Miranda: *Roter Mund. Von der Kraft des weiblichn Zyklus* [Boca vermelha. Sobre a força do ciclo feminino]. Munique, 1999.

GROF, Stanislav. *Auf der Schwelle zum Leben. Die Geburt. Tor zur Transpersonalität und Spiritualität* [No limiar para a vida. O parto. Portal para a transpersonalidade e a espiritualidade]. Munique, 1992.

Bibliografia

_____. *Geburt, Tod und Transzendenz. Neue Dimensionen in der Psychologie* [Parto, morte e transcendência. Novas dimensões na psicologia]. Reinbek, 1995.

HARDING, Esther. *Frauenmysterien einst und jetzt* [Mistérios femininos antes e agora]. Berlim, 1982.

JOHNSON, Robert A. *Der Mann. Die Frau. Auf dem Weg zu ihrem Selbst* [O homem. A mulher. A caminho para o seu Eu]. Olten, 1981.

JORDA, Beate/ SCHWÄGERL, Ilona. *Geburt in Geborgenheit und Würde. Aus dem Erfahrungsschatz einer Hebamme* [Parto com proteção e dignidade. Do tesouro de experiências de uma parteira]. Munique, 1999.

JUNG, C. G. *Grundwerk, 9 Bände* [Obras completas em 9 volumes]. Olten/ Freiburg, 1984.

KHAN, Inayat. *Erziehung* [Educação]. Berlim, 1977.

KÄSER, Otto, entre outros (org.). *Gynäkologie und Geburtshilfe. Grundlagen, Pathologie, Prophylaxe, Diagnostik, Bd.3/1: Spezielle Gynäkologie* [Ginecologia e obstetrícia. Bases, patologia, profilaxia, diagnóstico vol.3/1: ginecologia especial]. Stuttgart, 1985.

KITZINGER, Sheila. *Geburt ist Frauensache* [Parto é coisa para mulheres]. Munique, 1993.

_____.*Natürliche Geburt* [Parto Natural]. Munique, 1991.

_____.*Schwangerschaft und Geburt* [Gravidez e Parto]. Munique, 1998.

KLEIN, Nicolaus. *Auf den Schwingen des Drachen. Der sanfte Weg zu Gesundheit, Glück und Wohlbefinden* [Na vibração do dragão. O caminho suave para a saúde, felicidade e bem-estar]. Munique, 1997 (livro e CD).

KLEIN, Nicolaus/ DAHLKE, Rüdiger. *Das senkrechte Weltbild. Symbolisches Denken in astrologischen Urprinzipien* [A concepção vertical do universo. Pensamento simbólico nos princípios astrológicos primordiais]. Munique, 1998.

KÖHLER, Gerhard. *Lehrbuch der Homöopathie, Bd.1 und 2* [Manual de Homeopatia, vols. 1 e 2]. Stuttgart, 1999.

KÜBLER-ROSS, Elisabeth. *Kinder und Tod* [Crianças e Morte]. Zurique, 1984.

LEBOYER, Frédérick. *Geburt ohne Gewalt* [Parto sem violência]. Munique 1999.

_____.*Fest der Geburt* [A festa do parto]. Munique, 1985.

_____.*Sanfte Hände. Die traditionelle Kunst der indischen Baby-Massage* [Mãos delicadas. A arte tradicional hindu da massagem de bebês]. Munique, 1999.

LIEDLOFF, Jean. *Auf der Suche nach dem verlorenen Glück. Gegen die Zerstörung unserer Glücksfähigkeit in der frühen Kindheit* [Em busca da felicidade perdida. Contra a destruição da nossa capacidade de ser feliz no início da infância]. Munique, 1999.

LOTHROP, Hannah. *Das Stillbuch* [O livro da amamentação]. Munique, 2000.

_____.*Gute Hoffnung — jähes Ende. Fehlgeburt, Totgeburt und Verluste in der frühen Lebenszeit* [Boa esperança — final inesperado. Aborto, natimorto e perdas no início da vida]. Munique, 2000.

MAMATOTO. *Geheimnis Geburt* [Parto misterioso]. The Body Shop Team. Colônia, 1992.

MONAGHAN, Patricia. *Lexikon der Göttinnen* [Dicionário das Deusas]. Berna/ Munique/ Viena, 1997.

MURDOCK, Maureen. *Der Weg der Heldin. Eine Reise zur inneren Einheit* [O caminho da heroína. Uma viagem para a unidade interior]. Munique, 1999.

NEUMANN, Erich. *Die grosse Mutter. Eine Phänomenologie der weiblichen Gestaltung des Unbewussten* [A grande mãe. Uma fenomenologia da formação feminina do inconsciente]. Düsseldorf, 1997.

NOFZIGER, Margaret. *Natürliche Geburtenkontrolle. Eine kooperative Methode* [Controle natural de partos. Um método cooperativo]. Munique, 1997.

ODENT, Michel. *Die sanfte Geburt* [O parto suave]. Munique, 1979.

O Caminho Para a Vida

_____.*Erfahrungen mit der sanften Geburt* [Experiências com o parto suave]. Munique, 1986.

_____.*Geburt und Stillen. Über die Natur elementarer Erfahrungen* [Parto e amamentação. Sobre a natureza de experiências elementares]. Munique, 2000.

PERERA, Sylvia Brinton. *Der Weg zur Göttin in der Tiefe. Die Erlösung der dunklen Schwester: eine Initiation für Frauen* [O caminho para a deusa na profundidade. A salvação da irmã sombria: uma iniciação para mulheres]. Interlaken, 1985.

RANKE-GRAVES, Robert. *Die Weisse Göttin. Sprache des Mythos* [A deusa branca. Linguagem dos mitos]. Reinbek, 1985.

ROY, Ravi/ Roy, Carola: *Selbstheilung durch Homöopathie* [Autocura pela homeopatia]. Munique, 2000.

SCHEFFER, Mechthild. *Bach-Blütentherapie* [A terapia com os florais de Bach]. Munique, 2000.

_____.*Praxis der Original Bach-Blütentherapie. Das Material zur praktischen Anwendung* [Prática da terapia original com florais de Bach. Material para uso prático]. Munique, 2000.

SCHIPPERGES, Heinrich. *Medizin an der Jahrtausendwende. Fakten, Trends, Optionen* [A Medicina na virada do milênio. Fatos, tendências, opções]. Frankfurt sobre o Meno, 1991.

SCHMIDT, Sigrid. *Bach-Blüten für Kinder* [Florais de Bach para crianças]. Munique, 1999.

SCHREIBER-WICKE, Edith. *Regenbogenkind* [A criança do arco-íris]. Stuttgart, 2000.

SCHULTE-UEBBING, Claus. *Hl. Hildegard — Frauenheilkunde. Körper und Seele ganzheitlich behandeln* [Santa Hildegard — Medicina para mulheres. Tratar o corpo e a alma como um todo]. Augsburg, 1995.

STADELMANN, Ingeborg. *Die Hebammensprechstunde* [A consulta da parteira]. Ermengerst, 2000.

VITHOULKAS, Georgos. *Medizin der Zukunft. Homöopathie.* [Medicina do futuro. Homeopatia]. Kassel, 1997.

WALKER, Barbara. *Das geheime Wissen der Frauen. Ein Lexikon* [O conhecimento secreto das mulheres. Um dicionário] Munique, 1995.

_____.*Die geheimen Symbole der Frauen. Lexikon der weiblichen Spiritualität* [Os símbolos secretos das mulheres. Dicionário da espiritualidade feminina]. Munique, 2000.

_____.*Die spirituellen Rituale der Frauen. Zeremonien und Meditationen für eine neue Weiblichkeit* [Os rituais espirituais das mulheres. Cerimônias e meditações para uma nova feminilidade]. Munique, 2000.

WARNER, Marina. *Maria. Geburt, Triumph, Niedergang, Rückkehr eines Mythos?* [Maria. Parto, triunfo, queda, volta de um mito?]. Munique, 1982.

WEED, Susun S. *Naturheilkunde für schwangere Frauen und Säuglinge* [Medicina natural para mulheres grávidas e lactentes]. Berlim, 2000.

WEIGERT, Vivian. *Homöopathie für Schwangere* [Homeopatia para mulheres grávidas]. Munique, 1997.

WEISSMAN, Rosemary e Steve. *Der Weg der Achtsamkeit. Vipassana-Meditation* [O Caminho da Atenção. Meditação vipasana]. Munique, 1994.

WHITMOND, Edward. *Die Rückkehr der Göttin. Von der Kraft des Weiblichen in Individuum und Gesellschaft* [A volta da deusa. Da força do feminino no indivíduo e na sociedade]. Munique, 1989.

WULF, Karl-Heinrich, entre outros (org.), *Klinik der Frauenheilkunde und Geburtshilfe* [Clínica de Medicina para mulheres e Obstetrícia]. Volume 8: *Gutartige gynäkologische Erkrankungen I.*[Doenças ginecológicas benignas I]. Munique/ Viena/ Baltimore, 1995. Volume 12: *Spezielle gynäkologische Onkologie II* [Oncologia ginecológica especial II]. Munique/ Viena/ Baltimore, 1996.